pfeiffer

Zu diesem Buch

Depression kann viele Gesichter haben: Sie kann sich als Apathie und Antriebshemmung äußern, als Unfähigkeit, das eigene Leben in den Griff zu bekommen, als Suchtgefährdung, als chronische körperliche Erkrankung bis hin zur Suizidalität. Konsequenterweise begreift Michael D. Yapko, ein bekannter amerikanischer Psychologe und Familientherapeut, Depression nicht als Erkrankung im engeren Sinn, sondern als tiefverankerte Disposition, die alle Erfahrungen einer Person strukturiert.

Nicht die einzelnen Symptome gilt es zu kurieren, sondern Psychotherapie soll – so Yapko – auf die spezifischen Lebensmuster des depressiven Patienten einwirken. Das kann erfolgreich mit Hilfe von Hypnose- und Tranceinduktionen geschehen, was der Autor als langjährig praktizierender Hypnotherapeut vielfach nachgewiesen hat. Sein Verfahren hat in amerikanischen Psychotherapeutenkreisen Aufsehen erregt, da die Anwendung von Hypnose bei Depressionen bisher als kontraindiziert galt.

Eine anregende Lektüre nicht nur für Hypnotherapeuten, da der hier vertretene Hypnose-Ansatz nach Milton H. Erickson auch in Kombination mit anderen Therapieformen sehr effektiv sein kann.

Michael D. Yapko, Ph.D., ist klinischer Psychologe, Ehe- und Familientherapeut in eigener Praxis in San Diego, Kalifornien. Er ist Ausbilder in verschiedenen Hypnose- und Kurztherapiemethoden. Zahlreiche Veröffentlichungen zum Krankheitsbild Depression.

Michael D. Yapko

Depression und Hypnose

Strategien der Veränderung von depressiven Lebensmustern

Verlag J. Pfeiffer · München

Die Originalausgabe ist unter dem Titel »Hypnosis and the treatment of depressions« 1992 erschienen bei Brunner/Mazel, New York

Aus dem Amerikanischen von Teresa Junek

Die Deutsche Bibliothek – CIP-Einheitsaufnahme

Yapko, Michael D.:

Depression und Hypnose : Strategien der Veränderung von depressiven Lebensmustern / Michael D. Yapko. Aus dem Amerikan. von Teresa Junek. – München : Pfeiffer, 1995

(Reihe Leben lernen ; 98)

ISBN 3-7904-0627-9

NE: GT

Reihe »Leben lernen«

Nr. 98
herausgegeben von Monika Amler und Siegfried Gröninger

Printed in Germany
Satz: PC-Print, München
Druck: G. J. Manz AG, Dillingen
Umschlagentwurf: Michael Berwanger, München
Titelbild: Edvard Munch, Detail aus »Melancholie«;

ISBN 3-7904-0627-9

Inhalt

Meiner Frau, Diane,
in Liebe gewidmet
aus allen nur denkbaren guten Gründen

Vorwort

Was ist der mehrdeutigste Reiz, dem jeder von uns je ausgesetzt sein kann? Was ist so amorph, daß es zu dem wird, was immer wir daraus machen? Soweit es mich betrifft, lautet die Antwort auf diese Fragen DAS LEBEN! Das Leben ist ein mehrdeutiger Reiz, genauso wie jene Klecksbilder, die man während einer klinischen Ausbildung studiert. Das Leben ist ein auf Erfahrung beruhender Rorschach-Test! Das Leben besitzt keine ihm innewohnende Bedeutung; es bietet uns nur einfach Gelegenheiten, darauf zu projizieren, was jedem von uns auf der Grundlage unseres eigenen, einzigartigen Hintergrunds und Wesens wichtig ist.

Einige Projektionen geben uns ein tolles Gefühl: »Das Leben ist dazu da, in vollen Zügen genossen zu werden, indem man jeden kostbaren Augenblick dazu nutzt, um sich an der Schönheit der Welt zu ergötzen.« Andere Projektionen geben uns ein schreckliches Gefühl: »Das Leben ist eine Hure, und dann stirbt man.« Solch negative Sichtweisen haben viel mit einer klinischen Depression zu tun – eine Störung, die gekennzeichnet ist durch ein kompliziertes System an negativen Projektionen über das Selbst, das Leben, das Universum – über fast *alles.* Zu wissen, daß diese Sichtweisen willkürlich und damit formbar sind, hat sehr viel mit Hypnose zu tun, einem Gebiet, das mehr als andere davon ausgeht, daß »Realität« im Grunde ein subjektiv erschaffenes und erlebtes Phänomen sei.

Dieses Buch erschließt Neuland, indem es die Depression als Problem und die Hypnose als Lösung formell zusammenbringt. Dies ist eine Paarung von Problem und Behandlung, die längst überfällig ist. Ältere Vorstellungen sowohl von der Depression als auch von der Hypnose, die nun überholt sind, verhinderten eine solche Verbindung aus einer Reihe von Gründen, die noch ausführlich beschrieben werden. Kurz, die Hypnose wurde als möglicher Weg in eine Psychose, Hysterie und sogar zum Selbstmord betrachtet, wenn man sie bei depressiven Menschen anwendet. Doch eröffnet sich uns hier ein ganz neues Reich, in dem Aberglaube durch Tatsachen ersetzt werden kann. Die Hypnose wird hier weitgehend als ein *Modell einflußreicher Kommunikation* definiert. Durch diese Definition der Hypnose werden die starren Grenzen, welche die Hypnose als eine spezielle Behandlungsform von anderen therapeutischen Ansätzen trennen, absichtlich aufgeweicht. Das Ziel ist herauszuarbeiten, daß hypnotische Muster in *allen* Therapien offensichtlich sind, und so eine größere Akzeptanz der Hypnose als wichtiges Behandlungswerkzeug und eine größere Vertrautheit mit ihr zu fördern.

Epidemiologische Studien neueren Datums sagen uns, was wir wahrscheinlich bereits wissen – die Depressionsrate in diesem Land (wie auch in anderen westlichen Gesellschaften) steigt. Der Zerfall der traditionellen Kernfamilie, die sich wandelnden Rollen von Mann und Frau, wachsende Mobilität (und daher Isolation), die geringere Betonung von Traditionen, Enttäuschung mit den Führungen von Staat und religiösen Institutionen, Zunahme von Verbrechen, kulturelle Betonung des Materialismus und Individualismus und eine Unzahl anderer soziokultureller Veränderungen haben ein perfektes Klima für Depressionen geschaffen. Wenn sich unsere grundlegenden Ansichten über die Depression nicht ändern und der Berufsstand der Psychotherapeuten dem Problem nicht augenblicklich die ernsthafte Aufmerksamkeit widmet, die es verdient, muß ich leider sagen, daß die Depressionsrate ohne jeden Zweifel weiter ansteigen wird.

Beim Verfassen dieses Buchs war es meine Absicht, die Depression von einer anderen Seite zu betrachten und einige »konventionellen Weisheiten«, die in der klinischen Behandlungsliteratur bis heute dominieren, neu zu überdenken. Unser Wissen über die Depression hat in den letzten paar Jahren enorm zugenommen und hat viele Überzeugungen, die man über ihre Ätiologie und ihren Verlauf hegte, veralten lassen. Als Folge daraus hat sich die Rolle der Psychotherapie als *entscheidende* Behandlungsmethode durchgesetzt – nicht nur, um die Phasen einer Depression zu überwinden, sondern auch, um die Wahrscheinlichkeit späterer Rückfälle zu minimieren. Immer wenn eine Psychotherapie angebracht ist, sind es auch spezielle identifizierbare Muster von hypnotischem Einfluß, da die beiden im Grunde untrennbar sind.

Der alte Mythos, die Hypnose würde den Klienten seiner Abwehr berauben oder ihn anderweitig machtlos werden lassen, ist das glatte Gegenteil der tatsächlichen Befähigung, die eine gutüberlegte Hypnose dem Klienten bieten kann. Ich verwende den Begriff »Befähigung« (empowerment) durchaus absichtlich, da dies sowohl der Kern hypnotischer Ansätze ist als auch das unvermeidliche Ziel bei der Behandlung Depressiver. Vielleicht ist das Wort so alltäglich geworden, daß es beinah wie ein Klischee wirkt, doch bleibt es eine exakte Darstellung der Natur therapeutischer Arbeit, wie sie hierin beschrieben wird.

Während des vergangenen Jahrzehnts habe ich mich beinah ausschließlich mit dem Problem der Major Depression beschäftigt. Besonders habe ich mich mit der Analyse einer Reihe von Behandlungsdaten befaßt in dem Bemühen, zu klären, was eine Depression ist und was man dagegen tun kann. Bei der Annahme dieser Herausforderung hat mir mein detailliertes Wissen über die klinische Hypnose einen einzigartigen Blickwinkel eröffnet, um von ihm aus die Erfahrung der Depression zu betrachten. Ich habe eine Reihe von Einblicken in die Behandlung von depressiven Klienten herausgearbeitet, die zum einen gewisse Aspekte der bewiesenen Therapieprozesse durchaus klären können, zum anderen aber auch den Methoden, die viele Therapeuten bei der Behandlung von Depressiven routinemäßig anwenden, konträr gegenüberstehen.

Es ist wohl zutreffender, von Depression*en* zu sprechen, als die Major Depression zu betrachten, als wäre sie ein einzelnes Gebilde, da sie viele verschiedene Formen annimmt – beinah ebenso viele, wie es Menschen gibt, die darunter leiden. Was Kliniker manchmal zu einer Fehldiagnose verleitet, ist der Umstand, daß Klienten, die eine Depression zeigen, häufig gar nichts davon berichten, wie depressiv sie sich fühlen. Die Person klagt vielleicht über Ziellosigkeit, Apathie, Beziehungsprobleme, über einen Hang, zuviel zu trinken, über einen verdorbenen Magen oder über tausend andere Dinge, ohne jemals Stimmungsprobleme zu erwähnen.

Aber was ist Depression nun eigentlich? Obwohl das DSM-III-R die Major Depression offiziell als eine affektive Störung kategorisiert, ist sie offensichtlich weit mehr als das. Ich ziehe es vor, die *Depression als einen Lebensstil* zu betrachten, der systematisch alle Dimensionen der Erfahrungen eines Menschen umfaßt, einschließlich seiner Physiologie, seiner Denkmuster, Beziehungsmuster, Reaktionen auf bestimmte Situationen sowie Manifestationen von Emotionen und Verhalten. Es wäre falsch, die Depression nur als eine längerdauernde, aber vorübergehende Periode von Traurigkeit oder Unglücklichsein anzusehen. Sie trägt so viele fortlaufende Muster in sich, die, wenn sie unbehandelt bleiben, selbst für den völlig genesenen Klienten immer die Gefahr späterer depressiver Episoden in sich bergen. *Bis zu dem Zeitpunkt, an dem eine Person depressiv wird, sind die Muster des Lebensstils, welche die Grundlage für die Depression gebildet haben, schon lange eingeschliffen; diesen seit langer Zeit bestehenden Mustern müssen wir uns zuwenden.*

Im Jahr 1988 erschien das Buch *When Living Hurts: Directives for Treating Depression,* in dem ich 91 Direktiven detailliert aufgeführt habe, die bei der Behandlung Depressiver benutzt werden können, von denen sich jede auf einen anderen Aspekt weitverbreiteter depressiver Muster bezieht. Der vorliegende Band ergänzt diese frühere Arbeit, indem er eine genauere Übersicht des gegenwärtigen Verständnisses sowohl der Hypnose als auch der Depression bietet und ausführlich darstellt, daß die Therapie dieser Störung dann am effektivsten ist, wenn sie *aktiv* umgestaltet, wie der Klient seine Lebenserfahrungen wahrnimmt und darauf reagiert. Die Depression ist sehr gut behandelbar; denn sind erst einmal alte Mythen aus dem Weg geschafft, werden dringend benötigte Behandlungswerkzeuge verfügbar. Und die Hypnose ist ein besonders wertvolles Werkzeug, wie sich zeigen wird.

Es gibt eine große Menge an Daten, die zeigen, daß die Depression erstaunlich gut auf kurze, aktive und direktive Therapieansätze reagiert. Die Rolle des Lernens aus Erfahrung als Kernelement solcher Behandlungsmethoden wurde sehr gut nachgewiesen; ebensogut bewiesen ist die Tauglichkeit der Hypnose als Vehikel für das Lernen aus Erfahrung. Daher liegt die Betonung in diesem Buch darauf, wie Möglichkeiten geschaffen, erkannt und genutzt werden können, um das spezielle Lernen zu vermitteln, das notwendig ist, wenn man einem depressiven Klienten helfen will, sich so rasch wie möglich und mit einem minimalen Risiko für zukünftige depressive Episoden zu erholen.

Es ist eine grundlegende Wahrheit, daß alles, was helfen kann, auch schaden kann. Nur allzu deutlich geworden ist die Tatsache, daß eine gutgemeinte, aber fehlgeleitete Therapie den depressiven Zustand eines Klienten verschlimmern kann. Ich hoffe, daß die Gedanken und Techniken, die hier vorgestellt werden, schließlich helfen werden, die Behandlung effektiver zu machen. Denn Depressive sprechen sehr gut auf eine wirksame Therapie an.

Michael D. Yapko, Ph.D.
San Diego, Kalifornien

Danksagung

Zuallererst möchte ich meiner Frau, Diane, meine tiefe Dankbarkeit für ihre unerschütterliche Liebe und Unterstützung für alles, was ich tue, ausdrücken.

Linda Griebel, die einen Großteil meines täglichen Berufslebens organisiert und verwaltet, verdient ein großes Lob für ihre Hilfe dabei, daß dieses Projekt so glatt durchgeführt werden konnte.

Suzi Tucker, meine Redakteurin bei Brunner/Mazel, hat phantastische Arbeit geleistet beim Straffen des Manuskripts und hat es sowohl lesbarer als auch die Darstellung meiner Ansichten exakter gemacht.

John Koriath und Lynn Johnson, geschätzte Freunde und angesehene Kollegen, haben sich die Zeit genommen, das Manuskript zu prüfen und mir kritisches Feedback zu geben. Ihre Bemerkungen waren höchst nützlich und willkommen.

Während die beruflichen Kollegen und Freunde, die direkt und indirekt durch Gedanken und Unterstützung zu dieser Arbeit beigetragen haben, zu zahlreich sind, um sie hier zu erwähnen, möchte ich den Folgenden für ihren wertvollen Beitrag zur Entwicklung vieler meiner Gedanken besonders danken: Stephen Gilligan, Aaron T. Beck, Martin E. P. Seligman, Norma und Phil Barretta, Brian Alman und Mark Tracten.

Ich möchte meinen Klienten danken, die mich mit ihren tiefgehenden Lektionen immer wieder inspirieren und erstaunen.

Voller Liebe möchte ich Wendy und Richard Horowitz dafür danken, daß sie die besten aller Freunde sind, immer Liebe, Unterstützung und einen sicheren Hafen bieten, sowohl wenn alles großartig läuft als auch wenn die Zeiten rauher werden.

Liebe und Dank möchte ich auch meiner Familie ausdrücken, einem sehr loyalen und liebevollen Haufen, die mir ein Gefühl großen Glücks gibt für das, was ich besitze.

Und schließlich möchte ich Megan Leigh Horowith, Samuel Steven Wittenberg und Zoe Isabelle Ross-Gilligan danken. Sie haben mehr dazu beigetragen, erwartungsvolle Hoffnung aufzubauen, als irgendein Therapeut es jemals könnte.

Einleitung

von Stephen Gilligan

Gute Therapie tritt in vielerlei Gestalt auf. Betrachten Sie, zum Beispiel, den Fall der »Afrikanischen Veilchendame aus Milwaukee«. Wie Erickson berichtete (in Zeig, 1980a), handelte es sich dabei um eine 52jährige reiche alte Jungfer, die allein in ihrem großen Haus in Milwaukee lebte. Sie war schrecklich isoliert und depressiv und wagte sich nur noch aus dem Haus, um den Gottesdienst zu besuchen. Ihre Depression verschlimmerte sich so stark, daß ihr Neffe, ein Arzt, der Erickson kannte, fürchtete, sie könnte Selbstmord begehen. Er bat Erickson, die Dame während einer bevorstehenden Reise nach Milwaukee zu besuchen in der Hoffnung, daß er ihr irgendwie helfen könnte.

Erickson verabredete mit der Frau ein Treffen bei ihr zu Hause. Nach einem Gespräch mit ihr und einem Rundgang durch ihr Haus bemerkte er, daß sie zum einen isoliert und depressiv und auf zwischenmenschlicher Ebene passiv und unterwürfig war, zum zweiten ein tiefes Gefühl der Bindung an ihre Kirchengemeinde hatte (obwohl sie aktiv nicht am Gemeindeleben teilnahm) und drittens einige wunderschöne afrikanische Veilchen züchtete. Getreu seines Therapieansatzes der Utilisation (der in diesem Buch ausführlich beschrieben wird) wurde Erickson neugierig, wie die beiden letzteren Werte dazu verwendet werden könnten, die Frau aus ihrer Depression herauszuholen.

Er entlockte der Dame die Zusage, noch mehr afrikanische Veilchen zu züchten. Dann trug er ihr auf, jedesmal eine dieser Pflanzen einer Person oder Familie in ihrer Kirchengemeinde zu schenken, wenn ein wichtiges traditionelles Ereignis wie Geburt, Krankheit, Eheschließung, Tod und so weiter eintrat. Wie Erickson berichtete, folgte sie diesen Anweisungen und wurde »zu beschäftigt, um depressiv zu sein«. Überdies wurde sie ziemlich aktiv in der Gemeinde und erlangte die Wertschätzung und Beachtung vieler Menschen. Tatsächlich wurde sie sogar betrauert, als sie mehr als zwanzig Jahre später starb, und man erinnerte sich liebevoll an sie als die »Afrikanische Veilchenkönigin von Milwaukee«.

An diesem Fall ist bemerkenswert, wie Erickson die Frau hinsichtlich ihres gesamten Lebensraums richtig einschätzte. Er sah sie als einzigartige Person mit vielen verschiedenen Werten und Interessen. Obwohl er ihre Depression erkannte und sich ihr zuwandte, definierte er die Frau nicht dadurch, ebensowenig wie er ihr dieses oder irgendein anderes diagnostisches Etikett aufzwang. Er demonstrierte, wie Menschen, die in Problemen stecken, ihre Aufmerksamkeit (und folglich auch ihre Erfahrung) typischerweise nur auf den Innenraum ihres Problemrahmens beschränken und der Therapeut, der nach Lösungen sucht, daher seine Linse weit öffnen muß, um die vielen anderen Aspekte der Person miteinbeziehen zu können. Das kann schwierig sein, da solche Informationen in der Darstellung der Person oft nicht enthalten sind; es ist jedoch essentiell, wenn die Person wieder mit einem vollständigen Kartenspiel im Spiel des Lebens mitspielen soll. Therapie wird zu der Kunst, die Aufmerksamkeit so weit zu verschieben, daß diese zusätzlichen Werte einbezogen, verinnerlicht und integriert werden zu dem Zweck, neue Lebensmöglichkeiten zu schaffen.

Diese von Milton Erickson begonnene Tradition ist es, die Michael Yapko im vorliegenden bahnbrechenden Buch weiterentwickelt. Während die meisten Therapeuten der Vorstellung, daß jeder Klient vor allem anderen ein Mensch sei (und keine diagnostische Kategorie), nur Lippenbekenntnisse zollen, scheint Yapko dies wirklich zu glauben und zu praktizieren. Er hebt hervor, daß therapeutische Ansätze, weil die einzelnen Menschen so unterschiedlich sind, flexibel sein und individualisiert werden müssen. Er vermeidet monolithische Erklärungen oder formelhafte Methoden zugunsten individuell zugeschnittener Ansätze, welche die Realität der einzelnen Person respektieren, während er sie überzeugt, eben diese Realität zu erweitern. Er läßt uns an seiner beachtlichen Sachkenntnis über die Depression auf eine Art und Weise teilhaben, die uns nicht depressiv werden läßt! Tatsächlich vermittelt er sogar die beachtliche Hoffnung, daß ein verantwortungsbewußter Therapeut für Menschen, die unter Depressionen leiden, wirklich

einen wesentlichen Unterschied bewirken kann. Dies allein ist bereits ein maßgeblicher Beitrag für unser Gebiet.
Ich begrüße und bewundere Yapkos Mut, die Orthodoxie bezüglich der Verwendung von Hypnose bei der Behandlung der Depression herauszufordern. Während er jene überprüft und widerlegt, die darauf beharren, daß die Anwendung der Hypnose bei Depressiven gefährlich sei, zerstreut er überzeugend irrige Ansichten sowohl über die Hypnose als auch über die Depression. Zu Recht kritisiert er das traditionelle Verständnis der Hypnose als rigide Kommunikationstechnik, welche die Ausführung der vom Therapeuten definierten Aufgaben, das Loslassen von inneren Prozessen und die Akzeptanz von Gedanken des Therapeuten, die vielleicht mit den eigenen Gedanken des Klienten nicht in Verbindung stehen oder diesen sogar widersprechen, zur Folge haben. Wenn dies die einzige Möglichkeit wäre, wie man die Hypnose verwenden könnte, wäre sie für viele Klienten ungeeignet, und nicht nur für Depressive! Die alternative Annäherung an die Hypnose, für die Yapko eintritt, ist eine Annäherung, die Platz schafft für all das, was der Klient erlebt. Und dies geschieht auf eine Art und Weise, die es zuläßt, daß sich neue Erfahrungen entwickeln. Yapko beschreibt, wie die Bedeutung der hypnotischen Erfahrung sich mit dem Kontext verändert; sie besitzt keinen inhärenten Wert. Somit kann die Hypnose hilfreich, schädlich oder unerheblich sein, je nachdem, wie, wo, wann und von wem sie angewandt wird. Indem Yapko diese dem Zusammenhang entsprechenden Variablen schildert, veranschaulicht er viele hilfreiche Möglichkeiten, auf die Hypnose bei der Behandlung von Depressionen verwendet werden kann.
Soviel ich weiß, ist dies das erste Buch, welches sich damit befaßt, wie die Hypnose bei der Behandlung von Depression hilfreich sein kann. Das allein macht es bereits bemerkenswert. Genauso bedeutungsvoll ist jedoch, daß es den Leser mit einem weitaus größeren Verständnis sowohl der Hypnose als auch der Depression zurückläßt, sowie dessen, wie ersteres dazu verwendet werden kann, um letzteres zu behandeln. Ich hoffe, dieses Buch zu lesen wird genauso wertvoll für Sie, wie es für mich gewesen ist.

Stephen Gilligan, Ph.D.
Encinitas, Kalifornien

1. KAPITEL

Depressionen

Der Einsatz von Hypnose als therapeutisches Mittel bei der Behandlung der Depression wurde über Jahre hinweg – sowohl passiv als auch aktiv – mißbilligt. Die Gründe hierfür werden im nächsten Kapitel eingehend behandelt. Gleich zu Beginn muß jedoch betont werden, daß es eine Tatsache ist, daß das Gebiet der Hypnose viele bemerkenswerte Einsichten in das höchst subjektive Reich der menschlichen Erfahrungen bietet. Und da die Depression ein menschlicher Zustand ist, der in der Subjektivität verankert ist, sollte ein neues Niveau an Objektivität gegenüber Lebenserfahrungen der Kernbestandteil einer effektiven Behandlung sein (Beck, 1967, 1973; Ellis, 1979, 1987).

Wenn die Hypnose so offensichtlich dazu in der Lage ist, subjektive Erfahrungen – eigene Interpretationen von Lebensereignissen und die Reaktion auf dieselben – zu verändern, weshalb wird sie dann nicht als ein primäres Behandlungswerkzeug verwendet, um die Überwindung einer Depression zu erleichtern? Die Antwort lautet ganz allgemein, daß Hypnose sowohl falsch verstanden als auch falsch angewandt wurde und wird, und entspringt nicht deren inhärenter Natur.

Dieses Buch ermutigt zu einer wiederholten Prüfung dessen, was wir über Hypnose und über Depression wissen oder zu wissen glauben, ja es verlangt diese sogar. Wenn es unser Wunsch ist, Leidenden zu helfen, bedeutet es einfach eine zu große Selbstbeschränkung, die Benutzung eines so wirksamen Behandlungswerkzeugs aufgrund überholter Theorien und Techniken auszuschließen. Vieles hat sich in den letzten paar Jahren im Hinblick auf unser Verständnis hypnotischer Phänomene und der Natur der Depression verändert. Es ist mein Ziel, dazu beizutragen, der Hypnose als effektiver, vielleicht sogar notwendiger Komponente einer wirksamen Behandlung Geltung zu verschaffen.

Doch als Ausgangspunkt für die Gedanken und Methoden, die später dargestellt werden sollen, müssen wir uns zuerst einer Beschreibung der Ausbreitung des Krankheitsbilds Depression zuwenden.

Ein wachsendes Problem

Epidemiologische Daten weisen recht deutlich darauf hin, daß die Depressionsrate weiterhin zunimmt trotz der größeren Aufmerksamkeit, die Fragen der psychischen Gesundheit entgegengebracht wird, trotz der Verbreitung zahlloser psychotherapeutischer Ansätze und trotz der Fortschritte in medizinischen und psychologischen Interventionsmethoden (Charney & Weissman, 1988; Weissman, 1987; Klerman, 1988). Betrachtet man dieses deutliche Anwachsen der Depressionsrate, besonders in den letzten vier oder fünf Jahrzehnten, scheint es äußerst logisch, folgende Fragen zu stellen: Weshalb gibt es heute so viele depressive Erkrankungen? Was können Psychotherapeuten tun, um eine verläßlichere und effektivere Behandlung für jene Menschen zu bieten, die entweder depressiv sind oder sich in Gefahr befinden, es zu werden? Und allein durch Fragenstellen können wir ein arbeitsintensives Feld umreißen, für das wir sachdienliche Antworten zu erhalten hoffen. So können wir zum Beispiel fragen: »Könnte es einen neuen oder bereits vorhandenen, jedoch ruhenden biologischen Faktor geben, der die wachsende Rate an depressiven Erkrankungen erklären würde? Gibt es kulturelle oder soziologische Erklärungen für diesen Anstieg?«

Kulturvergleichende Überlegungen

Um zu entscheiden, ob ein Problem eher biologischen oder eher psychosozialen Einflüssen unterliegt, gibt es die Möglichkeit, vergleichbare Daten aus anderen Kulturen zu überprüfen. Im Falle der Depression legt eine beträchtliche Anzahl kulturvergleichender Studien den Gedanken nahe, daß nicht nur die weite Verbreitung der Depression, sondern sogar die Art und Weise, wie sie sich manifestiert, sehr stark von kulturellen Faktoren beeinflußt wird. Tatsächlich sind die Unterschiede in den Symptommustern der Depression zwischen den Kulturen, besonders zwischen westlichen und nicht-westlichen, so beträchtlich, daß sich manche Experten fragen, ob man hier überhaupt dieselbe Störung betrachtet (Marsella, 1979). Aus diesem Grund spreche ich lieber von Depression*en* als von der Depression, als wäre sie ein wohldefiniertes, einzelnes Gebilde. (Um der Lesbarkeit willen verwende ich dennoch im allgemeinen den Begriff Depression.)
Zum Beispiel erforschte der Anthropologe Edward Schiefflin (1985) den (nach westlicher Definition) primitiven Stamm der Kaluli auf Neuguinea. Laut Schiefflin scheint es, daß die Verbreitung der klinischen Depression unter den Kaluli praktisch gleich Null ist. Er beschrieb sie individuell als emotional höchst ausdrucksstark und den Stamm als weitgehend auf Gemeinschaft basierend mit einer Betonung auf starken sozialen Bindungen zwischen den Stammesmitgliedern, die jedes persönliche Gefühl der Isolation oder Entfremdung aller Wahrscheinlichkeit nach minimiert. Wenn eine Person gegenüber einer anderen aufgrund eines empfundenen Unrechts Groll hegt, wird der Beschwerdeführer angehört und erhält rasch eine Antwort, wodurch die Chancen für das Aufkommen von Gefühlen der Isolation, Hoffnungslosigkeit und Hilflosigkeit vermindert werden.
Janice Egeland und Abram Hostetter haben bei ihren Studien der nach ihrer »Alten Ordnung« lebenden Amish People in Pennsylvania herausgefunden, daß die Erkrankungsrate an einer Major Depression (unipolare Störung) bei ihnen irgendwo zwischen einem Fünftel und einem Zehntel der Rate in der restlichen ameri-

kanischen Bevölkerung lag (Egeland & Hostetter, 1983). Auch hier haben wir es mit einer Gesellschaft zu tun, die großen Wert auf Familien- und Gemeinschaftsbindungen sowie auf eine Stabilität der Erfahrungen im Lauf der Zeit, das heißt, auf Tradition, legt. Es ist eine Gesellschaft, die fortgeschrittene Technologien ablehnt und sich einer Assimilation mit anderen widersetzt.
Andere Kulturen weisen ausgeprägte Unterschiede in der Art auf, wie Lebenserfahrung interpretiert und wie auf sie reagiert wird, was zu einer großen Spannbreite der Erkrankungsrate sowie der Art ihrer Manifestation führt. In China zum Beispiel scheint die Erkrankungsrate ähnlich der in den Vereinigten Staaten zu sein. Jedoch wäre es atypisch für einen Chinesen, über Depressionen zu klagen. Statt dessen würde er wahrscheinlich über körperliche Unpäßlichkeiten und Schmerzen klagen (Kleinman, 1982). Ähnliche Somatisierungsmuster als Manifestation der Depression werden in vielen nicht-westlichen Kulturen gefunden (Marsella, Sartorius, Jablensky & Fenton, 1985).

Die Depression als erlerntes Phänomen

Schon allein die Tatsache, daß die Depressionsrate in den letzten 40 bis 50 Jahren (Sartorius & Ban, 1986; Seligman, 1988) ständig zugenommen hat, deutet darauf hin, daß sich während dieser Zeit einige bedeutsame Veränderungen in der Gesellschaft vollzogen haben müssen. Erbmassen und Biochemie ändern sich im allgemeinen nicht so dramatisch in einer so kurzen Zeitspanne. Damit soll nicht behauptet werden, daß Genetik und Biochemie bei der Depression keine Rolle spielen; das tun sie natürlich (Bertelsen, 1988; Willner, 1985). Basierend auf den epidemiologischen Studien, den kulturvergleichenden Daten und der psychologischen Forschung ist es jedoch offensichtlich, daß die meisten Depressionen ein Produkt der Erfahrung sind und nicht der Biologie (Brown, 1985; Brown & Harris, 1978; Dean, 1985; Seligman, 1990).

Dennoch ist es offenkundig, daß einige Formen der Depression das Ergebnis von biologischen Variablen sind. Wenn wir uns überlegen, daß es Unmengen von Krankheiten gibt und wie viele medizinische Behandlungen, welche die Depression als vorhersehbare Nebenwirkung mit sich bringen, oder wenn wir uns überlegen, was man über die jahreszeitabhängige affektive Störung weiß, wird deutlich, daß die Biologie bei der Depression eine wichtige Rolle spielen kann (Reich, VanEerdewegh, Rice, Mullaney, Endicott & Klerman, 1987; Davis & Maas, 1983). Jedoch ist es bei der Diagnose und Behandlung der Depression wichtig, zwischen biologischen *Ursachen* und biologischen *Korrelaten* zu unterscheiden, eine Unterscheidung, die bisher in der Literatur nicht besonders sorgfältig getroffen wurde. Als Ergebnis ist eine Spaltung entstanden zwischen jenen, die einen ausschließlich biologischen Standpunkt, und jenen, die einen ausschließlich psychosozialen Standpunkt bezüglich Herkunft und Behandlung der Depression einnehmen (Willner, 1985). Ich bevorzuge eine Perspektive des »Sowohl-Als-auch« gegenüber eines Standpunkts des »Entweder-Oder«.

Es gibt keinen verläßlichen Test, um zu prüfen, ob eine Depression auf biologischer Grundlage entstanden ist. In der Vergangenheit wurde, wenn ein Patient physiologische Symptome einer Depression an den Tag legte oder sich eine Depression bei Abwesenheit jeglicher klar identifizierbarer externer Stressoren manifestierte, die Depression ihrer Natur nach als »endogen« oder biologisch angesehen. Nun scheint es, daß ein so enger – und unbeweisbarer – Ansatz nicht immer nützlich ist, weder zur Diagnose noch zur Behandlung der hervorstechendsten Dimensionen der Depression. Die Behandlungsdaten unterstützen diese Kontroverse. Behandlungen ausschließlich biologischer Natur, am beachtenswertesten die Medikation mit Antidepressiva, haben zweifelsfrei gezeigt, daß es möglich ist, die Symptome der Depression rasch zu verringern und sogar die völlige Genesung von depressiven Schüben zu bewirken. Wenn die therapeutische Intervention jedoch einzig und allein aus einer Medikation mit Antidepressiva besteht, liegt die Rückfallquote merklich höher als in den Fällen, in denen der Depressive eine effektive Psycho-

therapie erhält, entweder ausschließlich oder in Verbindung mit einer medikamentösen Behandlung (Weissman, 1983; Becker & Heimberg, 1985; McGrath, Keita, Strickland & Russo, 1990).
Studien deuten darauf hin, daß eine ausschließlich biologische Annäherung an die Diagnose und Behandlung der Depression nicht ausreicht und tatsächlich auf lange Sicht sogar antitherapeutisch sein kann (Akiskal, 1985; Weissman, 1983). Wenn ein Depressiver keine Psychotherapie erhält und als Folge daraus anfälliger für Rückfälle ist, deutet dies darauf hin, daß die relevanten Aspekte der Depression dieser Person nicht adäquat angesprochen wurden. Überdies kann die unabsichtliche Verstärkung in unserer drogensuchenden Gesellschaft, die vermittelt, daß Medikamente immer die Lösung seien, tatsächlich sogar einer echten Heilung entgegenwirken. Ist es nur ein Zufall, daß der deutliche Anstieg der Depressionsrate in den letzten Jahrzehnten parallel zu dem wachsenden gesellschaftlichen Gewicht auf Gebrauch – und Mißbrauch – von Medikamenten verläuft?
Es ist besonders interessant, daß die epidemiologischen Daten ein besonders deutliches Ansteigen der Depressionsrate bei den nach 1945 Geborenen, der sogenannten »Babyboomgeneration«, zeigen (Klerman, 1988; Weissman, 1987). In seinen Schriften über diesen Trend stellte der bekannte Psychologe Martin E. P. Seligman (1988, 1990) die Behauptung auf, daß ein hohes Niveau an Ichbezogenheit und unrealistisch hohe Erwartungen ihre höhere Depressionsrate nähre. Seligmans Ansichten reflektieren ein Bewußtsein dessen, daß die sich verschiebenden kulturellen Werte eine Prädisposition der einzelnen Menschen für die Depression bewirken. Wenn wir die Situation der Babyboomgeneration als Linse verwenden, durch die wir das Problem der *Depression als ein erlerntes Phänomen* untersuchen, können wir der Ursache für die heutige hohe Depressionsrate vielleicht besser auf den Grund gehen.

Was verursacht eine Depression?

Obwohl die Depression durch die ganze Geschichte hindurch auf zahllose Arten reflektiert wurde, ist ihre Beschreibung in der klinischen Literatur erst seit weniger als einem Jahrhundert von Bedeutung. Die frühesten Erklärungsversuche, wer depressiv wird und weshalb, waren erfüllt von abstrakten Konzepten und einer unklaren Sprache, die mit Spekulationen über eine problematische Persönlichkeitskonstruktion und Hypothesen zur Psychodynamik verbunden waren. Bis vor kurzem blieben viele dieser frühesten Vorstellungen und die damit verbundenen Techniken unwidersprochen und ungeklärt. Der Gedanke von der Depression als »gegen das Selbst gerichteter Zorn« zum Beispiel stammte zwar nicht von Freud, doch hat er ihn ganz gewiß popularisiert (Arieti & Bemporad, 1978). Diese Sichtweise dominierte in der klinischen Literatur als der »richtige« begriffliche Rahmen zum Verständnis der Depression. Die unkritische Akzeptanz dessen weist darauf hin, daß sich Kliniker manchmal einem theoretischen Modell verschreiben, das möglicherweise wenig Bezug zur tatsächlichen Natur einer Störung hat. Wie wir in den letzten Jahren gelernt haben, ist die Depression *keine ausschließlich* biologische Krankheit; ebensowenig kann sie nur als nach innen gerichteter Zorn, als eine Reaktion auf Verlust, als ein Zustand, der existiert, weil die betreffende Person durch sekundären Gewinn dafür belohnt wird oder als etwas, das der Klient erfahren will, verstanden werden. Jede Perspektive mag in manchen Fällen richtig sein; doch keine von ihnen stellt das Wesentliche der Störung dar. Starre Sichtweisen der Depression, die eine spezifische Psychodynamik oder eine verhaltensbedingte Kontingenz betonen, haben sich als so begrenzt erwiesen, daß sie einen potentiell destruktiven Rahmen für den Versuch einer Diagnose und Behandlung bildeten (Akiskal, 1985; McGrath et al., 1990; Yapko, 1988).

In den letzten Jahren ist in der Behandlungsliteratur eine Strömung weg von den abstrakten Schwierigkeiten im Leben eines Menschen hin zu einer Konzentration auf spezielle Muster, die das Individuum bei der Organisation von und Reaktion auf seine Lebenswahrnehmungen verwendet, aufgetaucht (deShazer, 1991; Fisch, Weakland & Segal, 1983). Epidemiologische, kulturvergleichende und behandlungsbezogene Studien haben die deutliche Erkenntnis gefördert, daß jede einer Vielzahl von musterähnlichen Möglichkeiten, auf Lebensumstände zu reagieren, zu der phänomenologischen Erfahrung einer Depression führen kann. Somit gibt es keine einzelne Ursache für die Depression – es gibt viele. Welche sind nun diese verschiedenen depressogenen Muster, die man erlernt, und wo oder von wem lernt man sie? Die Muster, die eine Person dem Risiko aussetzen, Zeiten der Depression zu erleiden, entspringen aus einer Vielzahl von Quellen, die man allgemein als kulturell, familiär und individuell kategorisieren kann.

Kulturelle Einflüsse

Da wir eine deutliche Zunahme, vielleicht sogar Verzehnfachung, der Prävalenz der Depression in der Babyboomgeneration im Vergleich zu den Generationen ihrer Eltern und Großeltern erkennen können (Seligman, 1988; Robins, Helzer, Weissman, Orvaschel, Gruenberg, Burke & Regier, 1984), liegt die Vermutung nahe, daß das kulturelle Klima und das soziale Milieu eine bedeutende etiologische Rolle spielen. Während es unwahrscheinlich ist, daß Erbmasse und Biochemie sich innerhalb so kurzer Zeit so radikal ändern, *kann* eine Kultur beinah über Nacht rasche und dramatische Veränderungen durchlaufen. Die offensichtlichsten Beispiele sind wahrscheinlich primitive Kulturen, die durch westliche Einflüsse infiziert wurden (Marsella et al., 1985). Doch selbst unsere eigene Kultur hat in den Jahren seit dem Zweiten Weltkrieg außergewöhnliche Veränderungen durchgemacht. Mit der Beschreibung dieser außergewöhnlichen soziologischen Veränderungen kann man natürlich Bände füllen, doch werde ich mich auf einige davon konzentrieren, von denen ich glaube, daß sie den größten Einfluß auf die eskalierende Depressionsrate haben. (Es sollte angemerkt werden, daß diese nicht in einer bestimmten Reihenfolge diskutiert werden.)

1. Zusammenbruch der Familienbeziehungen

Im Jahr 1960, als John F. Kennedy für die Präsidentschaft in Amerika kandidierte, trat die Tatsache seiner römisch-katholischen Religionszugehörigkeit flüchtig als Kampagnenpunkt in Erscheinung. Während jener konservativeren Periode in der amerikanischen Geschichte war es riskant für einen Präsidentschaftskandidaten, einer Glaubensrichtung anzugehören, die von der Öffentlichkeit als die »falsche« betrachtet wurde. Damals hätte Kennedy, wäre er statt ein »stabiler Familienmensch« geschieden gewesen, einfach nicht gewählt werden können. Zwanzig Jahre später, als Ronald Reagan der Präsidentschaftskandidat war, wurde es selten, wenn überhaupt, erwähnt, daß er geschieden war. Hätte Reagan die Präsidentschaft erringen können, wenn er zwanzig Jahre früher kandidiert hätte? Man kann mit einem vernünftigen Maß an Gewißheit spekulieren, daß seine eheliche Vergangenheit Ziel der Kritik gewesen wäre und sogar als Indikator für seine (fragwürdige) emotionale Stabilität verwendet worden wäre.

Ist es nicht bemerkenswert, wie sich das Faktum der Scheidung in nur zwanzig Jahren von einer relativ tabuisierten Praxis zu einer weithin akzeptierten gewandelt hat? Was ist in der amerikanischen Psyche geschehen, das uns dazu gebracht hat, das Zerbrechen von Ehen und Familien nicht nur zu tolerieren, sondern sogar zu unterstützen (Goldenberg & Goldenberg, 1985; Walsh, 1982)? Ist es von Bedeutung, daß die meisten amerikanischen Familien nicht mehr aus dem traditionellen Typ der Kernfamilie bestehen, sondern gemischte Familien und Alleinerziehende sind? Es ist richtig, daß der Zusammenbruch der Familie in der psychologischen Literatur für die meisten unserer Probleme, sowohl der Individuen als auch der Familien, verantwortlich gemacht wird. Und zumindest im Fall der Depression ist es auch wirklich angemessen, die negativen Einflüsse der Desintegration von Familienbeziehungen in Erwägung zu ziehen.

Die Zerrüttung der Familie wird nicht nur durch Scheidung verursacht, sondern auch durch geographische Trennung. Wenn es an einem dauerhaften regelmäßigen Kontakt unter Familienmitgliedern mangelt, fehlen auch die notwendigen sozialen Fähigkeiten bitterlich, die eine solche Intimität erzeugt (z. B. Toleranz, Kommunikation, Konfliktmanagement, Teilen). Es ist eindeutig eine Aussage über die amerikanische Kultur, daß die Beziehungen so problembehaftet sind, wie es der Fall ist. Verabredungsbeziehungen sind größtenteils kurz und nicht zufriedenstellend. Diejenigen, die sich Beziehungen wünschen, scheinen nicht zu wissen, wo oder wie sie andere kennenlernen können. Welche andere Kultur ermuntert zum Suchen von Verabredungen durch Kleinanzeigen?

Wenn Familien zerbrechen, neigen vor allem die Kinder dazu, das Ereignis als Beweis für ihren eigenen Mangel an Wert zu personalisieren (Lefrancois, 1986). Tatsächlich können auch die Scheidungspartner durchaus zu dem Schluß kommen, daß die Probleme persönlicher Natur sind statt zwischenmenschlicher oder situationsbedingter. Die eigene Einstellung zu Beziehungen und zur eigenen Fähigkeit, sie zu gewinnen und aufrechtzuerhalten, sind bedeutende Faktoren bei der Erfahrung einer Depression, und es gibt zahlreiche Studien, die diese Behauptung unterstützen (Charney & Weissman, 1988; Beach, Nelson & O'Leary, 1988). Bei wenigstens 50 Prozent jener Paare, die sich für eine Paartherapie vorstellen, ist einer der Partner oder beide Partner depressiv, und andere Familienmitglieder sind es oft auch. Auch das Umgekehrte trifft zu: von jenen Menschen, die als klinisch depressiv bezeichnet werden, weisen wenigstens 50 Prozent Ehe- und/oder Familiendysfunktionen auf (Rounsaville, Weissman, Prusoff & Herceg-Baron, 1979; Weissman, 1987; Beach, Sandeen & O'Leary, 1990).

Wir wissen bereits seit langem, daß Beziehungen als Puffer gegen – physische wie psychische – Krankheiten dienen (DiMatteo & Hays, 1981; Lin & Dean, 1984). Und wenn wir uns die demographischen Daten ansehen hinsichtlich dessen, wer die größte Wahrscheinlichkeit hat, depressiv zu werden, stellen wir tatsächlich fest, daß in der höchsten Risikokategorie ledige Frauen und in der niedrigsten Risikokathegorie verheiratete Männer zu finden sind (Klerman, 1988). Die Ergebnisse legen ebenfalls nahe, daß die größte Wahrscheinlichkeit für einen Rückfall in depressive Episoden Menschen haben, die weiterhin in Ehe- (und Familien-)beziehungen leben, welche von schlechter Kommunikation, Kritik und anderem verbalen Mißstand ebenso wie von mangelnder emo-

tionaler Unterstützung geprägt sind (Jacobson, 1985; Birtchnell, 1991). Somit ist die Überlegenheit einer systemischen Annäherung an die Depression, die Partner und Familien gegebenenfalls in den Behandlungsprozeß mit einbezieht, klar bewiesen.
Der springende Punkt ist, daß Beziehungen eine sehr große Rolle bei der Erfahrung einer Depression spielen. Unsere kulturelle Betonung der Isolation durch Scheidung, häufigen Arbeitsplatzwechsel und geographische Umsiedelung wird unsere Fähigkeit, die Art von hochqualitativen Beziehungen aufzubauen, die uns helfen könnten, als Puffer gegen die Depression zu dienen, wahrscheinlich weiterhin beeinträchtigen.

2. Die Ambiguität der Geschlechter- und anderer Identitätsrolle
Für das Konzept der Androgynität wurde einmal geworben als ein Mittel, das die Gleichheit der Geschlechter fördern könnte, indem es die Grenzen in den traditionellen Rollen verwischt. Ob ein solches Verwischen wünschenswert ist, ist hier nicht relevant. Relevant dagegen *ist* die doppelte Konsequenz, die dadurch entstand, daß sich die Geschlechtsrollen von klar umrissenen, fest beschriebenen zu vagen und unsicheren gewandelt haben. Für diejenigen, die mit Ambiguität gut umgehen können (die für eine Depression tatsächlich weniger anfällig sind), stellt die Ambiguität der Geschlechtsrollen kein herausragendes Problem dar. Für jene Menschen jedoch, die mit der Ambiguität nicht gut zurechtkommen, hat die Unsicherheit, was man angemessenerweise von sich erwarten soll, je nachdem, ob man Mann oder Frau ist, sowie das Verschwimmen der traditionellen Geschlechtsrollen, zu bedeutenden emotionalen Qualen geführt. Für solche Menschen ist es nicht mehr klar, wer in einer Beziehung was tut, was zu weiteren Verwirrungen über die Diskrepanzen zwischen Erwartungen und Realität führt. Überdies haben, da die Rolle der Frauen im Arbeitskräftepotential weiter ansteigt, immer mehr Haushalte ein doppeltes Einkommen, was das Potential für größeren ehelichen Gewinn schafft. Somit sind gleichzeitig die Geschlechtsrollen unklar geworden, und eine Betonung des Materialismus ist entstanden.

Die Frustration, die aus einem Mangel an klaren Definitionen für angemessenes Geschlechtsverhalten und daher für angemessenes Verhalten in vielen zwischenmenschlichen Kontexten (Geschäft, Familie etc.) erwächst, ist eine vorhersagbare Konsequenz der Meinungsvielfalt in unserer Kultur. Die Verwirrung manifestiert sich in zweierlei Standards für Mann und Frau auf Gebieten wie finanzielle Fairneß und sexuelles Verhalten. Viele reagieren auf diese Verwirrung mit Depression (Wetzel, 1984; McGrath et al., 1990).

3. Fortschreitende Technologisierung

Ich halte die Fortschritte in der Technologie für hauptsächlich mitschuldig an der Erzeugung der wachsenden Depressionsraten in westlich orientierten Kulturen. Technologie ist ein erstaunliches Phänomen. Einerseits ermöglicht sie auf manchen Gebieten außergewöhnliche Vorteile; andererseits fordern diese Fortschritte einen hohen Preis, vom Standpunkt der kulturellen Psyche aus betrachtet.

Die primären Gewinne durch die Technologie sind Geschwindigkeit und Bequemlichkeit. Ich erinnere mich an einen bekannten Fernsehwerbespot vor einigen Jahren für eine Übernacht-Postgesellschaft, die einen beschäftigten Geschäftsführer zeigte, der auf mehreren Telefonen mit vielen Menschen gleichzeitig sprach, alles mit hoher Geschwindigkeit. Die Botschaft dieser Werbung war, daß es in dieser schnellen Welt den Gipfel des Erfolgs bedeutete, Post über Nacht zustellen zu können. Die Dienstleistung wurde enthusiastisch begrüßt, da die Post normalerweise bis zu fünf Tagen brauchte, um Sendungen an ihr Ziel zu bringen. Heute, nur wenige Jahre später, ist die Postzustellung über Nacht beinah überholt durch die Verfügbarkeit von Faxgeräten, die Dokumente und Botschaften in Sekundenschnelle übermitteln können. Obwohl diese Geräte ursprünglich in Geschäftsbüros auftauchten, glauben einige Amerikaner, sie müßten zu Hause nun ebenfalls eines haben. Und nachdem Faxgeräte nun auch nach Belieben in neuen Autos zur Verfügung stehen, können wir sicher sein, bald auch unterwegs eines bei uns zu haben – zwischen Arbeitsplatz und Zuhause!

Die Betonung von Geschwindigkeit und Bequemlichkeit verzerrt unsere Perspektive und setzt uns dem Risiko emotionaler Störungen aus, und zwar auf Arten, mit denen wir erst noch fertig werden müssen. Der Wunsch nach Geschwindigkeit und Bequemlichkeit allein ist natürlich nicht unvernünftig, wenn man etwas zu tun gedenkt, das tatsächlich in solchen Parametern getan werden kann, wie beispielsweise ein Faxgerät zu benutzen, um einen Brief zu verschicken. Doch was geschieht, wenn jemand diese Erwartungen bezüglich Geschwindigkeit und Bequemlichkeit auf einen Kontext anwendet, in dem solche Kriterien völlig unangebracht sind, wie beispielsweise intime Beziehungen? Weshalb erwarten die Menschen denn, sich auf der Stelle zu verlieben? Weshalb streben sie nach sofortiger Intimität, indem sie bei der ersten oder zweiten Verabredung Sex miteinander haben? Was für eine Falle haben wir uns geschaffen durch die Erwartung, alles mögliche – wie komplex es auch sein mag – augenblicklich zu verwirklichen? Unsere kulturelle Betonung von Geschwindigkeit und Bequemlichkeit lehrt uns, auf allen Ebenen eine niedrige Frustrationstoleranz zu entwickeln. Das Resultat sind Menschen, die unruhig und depressiv werden können, wenn sie nur auf der Bank in einer Schlange hinter vier weiteren Leuten warten müssen. Sie fühlen sich zum Opfer gemacht, isoliert und übergangen, nur weil sie ein paar Minuten warten müssen, um eine Einzahlung zu machen.

Unsere Betonung von Geschwindigkeit und Bequemlichkeit hängt offenkundig mit einigen der problematischsten Muster zusammen, die mit der Depression in Verbindung stehen, doch ich glaube, der bedeutsamste technische Fortschritt in dieser Beziehung ist das Fernsehen. Wissenschaftliche Untersuchungen weisen darauf hin, daß das durchschnittliche amerikanische Fernsehgerät etwa 50 Stunden pro Woche läuft – ein Durchschnitt von über sieben Stunden pro Tag (Sears, Peplau, Freedman & Taylor, 1988)! Die Mehrzahl der amerikanischen Haushalte verfügt auch noch über Kabelfernsehen und Videorecorder, und es erscheint mir offensichtlich, daß diese Konzentration auf das Fernsehen mehr als irgendeine andere Variable dazu beiträgt, individuelle und kulturelle Perspektiven zu formen.

Unter anderem verstärkt das Fernsehen ganz sicher das Bedürfnis, das augenblickliche Befriedigung verlangt und erwartet. Ständig wird uns gezeigt, daß komplexe Probleme in etwa einer Stunde gelöst werden können. Werbespots versprechen, unsere Probleme sogar innerhalb von Sekunden zu lösen. Wir werden trainiert, rasche Lösungen zu erwarten, selbst wenn sie unrealistisch sind. Man denke an die kürzliche Krise am Persischen Golf. Aktive Militärinterventionen (Bombardement aus der Luft) fanden über einen Zeitraum von ungefähr sechs Wochen statt und Bodenkämpfe über einen Zeitraum von etwa 100 Stunden. Im Rückblick wird dieser Krieg als ein sehr schneller Krieg betrachtet. Wenn ich mich jedoch an den ersten Luftangriff zurückerinnere, fällt mir ein, daß die Öffentlichkeit ärgerlich *sofortige* Neuigkeiten und einen *sofortigen* Sieg forderte. Die Menschen beklagten sich, daß »wir uns nun schon am Tag drei des Kriegs befinden«. Nachdem die erste Woche vergangen war, fragten sie ungläubig sowohl öffentlich als auch privat: »Wie kann dieser Krieg so lang dauern?« Unsere kulturelle Betonung der Geschwindigkeit verdrängt manchmal unser Bedürfnis, die Komplexität einer gegebenen Situation zu analysieren. Es kann Menschen dazu verleiten, die Dinge zu überstürzen und zu unterschätzen, was getan werden muß. Und wenn sich der Erfolg nicht augenblicklich einstellt oder ein Mißerfolg droht, folgt oft eine Depression.

Der unangenehmste Aspekt des Fernsehens ist jedoch, daß es einen der dysfunktionalsten Aspekte des kognitiven Stils von typisch Depressiven verstärkt, nämlich das »globale Denken« (Beck, Rush, Shaw & Emery, 1979; Blackburn & Davidson, 1990). Globales Denken bezieht sich auf die Tendenz, nur das Gesamtbild zu betrachten, nicht jedoch die Details, aus denen es besteht; man sieht den Wald, aber nicht die Bäume. Das Fernsehen *verlangt* globales Denken. Schauspieler stellen intensive und dramatische Situationen dar, ohne daß dem Zuschauer etwas von den vielen damit zusammenhängenden Details gezeigt wird. Wenn zum Beispiel eine Figur getötet wird, bekommt der Zuschauer die damit zusammenhängenden Details nicht zu sehen, wie etwa die Vorbereitungen für die Beerdigung oder die gefühlsmäßige Auswirkung auf die Familie. Die Kamera wendet sich einfach der nächsten Szene zu.

Globales Denken hängt eng mit der Depression zusammen (Emery, 1988; Beck et al., 1979). Es manifestiert sich, wenn der depressive Klient einfach nur »glücklich sein« will, »erfolgreich sein« will oder »eine gute Beziehung haben« will, ohne die geringste Vorstellung davon zu haben, wie diese Ziele zu erreichen sind. Somit tragen Fernsehen, Faxgeräte und Heimcomputer sowie die gesellschaftliche Isolierung, globales Denken und die Betonung von Geschwindigkeit und Bequemlichkeit, die daraus folgen, mit dazu bei, in kultureller Hinsicht eine Geisteshaltung zu schaffen, die den Menschen für eine Depression prädisponieren kann.

4. Die Orientierung auf das Jetzt

Die technischen Fortschritte und ein entsprechend geringes Gewicht auf Tradition in unserer Gesellschaft führt zu der direkten Suggestion, *das Allerwichtigste ist gerade jetzt,* dieser Augenblick. Die Aussichten für unseren Planeten, unser Land, unsere Familien und uns selbst sind düster, wenn wir nicht anfangen, die längerfristigen Konsequenzen unserer Handlungen zu berücksichtigen! Indem wir uns von eventuellen Konsequenzen distanzieren, ist es uns möglich, uns impulsiv auf Verhaltensweisen einzulassen, die uns später Schaden zufügen werden. Wie viele Klienten sind durch Umstände depressiv geworden, die mit einem minimalen Maß an Voraussicht hätten vermieden werden können?

Weder scheint es der menschlichen Natur zu entsprechen, noch wird es einem aktiv gelehrt, über den Augenblick hinauszudenken (Ornstein & Ehrlich, 1989). Der Berufsstand der Psychotherapeuten hat in diesem Sinne mit seiner überwältigenden Betonung auf den Wert der »Gefühle in diesem Augenblick« eines Menschen zu dem Problem beigetragen. Klienten wird beigebracht, ihre Gefühle zu erkennen und auf sie zu reagieren sowie im »Hier und Jetzt zu leben«. Eine solche philosophische Orientierung schürt Impulsivität, ein Charakterzug, der bereits mehr als im Überfluß vorhanden ist. Die Impulsivität unserer Gesellschaft erlaubt die Verwendung von bewußtseinsverändernden Drogen mit wenig Rücksicht auf die Möglichkeit einer zukünftigen Sucht oder Abhängigkeit. Impulsive Sexualität trägt zur Verbreitung sexuell übertragbarer Krankheiten bei. Impulsives Geldausgeben schafft drückende Schulden sowohl für unsere Regierung als auch für Individuen, die ihre Konten bis zum Limit ihrer Kreditkarten belastet haben. Das beunruhigendste Beispiel ist wahrscheinlich in der Jetzt-Orientierung zu sehen, die sich auf globale Ebene erstreckt. Wir erkennen zum Beispiel, daß die Regenwälder eine Hauptquelle für den Sauerstoff auf unserem Planeten sind und daß sie faktisch unersetzlich sind, und dennoch fahren wir fort, sie mit einer Geschwindigkeit von mehr als 50 acres pro Minute (ca. 200 000 qm) zu fällen (*Time,* 12. August 1991).

Beispiele für die Jetzt-Orientierung finden sich praktisch überall. Solange unsere Gesellschaft eine solche Orientierung unterstützt, werden wir weiterhin Menschen sehen, die impulsive Entscheidungen mit destruktiven Konsequenzen treffen. Für so manchen ist eine dieser Konsequenzen die Depression.

Es gibt viel zu viele gesellschaftliche Einflüsse, die der Depression zugrunde liegen, als daß man sie hier alle beschreiben könnte. Es ist notwendig, sich bewußt zu sein, daß die depressiven Menschen, die man als Therapeut behandelt, teilweise Produkte der Gesellschaft sind. Viele der unangenehmsten Muster, mit denen sich der Kliniker befassen muß, sind gesellschaftlich erworben, und somit werden die Fähigkeiten, die man seinen Klienten beibringen möchte, leider nur in der Praxis verstärkt. In gewissem Sinn muß der Kliniker den Klienten gegen omnipräsente destruktive gesellschaftliche Einflüsse immunisieren, den Klienten lehren, Gefahrenquellen zu identifizieren und zu bewältigen (Koriath, 1989).

Familiäre Einflüsse

Die primären Urheber der Sozialisation im Leben eines Menschen sind fast unabänderlich seine Eltern. Die Familie ist der Kontext für viele, wenn nicht sogar für alle wichtigen Lektionen im Leben: den Aufbau von Beziehungen, die Entwicklung von Kommunikationsfähigkeiten, die Erwartungen an das Leben, die Definition von sozialen Rollen und der Entwurf der Regeln für das Leben (d. h., was kann ausgedrückt werden, was nicht). Wie ein Mensch Realität wahrnimmt, wird größtenteils durch Familieninteraktion festgelegt. Vom Standpunkt der Depression aus betrachtet, sind familiäre Einflüsse auf die Wahrnehmungen eines Menschen besonders bedeutsam.

Weiter oben habe ich bereits angedeutet, daß die Depression primär ein erlerntes Phänomen ist, das dadurch verursacht wird, wie man die verschiedenen Lebenserfahrungen organisiert und dann auf sie reagiert. Somit sind es nicht die Ereignisse des Lebens selbst, die eine Depression verursachen, sondern ihre Interpretation und die Bedeutung, die ihnen zugeschrieben werden; das heißt der Sinn, den man ihnen gibt. Wenn man näher untersucht, *wie* jemand Erfahrungen einen Sinn gibt, kann man möglicherweise den speziellen Mechanismus identifizieren, der den Interpretationen dieses Menschen von der »Realität« zugrunde liegt.

Es wurde nachgewiesen, daß die Prävalenz der Depression unter biologischen Verwandten ersten Grades höher ist (American Psychiatric Association, 1987). Daraus leitete man ab, daß dies teilweise ein Beweis für einen genetischen Übertragungsfaktor sei (Familiengeschichten und Adoptionsstudien liefern weitere Beweise). Obwohl es eine gewisse legitime Basis dafür gibt, die Vorstellung von einem genetischen Übertragungsfaktor zu akzeptieren, wird doch zunehmend deutlich, daß mit gleicher Wahrscheinlichkeit ein psychosozialer Übertragungsfaktor wirksam ist (Arieti & Bemporad, 1978; Seligman, 1989). Während ein Kind aufwächst, beobachtet es bewußt und unbewußt die Erklärungen zu Lebenserfahrungen von Mama, Papa und anderen Personen von Bedeutung; das Kind entwickelt dann (durch Nachahmung) dieselben oder ähnliche Muster.

Wenn man die Daten bezüglich des Vorhandenseins bestimmter Muster, die typischerweise mit der Depression assoziiert werden, bei Eltern und Kind gemeinsam betrachtet, sind die Korrelationen höchst signifikant (Nolen-Hoeksema, Girgus & Seligman, 1986; Katz & McGuffin, 1987; Bernstein, 1982). Das Kind erlernt im wesentlichen die Muster für die Interpretation des Lebens, die ihm von den Eltern und anderen wichtigen Menschen vorbildhaft vorgelebt werden. Diese Muster können das Kind dem Risiko für eine depressive Erkrankung aussetzen – wenn und falls sich später Umstände ergeben, auf die wegen dieser Muster *nicht* angemessen reagiert werden kann.

Ich möchte betonen, daß Vererbung und Biochemie eine wichtige Rolle bei einer Depression spielen können und es auch tun. Die Forschungsergebnisse zur Unterstützung dieser These sind ziemlich substantiell. Zum Beispiel gibt es Babys, die bereits bei der Geburt Symptome einer Depression zeigen (Trad, 1986; Arieti & Bemporad, 1978). Doch für die Mehrheit der Menschen sind es die speziellen, durch die Familiensozialisation erlernten (und *nicht*erlernten) Muster, die jemanden für eine Depression prädisponieren. Viele dieser speziellen Muster werden später in diesem Buch beschrieben; andere wurden in *When Living Hurts* (1988) beschrieben.

Einflüsse der individuellen Geschichte

Wenn man sich von den kulturellen und familiären Einflüssen auf die Depression den individuellen zuwendet, erkennt man möglicherweise, daß die spezifischen Muster, die aus der einzigartigen persönlichen Geschichte eines Menschen entstanden sind, schließlich als Risikofaktoren für eine Depression dienen. Die ihm eigene Sozialisationsgeschichte des Individuums läßt ihn spezifische Ideen, Werte sowie Denk- und Beziehungsweisen entwickeln, die zusammengenommen dieses Individuum als einzigartig definieren. Die speziellen Erfahrungen, die man sich aussucht oder denen man ausgesetzt ist, sind im allgemeinen eine direkte Folge der persönlichen Sozialisation. Die Therapie richtet sich letzten Endes an diese individuelle Ebene, denn es sind die spezifischen Denk-, Gefühls-, Verhaltens-, Beziehungs- und Wahrnehmungsmuster des Individuums, welche den Brennpunkt der Behandlung bilden. Aufgabe des Therapeuten ist es herauszufinden, *wie* das Individuum gelernt hat, Lebenserfahrungen auf bestimmte Art und Weise zu interpretieren und darauf zu reagieren, die für diesen Menschen von Nachteil ist und auf die ganz natürlich eine Depression folgt.
In dieser Hinsicht scheint es, daß die Depression eine vorhersagbare Konsequenz auf eine intensive Erfahrung ist, die kompetent zu bewältigen das Individuum nicht ausgerüstet ist. Somit sind, wie weiter oben geäußert, nicht so sehr die Ereignisse im Leben

einer Person selbst die Basis für die Depression; sondern *wie* die Person auf diese Umstände reagiert entscheidet, ob eine Depression daraus resultiert und, wenn ja, wie ernst und chronisch sie wahrscheinlich sein wird. Statistisch gesprochen, erfahren die meisten von uns eine ähnliche Anzahl an schmerzvollen Ereignissen. Praktisch niemand entgeht Zurückweisung, Enttäuschung, Demütigung, Verlassenwerden und anderen von Natur aus schmerzvollen Erlebnissen. Offensichtlich unterscheiden sich die Individuen jedoch darin, wie sie negative Lebenserfahrungen wahrnehmen und darauf reagieren.
Manche Menschen haben eine entsetzliche Lebensgeschichte, die für den unbeteiligten Beobachter Grund genug für den Ausbruch einer Depression sein mag. Der Klient, dessen Mutter starb, als er noch ein Kind war, oder die Frau, die als Kind unsittlich belästigt wurde – jeder hat ein leicht zu verstehendes, leicht erkennbares Trauma erlebt, welches das Auftreten einer Depression im späteren Leben erklären könnte. Jedoch wäre ein so einfacher Ursache-Wirkungs-Schluß falsch, da viele Menschen, die ähnliche Traumata erlitten haben, *nicht* depressiv werden. Wieder ist die Depression nicht das Produkt der schmerzvollen Erfahrungen selbst, sondern einiger anderer, damit in Verbindung stehender Variablen. Ich werde diese Variablen später in diesem Buch identifizieren und beschreiben, und zwar mit Betonung auf ihrer Behandlung mittels hypnotischer Ansätze.

Therapie gegen Depressionen

Die Notwendigkeit, beständig effektivere Behandlungen zu entwickeln, die sich auf die wichtigsten Aspekte der Depression konzentrieren, ist offensichtlich. Was wir bisher erfahren haben, läßt stark darauf schließen, daß vieles, was man früher über die Behandlung von Depressionen angenommen hatte, faktisch nicht nur irrelevant ist, sondern sogar antitherapeutisch sein kann (Yapko, 1988, 1989; Weissman, 1983). Wenn wir die vielen Fortschritte, die in der Psychotherapie der Depression gemacht wurden, eingehend betrachten, dann gibt es fundierte Daten, die darauf hindeuten, daß eine Therapie *aktiv* und *multidimensional* sein sollte und die Betonung auf einen erzieherischen Ansatz und auf die Zusammenarbeit mit dem Klienten legen müßte. Kognitive Therapien sowie die damit verbundenen Modelle (kognitive Verhaltenstherapie, rational-emotive Therapie usw.) sind bei der Behandlung von Depressionen als die Psychotherapien der Wahl hervorgegangen (Becker & Heimberg, 1985; Seligman, 1989). Ihre Betonung liegt auf dem Umgehen schlecht definierter psychodynamischer Problempunkte zugunsten einer Klärung spezifischer und definierbarer Fehler in der Informationsverarbeitung, die bei einem depressiven Klienten durchweg evident sind (Beck, 1976; Beck et al., 1979; Ellis, 1987).

Obwohl ich mich selbst nicht notwendigerweise als ausschließlich kognitiven Therapeuten bezeichnen würde, üben kognitive Therapiemethoden zweifellos einen starken Einfluß auf meine Perspektive aus. Ihre erwiesene Effektivität und Verläßlichkeit demonstrieren unwiderruflich den Wert des Umgehens abstrakter Problempunkte in der Behandlung zugunsten des Aufbaus *konkreter* und *spezieller* Fertigkeiten des Denkens und der kompetenten Lebensführung. In demselben Rahmen werde ich Muster in vielen Dimensionen, einschließlich kognitiver, beschreiben, die konkret definiert und aktiv angesprochen werden können durch eine strukturierte Therapie, die auf Erfahrung beruht. Das Ziel ist natürlich, die Genesung des Klienten von seiner Depression zum frühestmöglichen Zeitpunkt zu erleichtern, während gleichzeitig die Möglichkeit späterer Rückfälle minimiert werden soll.

Es gibt zumindest zwei sehr zwingende Gründe, weshalb die Therapie einer Depression in Form einer Kurztherapie durchgeführt werden sollte, welche aktives Lernen auf seiten des Klienten betont. Erstens hat die Depression eine hohe Rate an spontanen Remissionen. Bei etwa 80 Prozent der Individuen, die unter einer Major Depression leiden, klingt die Depression nach etwa vier bis zehn Monaten (APA, 1987) spontan ab. Somit kann der Klient, wenn man nicht in Form einer Kurztherapie arbeitet (der Definition nach eine Spanne von einer bis 20 Sitzungen), der sich in einer

Langzeittherapie befindet, nach sechs oder acht Monaten eine Remission der Symptome zeigen. Der Kliniker wird dies wahrscheinlich eher als Beweis für die Effektivität seiner Therapie ansehen, als die größere Wahrscheinlichkeit in Erwägung zu ziehen, daß sich der Klient nur zufällig zum Zeitpunkt einer spontanen Remission in Behandlung befand!

Ein zweiter zwingender Grund dafür, die Therapie am besten im Kontext einer Kurztherapie durchzuführen, betrifft die Gefahr, welche für etwa 10 bis 20 Prozent der Patienten besteht, die chronisch depressiv werden auf der Grundlage dessen, was als ein akuter Schub begonnen hatte (Davison & Neale, 1986; APA, 1987). In anderen Worten, 10 bis 20 Prozent der Depressiven, die unter einer akuten depressiven Episode leiden, scheinen Lebensentscheidungen zu treffen, welche die Depression weit über den Punkt hinaus aufrechterhalten, an dem sie abklingen sollte. Je eher ein Therapeut aktiv eingreifen und eine solche Person davon abhalten kann, unangemessene Verallgemeinerungen zu bilden, die eine chronisch depressive Lebenseinstellung herbeiführen könnten, desto besser. Dies ist analog zu jemandem, der das Zerbrechen einer romantischen Beziehung erfährt und daraus schließt: »Ich werde mich nie wieder verlieben«, und es dann auch nie wieder tut. Das depressive Individuum erlebt irgendein negatives Ereignis und kommt zu dem Schluß: »Ich werde nie wieder glücklich sein«, und wird es dann auch nicht mehr. *Die Vorhersage der Person über ihre eigene Depression spielt eine besonders wichtige Rolle bei der Behandlung* und wird daher Gegenstand von Kapitel 7 sein.

Die obengenannten Gründe für ein aktives Eingreifen in Form einer Kurztherapie sind beachtlich. Jedoch kann eine Kurztherapie nur dann unternommen werden, wenn man sich in überlegter Weise auf die hervorstechendsten Aspekte der Depression konzentriert. Konzentriert man sich auf weniger offensichtliche Dimensionen, wie beispielsweise auf die Hypothese der »nach innen gerichteten Wut«, so führt dies wahrscheinlich zu einer langdauernden und möglicherweise ineffektiven Therapie (Tavris, 1989). In dieser Hinsicht denke ich besonders an den Wert der Hypnose im Behandlungsprozeß. Für den Leser, der eine formale Ausbildung in Hypnose genossen hat, werden viele der Begriffe und Bezeichnungen, die ich in diesem Buch verwende, ohne weiteres verständlich und brauchbar sein. Doch selbst der Leser, der über keine fundierten Kenntnisse der hypnotischen Begriffe oder Methodik verfügt, kann erkennen, daß *jede* Therapie die Aufmerksamkeit einer Person auf spezielle Aspekte seiner Erfahrung richtet.

Jeder Kliniker wird mit anscheinend zahllosen Wahlmöglichkeiten bezüglich der Erfahrungselemente konfrontiert, auf die er die Aufmerksamkeit eines Klienten lenken kann. Wenn man einen Klienten zum Beispiel in einen ausgepolsterten Raum schickt, um gegen die Wände zu schlagen, damit er »in Berührung mit seiner Wut kommt«, wird das in ihm sicherlich das Bewußtsein für seine wütenden Gefühle verstärken. Dabei stellt sich jedoch die grundlegende Frage: »Gibt es eine solide logische Grundlage und einen therapeutischen Gewinn, wenn man ihn dies tun läßt?« Die Daten – und die klinische Erfahrung – sagen »Nein« (Tavris, 1989; Murray, 1985). Manchmal erweisen sich die therapeutischen Interventionen als auf willkürlichem Glauben statt auf echter Information basierend, weil es depressive Klienten, wie sich herausstellte, nur wütend macht, wenn man sie sich auf ihre Wut konzentrieren läßt. Aber es trägt nicht viel dazu bei, die Depression zu vermindern (Tavris, 1989; Wender & Klein, 1981).

Die Hypnose ist ein therapeutisches Werkzeug, mit dem man systematisch Erfahrungsdimensionen verstärken kann, um dann diese Erfahrungen auf für den Klienten nützliche Art und Weise mit Situationen in Verbindung zu bringen. Dieses Buch bildet einen Rahmen, um über die Erfahrung der Depression nachzudenken und um Gebrauch von gegenwärtig relevantem Lehrstoff zu machen, der depressiven Klienten auf verschiedene Art beigebracht werden kann. Das Ziel ist ganz einfach, ihm zu helfen, andere Reaktionsweisen auf Lebenserfahrungen aufzubauen. Als therapeutisches Werkzeug ist die Hypnose multidimensional. Sie erlaubt es dem Therapeuten, jede Erfahrungsdimension (d. h. kognitiv, verhaltensorientiert, symbolisch) zu verstärken, wie es nach der Einschätzung des Therapeuten angemessen erscheint. Überdies gehört die Hypnotherapie im Kern zu den Kurztherapieansätzen, zusammen mit den angeblich nicht-hypnotischen, sondern direktiven Therapien. In diesem Buch werde ich beschreiben, wie es dazu kam, daß die Hypnose von der Behandlung der Depression ausgeschlossen wurde, und wie Verlagerungen des eigenen Standpunkts und der Technik die Hypnose zu einem ungewöhnlich wertvollen Verbündeten im Behandlungsprozeß machen können.

2. Kapitel

Depression und Hypnose: Eine verbotene Freundschaft

Nur wenigen Gebieten haften so viele Mißverständnisse an wie der klinischen Hypnose. Der Hauptgrund dafür besteht darin, daß die Erfahrung einer Hypnose so subjektiv ist, daß sie sich exakten Versuchen einer präzisen Definition und jeder Meßmethode widersetzt. Im Zusammenhang mit der Depression ist die Hypnose derart falsch verstanden und angewandt worden, daß man anfing, sie als inkompatible Behandlungsform zu betrachten. Wie bei den meisten Aspekten einer Psychotherapie diktiert der Standpunkt, den man sowohl gegenüber der Hypnose als auch gegenüber der Depression einnimmt, viel von dem, was in der Behandlung möglich wird. In diesem Kapitel werde ich die Meinungen einiger führender Experten auf diesem Gebiet im Hinblick auf den Einsatz der Hypnose zur Behandlung von Depressionen erörtern und ein paar hypnotische Interventionen beschreiben, denen es gelungen ist, Eingang in die Literatur zu finden.

Modelle der Hypnose

Es gibt verschiedene Modelle der Hypnose, ebenso wie es verschiedene Modelle der Psychotherapie gibt. Jedes Modell hat seine eigenen, ihm zugrundeliegenden Ansichten und damit verbundenen Techniken. In dem Buch *Trancework: An Introduction to the Practice of Clinical Hypnosis* (Yapko, 1990) habe ich einige Unterschiede zwischen drei allgemeinen Modellen ausführlich beschrieben: das traditionelle, das standardisierte und das der Utilisation. Der Leser wird ermuntert, sich mit diesen Modellen vertraut zu machen, da sie klären helfen, wie man an eine Behandlung herangeht.

Der Schwerpunkt in diesem Band liegt auf den Behandlungsansätzen der Utilisation oder auf dem, was manche die »Hypnose nach Erickson« nennen nach ihrem Begründer, dem verstorbenen Psychiater Milton H. Erickson, M.D. (Erickson & Rossi, 1979, 1981). Es ist wichtig, die begrifflichen und die praktischen Unterschiede zwischen den Hypnosemodellen zu verdeutlichen, da es vor allem das traditionelle Hypnosemodell ist, welches für unvereinbar mit der Behandlung von Depressiven gehalten wird. Im wesentlichen betrachtet das traditionelle Modell die Hypnose in erster Linie als intrapersonales Phänomen, die Suggestibilität als konstante Eigenschaft eines Individuums und die Suggestion als eine direkte Kommunikation, die Compliance erfordert (Weitzenhoffer, 1989; Spiegel & Spiegel, 1978). Dieses Modell beherrscht die klinische Literatur seit den Tagen Mesmers.

Im Gegensatz dazu sieht der Utilisationsansatz die Hypnose in erster Linie als ein interpersonales Phänomen; die Suggestibilität als Variable, welche von persönlichen, interpersonalen und kontextuellen Faktoren abhängt, und die Suggestion als etwas, das je nach Klient von direkt bis indirekt variieren kann und Zusammenarbeit erfordert (Zeig, 1980a; Gilligan, 1987).

Das charakteristische Merkmal des Utilisationsansatzes ist die naturalistische Betonung der Akzeptanz und der Utilisation der Realität des Klienten als Basis für die Interventionen des Therapeuten (Erickson & Rossi, 1979, 1981). Die Utilisation der Überzeugungen, Werte, Stärken, Schwächen, der persönlichen Geschichte und jedes anderen Aspekts der subjektiven Erfahrung des Klienten erfordert einen klientenzentrierten Ansatz, der sinnvolle Zusammenarbeit und persönliche Befähigung (empowerment) fördert, und nicht nur bloße Compliance. Im Modell der Utilisation wird die Hypnose *mit* dem Klienten durchgeführt, nicht *an* ihm (Rossi, 1985; Gilligan, 1987). Weitere Gesichtspunkte des Utilisationsansatzes in der Hypnose und der Psychotherapie werden im nächsten Kapitel detailliert dargestellt.

Frühere Ansichten über Hypnose und Depression

Es erscheint mir sehr bezeichnend, daß ich bei den umfassenden Forschungen zum Gegenstand dieses Buchs festgestellt habe, daß der größte Teil der Literatur über die klinischen Anwendungsbereiche der Hypnose kein einziges Wort verliert über ihre Verwendung bei der Behandlung Depressiver, was an sich ein deutlicher Hinweis dafür ist, wie effektiv die Hypnose bis heute aus einer solchen Behandlung ausgeschlossen wurde. Graham Burrows (1980) führte ebenfalls eine umfassende Überprüfung der Literatur über Hypnose und Depression durch. Er stellt fest:

> Nach Überprüfung der Literatur müßte man meinen, daß die Verwendung der Hypnose in der Behandlung von Depressionen wohl weiterhin kontrovers bleibt... Nichtsdestoweniger scheint es, daß die meisten erfahrenen Therapeuten lehren, eine schwere depressive Erkrankung sei eine definitive Kontraindikation zur Hypnose. Trotz dieses Standpunkts schenken die meisten modernen Fachbücher über Hypnose der Depression nur minimale Aufmerksamkeit – was bei einem so weitverbreiteten medizinischen Problem erstaunt. Eine mögliche Interpretation dieses Sachverhalts wäre, daß die betroffenen Autoren möglicherweise glauben, die Hypnose habe einen geringen Stellenwert in der Therapie der Depression. (S. 167)

Die Tatsache, daß führende Experten auf dem Gebiet der Hypnose ihre potentiellen Anwendungsmöglichkeiten für die Behandlung von Depressionen entweder völlig ignoriert haben oder sogar der Meinung waren, daß die Hypnose kontraindiziert sei, läßt die Frage aufkommen: »Was an der Hypnose ist es, das bei der Psychotherapie depressiver Klienten scheinbar so gefährlich ist, daß es diese als Behandlungswerkzeug kontraindiziert?« Ich behaupte, daß praktisch jede Gefahr in Zusammenhang mit der Hypnose, nicht nur bei der Behandlung der Depression, sondern bei der Behandlung jeder beliebigen Störung, nicht eine Funktion der Hypnose selbst ist, sondern der Art und Weise, in der sie durchgeführt wird.

Mythen verschwinden nur langsam, und Vorurteile sind schwer zu überwinden. Dies gilt genauso für das Gebiet der klinischen Depression wie für das der klinischen Hypnose. Die leicht verfügbaren Daten, welche die konstant höheren Behandlungserfolge und demonstrierbar niedrigeren Rückfallquoten der kognitiven und interpersonalen Therapien bei der Behandlung von Depressionen hervorheben, scheinen bisher jene Therapeuten noch nicht ins Wanken gebracht zu haben, die minimal direktive, psychodynamische oder problemorientierte Perspektiven der Depression vertreten. Ihr Standpunkt bleibt weiterhin, daß eine Kurztherapie irgendwie weniger intensiv, oberflächlicher und weniger umfassend sei als eine »tiefere« Therapie psychodynamischer Natur (Haley, 1987). Es ist schwierig, Standpunkte und Methoden zu akzeptieren, die sich nur schwer mit dem eigenen, bereits vorher existierenden System vereinbaren lassen.

Die große Mehrheit der Autoren, die sich mit dem Thema der klinischen Hypnose befassen, hat die Verwendung der Hypnose in der Behandlung von Depressionen überhaupt nicht angesprochen, womit sie indirekt ihren Meinungen Ausdruck verliehen haben, daß es eine grundsätzliche Unvereinbarkeit zwischen hypnotischer Behandlung und dem Problem der Depression gebe. Von der geringen Anzahl an Autoren, welche die Verwendung der Hypnose bei Depressiven erörtert haben, schienen die meisten das Ziel zu haben, ihre Leser so sehr mit Anekdoten (scheinbar) durch die Hypnose verursachter Katastrophen einzudecken, daß diese Leser nie den Versuch wagen würden, die Hypnose bei ihren depressiven Klienten anzuwenden. Die am häufigsten beschriebenen Gefahren fallen unter zwei Hauptkategorien: (1) die allgemeine Unfähigkeit des depressiven Klienten, wirkungsvoll hypnotisiert zu werden oder anderweitig Nutzen aus der Hypnose zu ziehen; und (2) der Klient würde seiner Abwehr beraubt, wodurch seine Anfälligkeit für weitere psychische Traumata, einschließlich der Materialisation von Psychosen oder für Selbstmordgedanken und -gefühlen, anwächst.

Viele der höchstgeachteten und höchsterfahrenen Psychotherapeuten und Autoren auf dem Gebiet der klinischen Hypnose haben öffentlich eine Position eingenommen, die das Auftreten

von sogenannten Gefahren bei der Verwendung von Hypnose bei Depressiven propagiert. Was aus ihrer kollektiven Perspektive jedoch deutlich hervorgeht, ist lediglich ein Vorurteil, das – wie viele andere Vorurteile auch – mit Mißverständnis und Angst vor der Hypnose in Verbindung steht, eine Tradition, die wohl am sichtbarsten bei Sigmund Freud beginnt. Freud allein hat den Fortschritt auf dem Gebiet der Hypnose um Jahrzehnte verzögert – wegen seiner irrigen Ansichten, in die er so großes Vertrauen setzte, und des blinden Glaubens seiner Schüler an eben diese Ansichten. Freud (1953) bemerkte: »Sie (die Hypnose) räumt aber mit dem Widerstande nicht auf, sondern weicht ihm nur aus und ergibt darum nur unvollständige Auskünfte und nur vorübergehende Erfolge« (S. 269). Jedoch ist die Hypnose, wie die klinische Literatur leicht bestätigen kann (Erickson & Rossi, 1979; Haley, 1973, 1982; Spiegel & Spiegel, 1978), eben *kein* symptomatischer Ansatz, der nur vorübergehende Resultate erzielt.
Weiterhin bleiben Zweifel über die wahre Natur der Hypnose bestehen, wie ähnliche Zweifel über die Natur der Depression fortbestehen. Im Lichte dessen, was wir darüber wissen, wer depressiv wird und weshalb, halten die Autoren und Therapeuten, die vor den Gefahren der Hypnose bei der Behandlung der Depression warnen, ein überholtes und grundlegend unvollständiges, ja manchmal sogar gefährliches Bild des Depressionsphänomens aufrecht. Der Versuch, eine Depression mit grundlegend falschen Vorstellungen über die Depression zu behandeln (wie beispielsweise die psychoanalytische begriffliche Vorstellung, die Depression habe ihre Wurzeln notwendigerweise in Wut, Schuldgefühl und Verlust), wird vorhersagbar zu einer Zunahme der weniger ins Auge springenden Aspekte der depressiven Erfahrung führen, und vielleicht sogar ihrer negativsten und gefährlichsten Aspekte. Somit wird deutlich, daß der strittige Punkt *nicht* die Anwendbarkeit der Hypnose in der Behandlung der Depression ist, sondern vielmehr, wie sie angewandt wird.
Es folgt eine Übersicht über die Literatur zur Hypnose, insbesondere der Arbeiten, die Hypnose als Interventionsmethode bei Depression für kontraindiziert halten.

Die Gefahren bei der Hypnose von Depressiven

Die Unfähigkeit, sich hypnotisieren zu lassen oder Gewinn aus der Hypnose zu ziehen

Eine bedeutende Anzahl von Praktikern vertritt den Standpunkt, es sei unwahrscheinlich, daß ein Klient Nutzen aus der Hypnose ziehen könne, entweder weil er sich nicht hypnotisieren lasse oder weil man von vorneherein ausschließt, daß er aus einer Hypnose Nutzen ziehen könne. Ist die vorausgesetzte Unfähigkeit, hypnotisiert zu werden, eine Folge der Depression des Klienten, ein Resultat der Reaktion des Klienten auf den Psychotherapeuten und dessen Methoden oder sind andere Faktoren daran beteiligt? Man denke über die von Herbert und David Spiegel eingenommene Position nach (1978):

> Diese Gruppe [nämlich die Depressiven], die von Rückzug und disphorischem Affekt charakterisiert ist, zeigt wenig Bereitschaft, irgendwelchen äußeren Signalen zu *folgen* [Hervorhebung durch den Autor]. Der Verstand neigt zu krankhafter Grübelei, in der Schuldgefühle und Selbstkritik die vorherrschenden Themen sind. Das Gefühl der Traurigkeit überlagert ihre Lebenstüchtigkeit, und dieser affektive Zustand überschattet die tatsächlichen Gründe, die in der Welt als Ursache für Traurigkeit existieren. Die massive Störung, die eine ernsthafte Depression im intrapsychischen und interpersonalen Funktionieren eines Individuums verursacht, scheint sich außerdem in der Leistung auf dem hypnotischen Induktionsprofil zu zeigen. (S. 140)

Der Leser wird bemerken, welche Betonung Spiegel und Spiegel darauf legen, Compliance von dem depressiven Klienten zu erhalten. Eine solche Betonung reflektiert eine traditionelle Orientierung (im Gegensatz zum Utilisationsansatz) bei der Definition sowohl der therapeutischen als auch der hypnotischen Beziehung. Die Forderung nach Compliance, die dem traditionellen Ansatz eigen ist, wird besonders bei Depressiven schlechte Ergebnisse bringen, da deren Motivation und Fähigkeit, scheinbar willkürlichem Äußeren (wie einem Befehl, die Augen zu rollen als Teil des hypnotischen Induktionsprofils von Spiegel und Spiegel) zu entsprechen, äußerst gering ist. Daher scheint es klar, daß man die ausbleibende Reaktion auf die Methode von Spiegel und Spiegel mehr als eine Funktion eben der Art sehen kann, in der sie die therapeutische Beziehung definieren denn als eine Erklärung über die Fähigkeit eines depressiven Menschen, sinnvoll auf die Hypnose nach einer anderen Methodik zu reagieren.

Spiegel und Spiegel berufen sich überdies auf eine Studie von Silver (1973), die zu dem Schluß kam, daß die Hypnotisierbarkeit mit der allgemeinen geistigen Gesundheit korreliere. Spiegel und Spiegel (1978) schließen: »Dies bestätigt unsere eigenen Erkenntnisse, daß jene, die merklich depressiv sind, nicht hypnotisierbar sind« (S. 113). Sie fahren fort: »Menschen mit schweren Depressionen können so narzißtisch zurückgezogen und energielos sein, daß sie nicht auf die gegebenen Signale achten können« (S. 148–149).

Spiegel und Spiegel erkennen offensichtlich die ausgeprägte introvertierte Versunkenheit des typischen depressiven Klienten, und trotzdem scheinen sie diese als Basis zur Tranceinduktion zu ignorieren, wenn sie eine Hypnotherapie mit solchen Klienten versuchen, und wenden statt dessen Methoden an, die Compliance (d. h. eine gehorsame Empfänglichkeit für Äußeres) verlangen. Ein solcher Ansatz ist aller Wahrscheinlichkeit nach zum Scheitern verurteilt, da er nicht in das Bezugssystem des Klienten paßt, welches für die therapeutische hypnotische Beziehung als grundlegend betrachtet wird (Gilligan, 1987; Yapko, 1990). Dieser Punkt wird noch ausführlicher im nächsten Kapitel erörtert werden.

Ein weiterer führender Experte auf dem Gebiet der Hypnose, Andre Weitzenhoffer, der wahrscheinlich am meisten durch die Entwicklung (zusammen mit Ernest Hilgard) der »Stanford Hypnotic Susceptibility Scales« bekannt ist, rät ebenfalls von der Verwendung der Hypnose bei Depressiven ab. Weitzenhoffer (1989) erklärt: »Im allgemeinen habe ich die Hypnose bei Depressionen nicht als besonders nützlich empfunden« (S. 151). Jedoch scheint Weitzenhoffer sich seiner Überzeugung nicht ganz so sicher zu

sein, denn er fügt hinzu: »Die reaktiven Depressionen (depressive Neurose) stellen eine Ausnahme dar. Die Hypnose mit einem unterstützenden und pädagogischen Ansatz kann in diesen Fällen recht wirkungsvoll sein.«
Doch wird die Depression innerhalb eines psychoanalytischen Systems betrachtet, sieht man die Verwendung von Hypnose zu deren Behandlung bis heute als besonders gefährlich an. John Watkins (1987) äußert zum Beispiel:

> Eines der häufigsten Symptome, weswegen Patienten Psychiater und Psychotherapeuten konsultieren, ist die Depression. Da dem üblicherweise irgendein unterschwelliges Schuldgefühl oder eine gehemmte Wut zugrunde liegt, ist eine direkte Suggestivtherapie selten erfolgreich darin, eine dauerhafte Lösung zu erreichen. Zeitweilige Stimmungsaufhellungen können jedoch dazu dienen, den notwendigen Auftrieb zu geben und neue Hoffnung aufkeimen zu lassen, die dann zu therapeutischem Vorteil genutzt werden können. (S. 69)

Burrows (1980) fügt hinzu:

> Die Psychodynamik der Depression beinhaltet oft in beträchtlichem Maße Wut. In der reaktiven Depression, die einer Enttäuschung im Leben folgt, kann die Wut leicht auf äußere Umstände zurückgeführt werden. In komplexeren Fällen kann sie sich jedoch auf eine tief verdrängte infantile Wut beziehen, die sogar bis in die orale Phase der psychosexuellen Entwicklung zurückreichen kann. Mit den Techniken der Hypnose kommt man weit schneller als mit gewöhnlicher Psychotherapie zu »Übertragungs«-Verzerrungen durch den Patienten, in welchen der Therapeut als wichtige Gestalt aus der Vergangenheit, oft als Elternteil oder Ehepartner, gesehen werden kann. Eine solche Verzerrung kann den Patienten auf echte oder vorgestellte Kränkungen von seiten des Therapeuten überreagieren lassen, oder der Patient könnte sich wünschen, den Therapeuten für die seiner Vorstellung nach mangelhafte Fürsorge für den Patienten zu »bestrafen«... Wahrscheinlich ist es das beste, die Anwendung der Hypnose auf leicht Depressive oder mäßig Depressive, welche Antidepressiva er-

halten, zu beschränken und diesen Therapietyp bei schwer depressiven Personen nicht anzuwenden. (S. 168–169)

Es ist nachvollziehbar, wie Watkins und Burrows zu dem Schluß gekommen sind, daß die Hypnose bei der Behandlung von schwer depressiven Patienten nicht wünschenswert sei, da sie diese von einem psychoanalytischen System her betrachten, das so etwas Vages wie verdrängten Zorn hervorhebt. Leider steht dieses System in keinem Zusammenhang mit der Ätiologie der Depression. Es macht jedoch deutlich, daß die Art und Weise, in der die Hypnose angewandt wird, unweigerlich eine Funktion dessen ist, wie der Therapeut sich die Natur des Problems begrifflich vorstellt und mit welcher Therapie er dem Problem begegnen will. Es war ein grundlegender Fehler, sich dem Versuch, bei depressiven Klienten Hypnose anzuwenden, von einem System aus anzunähern, das die destruktivsten Aspekte der depressiven Phänomenologie, wie beispielsweise Wut oder Schuldgefühle, verstärkt, und dies aufgrund der willkürlichen Vorstellung, daß diese die Wurzel einer Depression seien.

Hypnose raubt die Abwehr und materialisiert unerwünschte Reaktionen

Das häufigste Argument gegen die Anwendung von Hypnose bei der Behandlung depressiver Klienten ist die Sorge um eine erhöhte Wahrscheinlichkeit eines Suizids als Folge der Hypnose. Es ist, als würde die Hypnose selbst den Klienten jeglicher Realitätsorientierung berauben, die es verhindern könnte, eine so destruktive und unwiderrufliche Entscheidung zu treffen. Diese Ansicht ist destruktiv und irreführend, und sie muß ein für allemal begraben werden. Vor nicht allzu langer Zeit existierte in der Depressionsliteratur ein ähnlicher Mythos, der empfahl, man solle einen depressiven Menschen niemals fragen, ob er Suizidgedanken oder -gefühle hege. Man befürchtete, die bloße Erwähnung könnte den depressiven Klienten einen Suizid nahelegen (Nasr, 1982). Heute wissen wir natürlich, daß dies lächerlich ist. Über Suizid kann nicht nur mit depressiven Klienten gesprochen werden, sondern es wird sogar als *notwendig* erachtet, den depressiven Klienten nach etwaigen Selbstmordgedanken und -gefühlen zu fragen, die er haben könnte, um die Risiken realistisch einschätzen zu können (Beck et al., 1979; Klerman, Weissman, Rounsaville & Chevron, 1984).

Die hypnotherapeutische Sagenwelt könnte einen glauben lassen, daß der Suizid nicht nur eine offensichtliche und ständig gegenwärtige Gefahr im Umgang mit Depressiven sei, sondern auch daß die Hypnose, per definitionem, das Potential beinhalte, den depressiven Klienten in den Selbstmord zu treiben.

Spiegel und Spiegel behaupten (1978), daß das Risiko eines Suizids teilweise eine Funktion der unrealistischen Erwartungen des Klienten an die Therapie sei:

> Depressive Patienten könnten unrealistische Hoffnungen in die Tranceerfahrung setzen und sie als Weg betrachten, ihre Depression zu beenden. Ihre magischen Wünsche sollten erforscht und entschärft werden, bevor die Induktion durchgeführt wird, um zu vermeiden, daß eine weitere Hoffnung zunichte gemacht wird in einer Situation, die einen Selbstmordversuch provozieren könnte. (S. 19)

Weist man dem Prüfen der Suggestibilität eine solche Bedeutung zu, wie Spiegel und Spiegel es tun, kann dies Leistungsdruck hervorrufen und die Fähigkeit zu Erfolg oder Mißerfolg dem Klienten zuschreiben, und so wird es auch verständlicher, weshalb ein depressiver Klient sich bei dieser Art von hypnotischer Interaktion als Versager fühlen könnte. Ihr Argument, daß die Erwartungen des Klienten realistisch sein müssen, ist gut durchdacht. Jedoch ist es gerade ein typischer Kernbestandteil der Depression, daß die Erwartungen des Klienten eben *nicht* realistisch sind und gewöhnlich in eine negative Richtung verdreht sind (Beck, 1967). Statt jedoch ein Hindernis in der Behandlung zu sein, kann die Hypnose dazu verwendet werden, dieses dysfunktionale Muster anzugehen (Yapko, 1988, 1989).

Auch Harold Crasilneck und James Hall (1985) sorgten sich um die Gefahr, daß die Hypnose einen Suizid herbeiführen könnte. Sie erklären:

> Es ist jedoch das Risiko eines Suizids, was die Depression gefährlich macht, sie muß somit vorsichtig und mit Verstand behandelt werden. Die Existenz offener Selbstmordgedanken ist unserer Meinung nach eine relative Kontraindikation für die Anwendung der Hypnose bei ambulanten Patienten, außer unter sehr speziellen und außergewöhnlichen Umständen... Paradoxerweise ist die gefährlichste Zeit in der Behandlung der Depression genau dann, wenn der Patient beginnt, sich scheinbar besser zu fühlen. Überraschenderweise ist ein Suizid in diesem Stadium am wahrscheinlichsten. Es wurde vermutet, daß die Erklärung für diese Abfolge der Ereignisse darin bestehe, daß der schwer depressive Patient nicht die Energie aufbringen kann, einen Selbstmord zu planen. Wenn sich der Zustand des Patienten jedoch langsam bessert und das Energieniveau steigt, kann diese Handlung möglich werden, noch bevor die Stimmung der Depression völlig gehoben wurde. (S. 322–323)

Dieses Zitat ist bezeichnend durch seine Illustration fundamental falscher Auffassungen über die Natur der Depression und des Suizids. Zu behaupten, daß die Tendenz, selbstmörderische Gedanken und Gefühle auszuagieren, eine Funktion des Energieniveaus eines Menschen sei und nicht seines Grades an Depressivität, ist unhaltbar (Beck, Steer, Kovacs & Garrison, 1985; Beck, Brown, Berchick, Stewart & Steer, 1990). Es gibt keine Daten, die darauf hinweisen, daß dies zutreffen würde. Suizidalität ist keine Funktion der Energie eines Menschen; sie ist eine Funktion seiner Erwartungen an die Zukunft. Dieses Thema wird in einem späteren Kapitel ausführlich angesprochen werden, da es von zentraler Bedeutung dabei ist, einen praktischen Rahmen aufzubauen, in dem kurze Interventionen mit depressiven Klienten durchgeführt werden können.

Crasilneck (1980) arbeitete später auf der Basis desselben Mißverständnisses weiter, als er sagte: »Die gefährlichste Zeit für den schwer depressiven Patienten kommt dann, wenn man ihn aus seiner Depression ›herauslockt‹, weil er während dieser Periode zu jeder Zeit einen Selbstmordversuch unternehmen kann« (S. 115). Diese Denkrichtung suggeriert, daß der Klient in den Tiefen der Depression tatsächlich sicherer sei, auch wenn er sich dabei elend fühlt.

Hypnose als Katalysator für den Suizid zu betrachten, tritt auch in weiteren Werken der traditionellen Hypnoseliteratur zutage. Zum Beispiel schreibt Harold Rosen (1981):

> Ein Psychologe mit ausgeprägten sexuellen Schwierigkeiten, denen Depression zugrunde lagen, bat um eine Hypnosebehandlung, doch im Hinblick auf seine Depression mit Suizidgefahr wurde er statt dessen zu einer psychiatrischen Behandlung überwiesen. Er ließ sich jedoch von einem anderen Psychologen hypnotisieren und beging Selbstmord. (S. 143)

Solche Anekdoten scheinen nahezulegen, daß allein die Tatsache des Hypnotisiertwerdens für den Suizid dieses Psychologen verantwortlich war, wobei wir nichts über die Struktur oder den Inhalt der hypnotischen Sitzung(en) wissen, die dem Ereignis vorausgingen. Dabei kommt es gerade darauf an, wie und wann die Hypnose angewandt wird, und diese entscheidende Information wurde in dieser Schilderung ausgelassen, so als wäre sie irrelevant.
Ainslie Meares (1960), ein angesehener Autor im Bereich der Hypnoseliteratur, verurteilte die hypnotische Behandlung bei Depressionen ebenfalls, als er schrieb:

> Die Behandlung einer mentalen Depression mittels Hypnose ist weit komplizierter als man zuerst erwarten würde. Es geschieht sehr häufig, daß Patienten in dem Glauben überwiesen werden, daß ein paar Sitzungen suggestiver Hypnose das Gefühl der Depression zerstreuen könnten. Die Gefahr dieses Ansatzes besteht darin, daß der Patient möglicherweise Selbstmord begeht... Der Versuch einer Hypnotherapie führt gewöhnlich zu einer Enttäuschung und kann den Patienten einem unnötigen Selbstmordrisiko aussetzen. (S. 292–293)

Offensichtlich ist das Konzept, das Meares von der Depression hat, der eigentliche Grund für seine Besorgnis. Er geht von der klassischen, aber irrigen Sichtweise aus, die Depression sei eine Folge unaufgelöster Verlustgefühle.

> [Depression] ist im wesentlichen die pathologische Übertreibung einer normalen psychologischen Reaktion auf einen Verlust, besonders auf den Verlust einer affektiven Beziehung.

> Oft hat der Patient ein überwältigendes Gefühl der Leere. Er fühlt sich emotional isoliert. (S. 293)

Letztendlich unterstützen noch zwei weitere Experten die Vorstellung, daß hypnotische Interventionen mit einer Depression unvereinbar wären. David Cheek und Leslie LeCron (1968) stellen kategorisch fest: »Eine Kontraindikation für den Nicht-Psychiater bei der Anwendung von Hypnose ist, sie bei jedem zu vermeiden, der... stark depressiv, selbstmordgefährdet... ist« (S. 70). Weshalb diese Bemerkung gemacht wurde, ist leider nicht weiter ausgeführt worden, und so bleibt es dem Leser überlassen, sich die Schwierigkeiten auszumalen, denen sie begegnet sind und die sie zu dieser Schlußfolgerung veranlaßt haben.

Die Standpunkte von allen hier zitierten Experten, deren Arbeiten über Jahrzehnte hinweg die Richtung bestimmt haben, die die Hypnotherapie genommen hat, scheinen von dem Gedanken auszugehen, daß die Depression zu gefährlich sei (wegen des Suizidpotentials), als daß man sie hypnotisch behandeln könnte. Obwohl einige Autoren eingeräumt haben, daß die Hypnose in leichten Fällen angewandt werden könne, in denen die Gefahr eines Suizids augenblicklich nicht gegeben sei, bleibt im allgemeinen der Mythos, daß die Hypnose einen Suizid herbeiführen könne, in ihrer Arbeit ganz offensichtlich bestehen. Leider hat der Einfluß dieser Experten die meisten Therapeuten und Autoren davon abgehalten zu überlegen, wie man Hypnose am besten zum Wohle depressiver Klienten einsetzen könnte.

Die Suizidgefahr einmal beiseite gelassen, gibt es noch jene, die glauben, daß die Hypnose den bereits schwierigen Zustand des Klienten verschlimmern würde. Terman (1980) erklärt:

> Das Risiko, Hypnose anzuwenden, um sich auf die emotional besetzten Gebiete im Leben eines Patienten zu konzentrieren, besteht darin, daß eine derart intensive Konzentration den Schweregrad der Depression vertiefen könnte. (S. 201)

Miller (1979) fügt dem noch die Gefahr einer Psychose als möglichen Nebeneffekt bei der Anwendung von Hypnose hinzu:

> Erregungszustände und Kommunikationsblockaden können oft deutlich gemildert und das Erinnerungsvermögen verbessert werden. Die daraus resultierende emotionale Katharsis kann für den Patienten recht nützlich sein; jedoch muß der Therapeut vorsichtig sein, solche Patienten nicht bewußt mit traumatischen und konfliktbeladenen Enthüllungen zu konfrontieren, es sei denn, die Patienten können in ihrem aktuellen Zustand damit umgehen. Das bereits geschädigte Ich mit zusätzlichem emotionalen Streß zu überladen, kann zu ernsten psychotischen Reaktionen führen. (S. 185)

Spiegel und Spiegel (1978) erklären:

> Depressiven, besonders endogen depressiven Patienten mit aktiven Suizidphantasien sollte man eine Hypnotherapie nicht als erste Behandlungsrichtung anbieten. Für manche führt die Hypnose zu einer zeitweiligen Hilfe, vielleicht gerade genug, um ein Ausagieren zu fördern. (S. 41–42)

Anscheinend teilen Terman, Miller sowie Spiegel und Spiegel die Vorstellung, daß ein depressiver Klient – durch eine Hypnose – nicht ein größeres Maß an Kontrolle erhält mittels der Konzentration auf die nützlichen Dimensionen einer Erfahrung, sondern unweigerlich nur zu den destruktiven Erfahrungselementen hingezogen wird, ohne Rücksicht auf den Einfluß des Therapeuten.

Der Tod durch Suizid, psychotische Reaktionen und Agieren des Klienten gelten nicht als die einzigen Probleme bei der Anwendung von Hypnose. Milechnin (1967) erklärt, daß sich allein die Verstärkung von Emotionen in der Hypnose als *fatal* erweisen kann:

> Obwohl in den meisten Fällen kein Schaden angerichtet wird, darf man nicht vergessen, daß dennoch der außergewöhnliche Fall eintreten kann, in dem eine intensivierte störende Emotion die Grenzen der Toleranz dieser Person überschreiten kann... Gibt es irgendwelche Zweifel, daß eine intensive emotionale Erfahrung... ernste psychosomatische Störungen hervorrufen

kann? Es ist allgemein wohlbekannt, daß ein plötzlicher Tod aufgrund von Emotionen eben dieser Art eintreten kann. (S. 195)

Anscheinend sollen wir die Hypnose nicht nur wegen des bereits beschriebenen destruktiven Potentials meiden, sondern wir sollen auch unsere Klienten abhalten, ihren starken Gefühlen Ausdruck zu verleihen aus Angst vor deren plötzlichem Tod durch emotionale Überlastung! Solche unbegründeten Ängste zeigen deutlich, wie sehr wir uns als Berufsstand noch weiterentwickeln müssen.

Frühere Strategien bei der Hypnose-Behandlung bei Depressionen

Obwohl die meisten traditionellen Praktiker Hypnose anscheinend als eine schlechte Alternative bei der Behandlung depressiver Menschen ansehen, haben einige Therapeuten Fälle beschrieben, in denen Hypnose angewandt wurde. Im allgemeinen haben diese die Position vertreten, daß die Hypnose potentiell nützlich sei, wenn die Gefahr eines Suizids nur minimal oder gar nicht gegeben sei oder wenn die Depression eindeutig von äußeren Umständen abhänge (früher »reaktive« Depression genannt).
Hypnose kann eingesetzt werden, um Symptombeseitigungen zu suggerieren und um ständige Problempunkte und eingefahrene Muster im Leben eines Klienten anzusprechen. In diesem Abschnitt werde ich einige der Strategien und Fälle besprechen, die in der Literatur beschrieben wurden. Wieder wird es für den Leser offensichtlich werden, daß jede hypnotische Intervention innerhalb eines bevorzugten theoretischen Bezugssystems des jeweiligen Therapeuten angewandt wurde, welches möglicherweise wenig, wenn überhaupt irgendeinen Zusammenhang mit den »wirklichen« Gründen für die Depression des Klienten hat.
Zum Punkt der Symptombeseitigung erklärte Terman (1980), daß: »die Symptomverbesserung allein (durch hypnotische Suggestion)

eine ungenügende Behandlung ist, wenn ein schwerwiegender psychodynamischer Konflikt zugrunde liegt...« (S. 202). Crasilneck und Hall (1985) stimmen mit Terman überein, wenn sie feststellen:

> Wenn die Hypnotherapie für die Behandlung eines Zustands eingesetzt wird, der sich primär als Depression erweist, vermeiden wir fürsorglich einen symptombeseitigenden Ansatz. Suggestionen sind daher: »Ihr Geist und Ihr Körper werden frei sein von Spannung, Enge, Streß und Belastung... Sie werden in der Lage sein, realistischer mit Ihren Problemen fertig zu werden... Sie werden weniger angespannt und ängstlich sein.« Wir geben keine direkte Suggestion für die Beseitigung der Depression selbst... (S. 323)

Obwohl Crasilneck und Hall erklärten, daß sie einen symptombeseitigenden Ansatz vermeiden wollen, sind ihre direkten Suggestionen oberflächlich und zielen ganz offensichtlich darauf ab, Symptome zu beseitigen. Diese Ungereimtheit ist typisch für die Beschränkungen der traditionellen Hypnose, einer Methode, nach der man einem Klienten sagen darf, was er tun soll, ohne ihm jedoch die Hilfsmittel zu geben, durch die er überhaupt fähig wird, die Suggestion auch zu befolgen. Die Tatsache, daß eine Hypnoseinduktion sich regelmäßig auf die spezielle Richtung des Therapeuten bezieht, verdeutlicht die Notwendigkeit zu lernen, daß die hypnotische Technik an die Natur des Problems des Klienten anzupassen ist statt an irgendwelche abstrakten Theorieformeln. Zum Beispiel heben die folgenden Zitate die Gefahren der Behandlung einer Depression mittels Hypnose hervor, wobei das Verständnis von Hypnose und Depression bestenfalls als unvollständig bezeichnet werden kann.
Lewis Wolberg (1948) stellt dazu fest:

> Die Hypnose kann in einigen Fällen leichterer Depression helfen. Der Trancezustand wird primär als Mittel zur Entspannung verwendet sowie als Medium, um die Selbstachtung zu unterstützen. Eine Reihe depressiver Patienten scheint unter hypnotischer Therapie aufzublühen, wahrscheinlich weil das ihrem Bedürfnis nach Abhängigkeit entspricht. Leichte De-

pressionen können zu Hause unter Aufsicht einer psychiatrisch gebildeten Begleitung oder Krankenschwester behandelt werden, oder, noch besser, der Patient sollte in ein Erholungsheim aufgenommen werden. Die Trennung von Eltern und Freunden sowie Bettruhe und ständige Fürsorge durch eine mütterliche Begleitung können sich als sehr wohltuend erweisen... Ruhe ist wichtig, und so kann auch ein Mittagsschlaf oder eine Ruhezeit verschrieben werden. Wenn es unvermeidlich ist, daß der depressive Patient weiterarbeitet, können Dexedrin- oder Benzedrinsulphat... als Stimulantia hilfreich sein. Wenn es mit diesen Bemühungen nicht gelingt, die Depression zu kontrollieren, sollte eine Elektroschocktherapie verordnet werden. (S. 353)

Ainslie Meares (1960) äußert sich ähnlich:

Im allgemeinen sind die einfache endogene Depression, die agitierte Depression und die depressive Phase einer manisch-depressiven Psychose nicht für eine Behandlung mit Hypnose geeignet. Andererseits können diese Zustände effektiv mit einer Elektrokrampftherapie und neueren Antidepressiva behandelt werden. Schwierig wird es, wenn diese Zustände ausschließlich in einem leichteren Grad auftreten. Der Patient und dessen Verwandte werden keine Elektrokrampftherapie auf sich nehmen wollen und könnten die Forderung nach einem Versuch mit Hypnose stellen. Solche Fälle reagieren nicht gerade gut auf eine Hypnose. (S. 292–293)

Meares fährt fort, den Fall einer 35jährigen Frau zu beschreiben, die er als unreif darstellt und die nach dem Tod ihres Ehemanns zu psychosomatischen Symptomen und einer Depression neigte:

Nach acht Sitzungen mit hypnotischer Suggestion hatte sie noch keinerlei Fortschritte gemacht. Nach sorgfältiger wiederholter Untersuchung ihres Falls wurde mir klar, daß unter ihren hysterischen Reaktionen tatsächlich eine echte Agitiertheit lag. Die Patientin schien also an einer beginnenden agitierten Depression mit einer Überlagerung von hysterischen Merkmalen zu leiden. Sie wurde mit Elektrokrampf behandelt.

> Es zeigte sich eine sofortige Besserung, und die Frau blieb während der vergangenen zwei Jahre gesund. (S. 293)

Es wurde noch von einer ganzen Reihe anderer Fälle berichtet, in denen ebenfalls die Hypnose bei Depressionen eingesetzt wurde. Chambers (1968) berichtete von seiner erfolgreichen Anwendung der Hypnose bei einer Frau, die gegen Antidepressiva resistent war. Er verwendete eine (nicht näher beschriebene) Hypnose, um ihren Zwang, rohe Kartoffeln zu essen, anzusprechen, wobei er sie in einem psychodynamischen Bezugssystem behandelte. Rosen (1955) beschrieb die Arbeit mit einer Altersregression bei einem depressiven Selbstmordpatienten, während der er dem Patienten half, wie er es nannte, »reifere Ich-Grenzen« aufzubauen. Miller (1983) beschrieb eine Reihe von hypnotischen Techniken zur Behandlung der Depression, einschließlich Modellieren, kognitives Restrukturieren und Realitätsprüfung. Gruber (1983) berichtete über die Verwendung von Hypnotherapie, um den Patienten zu lehren, auf ein ganzes Spektrum an Emotionen zu reagieren, den Patienten dabei ermutigend, sich nicht in sich versinken zu lassen.
Die Verwendung physischer und psychischer Entspannungstechniken bei der Behandlung der Depression wurde von Wright und Wright (1987) beschrieben. Sie beschrieben ihr Vorgehen, an der Behandlung mit dem Klienten teilzunehmen, um ihm beim Errichten eines inneren Kontrollorts zu helfen. Im weiteren erläuterten sie die Verwendung hypnotischer Techniken, wie Phantasiearbeit, Imagination und Altersregression, um die erwünschten Assoziationen im Klienten zu verstärken. Die wahrscheinlich ungewöhnlichste Intervention, die von Wright und Wright beschrieben wurde, war die »Suizidphantasie«. Sie wurde mit einem suizidalen Patienten durchgeführt. Unter der Führung des Therapeuten wurde der Klient aufgefordert, alle Aspekte seiner Selbstmordvorstellung detailliert zu berichten. Wie Wright und Wright schrieben, half es dem Patienten, diese Vorstellung und seine gleichzeitig damit verbundenen Gefühle auszudrücken und sich so von dem Suizid-Druck zu befreien. Das machte es ihm leichter, alternative Lebensmöglichkeiten zu erwägen.
Edelstein (1981) beschrieb eine schwer depressive suizidale Frau in den Vierzigern, mit der er eine Hypnosesitzung durchführte. Er

führte eine Trance herbei und baute die Fähigkeit auf, mit jenem »Teil« von ihr zu kommunizieren, der sie in ihrer schweren Depression verharren ließ. Edelstein suggeriierte einfach, daß dieser Teil, den er mit dem Spitznamen »Rächer« (Avenger) bezeichnete, verschwinden solle. Er berichtete, daß die Patientin einen Schrei ausstieß, »als ob etwas aus ihr herausgerissen worden wäre« (S. 96), und daß sie innerhalb weniger Tage frei von Depressionen war. Erickson (1980) schildert den Fall eines 25jährigen Mannes, der aufgrund eines drohenden Arbeitsplatzverlusts depressiv war. Erickson benutzte die Hypnose, um eine kognitive Einübung der für diese Arbeit relevanten Fertigkeiten zu erleichtern. Die Leistungen des Klienten verbesserten sich so sehr, daß er seine Arbeit nicht verlor und seine Depression daraufhin verschwand. Heller (1987) berichtete von der Fallgeschichte einer depressiven Frau, der er mittels Hypnose half, einen visuellen Vorstellungsprozeß zu entwickeln, mit dem sie sehen konnte, wie sich ihre Gefühle von unangenehm in angenehm verwandelten. Hodge (1990) beschrieb eine direkte Suggestion, die eine »Aus-Zeit«-Periode schaffen sollte, um eine direkte Reaktion des Klienten auf seine Selbstmordgefühle hin zu verzögern. Er schlug Suggestionen wie die folgende vor:

> Je stärker Sie an einen Selbstmord denken, desto mehr fühlen Sie sich gezwungen, in Trance zu fallen und Kontakt mit mir aufzunehmen. In der Trance werden Sie unfähig sein, Selbstmord zu begehen, es sei denn, ich würde Ihnen die Erlaubnis dazu erteilen. Die Trance selbst könnte eben der Faktor sein, den Sie brauchen, um ihre Selbstmordgedanken zu vergessen, und der Ihnen hilft, sich zu entspannen und bessere Möglichkeiten zu finden, mit Ihren Problemen fertig zu werden. (S. 332)

Havens und Walters (1989) schlugen auf der Basis ihrer Annahme, daß die Depression mit Gefühlen der Hilflosigkeit und Wertlosigkeit verbunden sei, eine Reihe von Hypnotherapie-Texten vor, die wortwörtlich bei depressiven Klienten verwendet werden sollten. In einem Text mit dem Titel »The Wreck« (das Wrack) benutzten sie eine Metapher, die darauf abzielte, die Dynamik von unterschwelliger Wut anzusprechen. In einem zweiten Text mit dem Titel »Royal Service« (Königlicher Dienst) schlugen die Autoren eine Metapher vor, in der die Depression aus dem Wunsch resultierte, anderen zu gefallen oder sie zu schützen. Sie machten noch weitere Vorschläge für direkte hypnotische Suggestionstexte, in denen die Symptome der Depression einfach weggeriert werden, so daß der Klient wieder die Motivation finden kann, sich auf positive Lebenserfahrungen auszurichten.

Die in diesem Kapitel präsentierten Meinungen, die den Einsatz von Hypnose bei Depressionen negativ bewerten, machen deutlich, was geschehen kann, wenn die große Bandbreite an Mustern, die in einem Gebiet zur Verfügung stehen, aus einem besonderen Standpunkt heraus nur eingeschränkt angewandt werden. Gleichermaßen zeigen die Beispiele der Therapeuten, die Hypnose mit Erfolg einsetzten, deutlich, was geschieht, wenn dieselben Muster flexibel und kreativ auf breiterer Ebene und mit Betonung auf den einzigartigen Charaktermerkmalen eines jeden einzelnen Klienten verwendet werden.

Wenn man die verschiedenen Perspektiven und Ansätze betrachtet, die in diesem Abschnitt vorgestellt wurden, so wird klar, daß es das »wie« der Anwendung von Hypnose ist, das eine Behandlung erfolgreich machen kann. Und wie sie angewandt wird, ist eine direkte Konsequenz daraus, welches Konzept sowohl der Depression als auch der Hypnose zugrunde liegt.

Über das bisher Gewesene hinausgehen

Es ist aufgezeigt worden, daß die Hypnose im allgemeinen entweder ignoriert wurde oder bei Depressionen als kontraindiziert galt. Diese Sichtweisen sind aus zwei Gründen überholt: Zum einen hat sich unser Verständnis der Depression geändert, und zum zweiten hat sich unser Verständnis der Hypnose gewandelt.

Die Depression ist nicht mehr das Rätsel, das sie für uns einmal war. Nachdem wir ältere psychodynamische und heute unhaltbare Sichtweisen der Depression als eines ausschließlichen Produkts von Verlust oder nach innen gerichteter Wut langsam überwinden, befinden wir uns nun in einer besseren Position, um uns auf die sehr speziellen Muster zu konzentrieren, nach denen sich ein Mensch organisiert, indem er seine subjektiven Erfahrungen als geeignete Behandlungsziele definiert. Somit kann man vernünftigerweise nicht erwarten, daß eine Hypnose, die ausschließlich dazu verwendet wird, Wutgefühle zu verstärken, Verlustgefühle sichtbar zu machen, schmerzvolle Traumata wiedererleben zu lassen oder »das innere Kind zu heilen«, besonders erfolgreich ist. Compliance zu verlangen, die Person in ihren Beschreibungen subjektiven Schmerzes versinken zu lassen und andere derartige Techniken, die die destruktiven und weniger die potentiell therapeutischen Aspekte der Depression verstärken, kann man nun als kontraindizierte Ansätze betrachten.

Die traditionelle Betrachtungsweise der Hypnose, die primär von direkten Suggestionen charakterisiert ist, welche in einem autoritären Stil vorgebracht werden und entweder auf Symptombeseitigung oder auf die Auflösung einer (hypothetischen) Psychodynamik gerichtet sind, war noch nie ein besonders fruchtbarer Behandlungsansatz. Überdies hat sich in den letzten Jahren die Erkenntnis entwickelt, daß es nicht nur die An- oder Abwesenheit eines gewissen Zustands ist, der mehrdeutig »Trance« genannt wird, welcher die Heilung in Gang setzt, sondern es ist eher die Art und Weise, in der der Therapeut die inneren Assoziationen der Welt des Klienten hervorlockt und lenkt (Erickson & Rossi, 1979; Erickson, Rossi & Rossi, 1976). Wenn sich also *irgendein*

Therapeut zugunsten oder zuungunsten der Verwendung von Hypnose bei der Behandlung eines speziellen Klienten oder einer Klientel entscheidet, berichtet er von der Effektivität seiner Methoden bezüglich eines bestimmten Klienten. Es ist eine Übergeneralisierung anzunehmen, dies sei eine generelle Aussage bezüglich der Anwendbarkeit von Hypnose als Behandlungsmethode bei allen Patienten mit derselben Diagnose.

Diese Perspektive spiegelt eine neuere Entwicklung im allgemeinen Denken des Berufsstands der Psychotherapeuten wider. Früher bestand die Tendenz, jede Untersuchung der therapeutischen Technik sowie des ihr zugrundeliegenden therapeutischen Prinzips zu umgehen, da man annahm, es sei der Klient, der die ganze (oder den größten Teil) der Verantwortung für eine erfolgreiche Behandlung trage. Wenn sich der Zustand des Klienten nicht besserte, geschah dies wegen seines Widerstands – d. h. seines mangelnden Willens zur Veränderung –, oder es geschah aufgrund sekundärer Gewinne, die er aus den Symptomen zog oder aufgrund anderer Faktoren, welche die hilfreichen Bemühungen des Therapeuten blockierten. Diese Einstellung herrscht auch in der Hypnoseliteratur vor. Es gibt eine Einstellung, die dazu einlädt, »das Opfer zu beschuldigen«, wenn ein depressiver Klient nicht auf die hypnotischen Suggestionen oder den Behandlungsplan des Therapeuten reagiert. Man betrachte zum Beispiel diese Aussage von Meares (1960), die für diese Orientierung typisch ist:

> Wenn man Patienten hypnotisiert, die unter einer reaktiven Depression leiden, tut man gut daran, sich daran zu erinnern, daß der Patient eine weitere emotionale Beziehung braucht und sich danach sehnt. Dies erleichtert die Bildung von Rapport und die Induktion der Hypnose. Gleichzeitig neigt der depressive Patient zunächst dazu, Angebote emotionaler Unterstützung zurückzuweisen, *er will seinen Verlust spüren* [Hervorhebung durch den Autor]. Der Gedanke an eine neue emotionale Beziehung scheint irgendwie mit seinem Loyalitätsgefühl gegenüber der Person, die er verloren hat, in Konflikt zu geraten. Die Folge ist, daß diese Kräfte die Tendenz haben, den depressiven Patienten zurückzuhalten, wenn der Therapeut Schritte unternimmt, um Rapport aufzubauen.

> Dementsprechend ist es notwendig, langsam vorzugehen, sowohl bei den Vorbereitungen zur Hypnose als auch bei der Induktion selbst. (S. 293–294)

Obwohl sie es etwas anders ausdrücken, enthüllen Havens und Walters (1989) eine ähnliche Auffassung, daß depressive Klienten motiviert seien, depressiv zu bleiben.

> Viele depressive Klienten sträuben sich, ihre Denkweise zu verändern. Sie scheinen sich an ihr Elend zu klammern, entweder weil sie glauben, es sei ihr Recht in Anbetracht dessen, was das Leben ihnen angetan hat, sich scheußlich zu fühlen, oder weil sie finden, daß es irgendwie falsch wäre, sich besser zu fühlen. (S. 84)

Diese Einstellung, die Schuld dem Klienten zuzuschieben, wenn die Therapie nicht so verläuft, wie es der Therapeut sich wünscht, ist ein Muster, das reif ist zur Veränderung. Im Lichte dessen, was wir nun besser verstehen, nämlich wie Menschen ihre subjektive Erfahrung strukturieren, wird es zunehmend deutlich, daß die Reaktion des Klienten auf eine Behandlung – einschließlich der Hypnose – in den meisten Fällen eine Funktion ganz spezieller, identifizierbarer Faktoren ist. Das behutsame Ansprechen dieser Faktoren wird eine entsprechende Zunahme an positiven Reaktionen auf die Behandlung bewirken. Einige Schlüsselfaktoren bei der fachmännischen Anwendung von Hypnose bei der Behandlung von depressiven Klienten werden im nächsten Kapitel beschrieben.

3. Kapitel

Hypnose: Ist sie das, was Sie sich darunter vorstellen?

Im Gegensatz zu dem weitverbreiteten Mißverständnis ist die Hypnose *keine* spezielle Methode, die alle Praktiker in gleicher Weise anwenden. Die im vorliegenden Band erläuterten Methoden der Hypnose werden zwangsläufig subjektiv beschrieben und werden von dem Leser, der sich entscheidet, sie anzuwenden, in der für ihn charakteristischen Art praktiziert werden. Dies verhält sich analog zum Lernen einer Sprache, die jeder Mensch dann auf seine eigene Art und Weise spricht. Indem ich mich für die Hypnose als therapeutisches Werkzeug zur Behandlung der Depression stark mache, unterstütze ich die Erkenntnis, daß die Muster für eine einflußreiche Kommunikation die Essenz einer effektiven Psychotherapie sind und daß diese Muster erlernt und mit großem Gewinn für depressive Klienten systematisch angewandt werden können (Yapko, 1988, 1989).

Definition der Hypnose

Für subjektive Erfahrungen gibt es keine präzisen Definitionen. Ebenso wie man Schwierigkeiten hätte, eine Standarddefinition für Erfahrungen wie Liebe, Wut, Neugier und spirituelle Verbundenheit zu finden, käme man in schwere Bedrängnis, wenn man eine Definition für die Hypnose erstellen sollte. Die Hypnose wurde bisher nur in unpräzisen phänomenologischen Begriffen definiert, und offengestanden glaube ich nicht, daß sie jemals exakt definiert werden wird aufgrund ihrer inhärent subjektiven Natur.

Vor diesem Hintergrund will ich versuchen, eine Definition anzubieten, die zumindest einige der Hauptelemente der Anwendung von klinischer Hypnose im Kontext einer Psychotherapie beschreibt. Diese Definition bezieht sich nur auf die *Praxis* der klinischen Hypnose, während mit weiter unten in diesem Kapitel vorgeschlagenen Beschreibungen versucht wird, auch die *Erfahrung* der Hypnose vom Standpunkt des Klienten aus darzustellen. Dies ist nun meine leitende Definition: Die Hypnose ist ein Prozeß einflußreicher Kommunikation, in dem der Psychotherapeut die inneren Assoziationen des Klienten hervorruft und lenkt, um therapeutische Assoziationen im Kontext einer kooperativen und beiderseitig aufgeschlossenen, zielorientierten Beziehung aufzubauen oder zu verstärken (Rossi, 1986; Erickson & Rossi, 1979; Yapko, 1990).

In obenstehender Definition verdienen gewisse Schlüsselaspekte der therapeutischen Beziehung eine genauere Ausführung. Indem ich die Hypnose als einen Prozeß einflußreicher Kommunikation beschreibe, gehe ich davon aus, daß interpersonaler Einfluß ein Mechanismus ist, der die Erfahrung anderer verändert. Die Fähigkeit, sich gegenseitig zu beeinflussen, ist jedem interpersonalen Kontext zu eigen. Der Beweis für diesen Punkt ist recht einfach: Wenn Sie allein sind, tun Sie Dinge, die Sie nicht tun würden, wenn eine andere Person anwesend wäre. In gewissem Maß *verändert die bloße Anwesenheit eines anderen Menschen, was man tut.* Wie man die Muster der Einflußnahme gezielt und geschickt anwenden kann, das ist die Kunst der Hypnose, und diese erfordert ein tiefgehendes Verständnis für Kommunikationsmuster, Informationsverarbeitung, Beziehungsdynamik, Persönlichkeitsvariable und zahlreiche andere relevante Faktoren (Sherman, 1988).

Indem ich andeute, daß die Rolle des Therapeuten darin bestehe, die inneren Assoziationen des Klienten hervorzuholen und zu lenken, konstatiere ich, daß die Hypnose in sich selbst und aus sich selbst heraus nicht inhärent therapeutisch ist. *Alles, was potentiell therapeutisch ist, ist in gleichem Maß potentiell antitherapeutisch;* ein Therapeut kann trotz der besten Absichten unwissentlich Assoziationen hervorrufen, die dem Klienten schaden. Die Hypnose ist ein Prozeß, in dem die Kommunikation verwendet wird, um im Klienten bedeutungsvolle Erfahrungen zu bewirken. Daher ist es wichtig, die Hypnose dazu einzusetzen, Assoziationen hervorzurufen und zu lenken, die sich als nutzbringend erweisen. Es bleibt jedoch die dem Klienten eigene innere Welt – seine inneren Assoziationen –, welche seine Reaktionen bestimmt. Es ist wohlbekannt, daß wir alle auf unser eigenes subjektives Bezugssystem (d. h. innere Assoziationen, Standpunkte, Interpretationen und Wahrnehmungen) reagieren, wenn wir auf eine Lebenserfahrung reagieren. Die Hypnose wird dazu benutzt, eben diese inneren Assoziationen der subjektiven Weltsicht eines Klienten zu erkennen und zu verändern (Zeig, 1980a).

Die gegebene Definition der Hypnose beinhaltet somit auch die Vorstellung einer kooperativen und beiderseitig aufgeschlossenen zielorientierten Beziehung. Früher wurde die Hypnose in dem Versuch angewandt, dem Klienten durch direkte Suggestion wünschenswerte Überzeugungen oder Assoziationen aufzuzwingen, was ein hohes Maß an Compliance auf seiten des Klienten verlangte. Um bei so vielen Klienten wie möglich effektiv sein zu können, erfordert die Hypnose unbedingt eine kooperative, positive Arbeitsbeziehung zwischen dem Therapeuten und seinem Klienten. »Rapport« wurde schon immer als wichtig hervorgehoben, doch Rapport bedeutet nicht dasselbe wie die Definition einer Beziehung als kooperativ. Der Therapeut mag vielleicht Dinge wissen, die von Nutzen wären und von denen der Klient nichts weiß, doch sind solche Informationen praktisch wertlos, wenn der Klient nicht dazu in der Lage ist, das Wissen des Therapeuten zu verstehen und effektiv zu nutzen. Somit muß der Therapeut, wenn er Erfolg haben will, seine Kommunikation an den Denk- und Beziehungsstil des Klienten anpassen. Der Therapeut muß auf das Anliegen des Klienten wie auch auf dessen individuellen Stil reagieren, und je mehr er sein Auftreten und seinen Interventionsstil an die Bedürfnisse oder Fähigkeiten des Klienten anpaßt, desto besser kann dieser dann auch auf die Führung des Therapeuten reagieren (Zeig, 1987; Erickson, Rossi & Rossi, 1976). Diese Interaktion bildet also einen zirkulären Prozeß, der aus kontinuierlichem Feedback und einer ständigen Anpassung zwischen Therapeut und Klient besteht.

Vorausgesetzt, dieser Beziehungsaspekt wird bei der Hypnose, die als therapeutisches Werkzeug eingesetzt wird, betont, ist leicht

festzustellen, wie die Charakteristika der Hypnose in praktisch jeder Therapie gesehen werden können; jede Psychotherapie beinhaltet starke Suggestionselemente. Schließlich beinhaltet jede therapeutische Intervention eine Suggestion an den Klienten, die im wesentlichen besagt: »Wenn du dies tust, wird es dir bessergehen.« Die hypnotischen Aspekte der Psychotherapie werden ausführlicher im nächsten Kapitel herausgearbeitet werden.
Es ist wichtig, ständig den Punkt zu wiederholen, daß, gerade weil die Elemente der Suggestion inhärent in jeder Therapie präsent sind, das Ergebnis wahrscheinlich weniger gewinnbringend oder sogar antitherapeutisch sein wird, wenn die Behandlung eine zu große Betonung auf unbedeutende – oder gar destruktive – Aspekte der Erfahrung des Klienten legt. Es ist offensichtlich, daß jene Therapeuten, die der Auffassung sind, die Hypnose sei bei der Behandlung der Depression kontraindiziert, nur durch eine fehlgeleitete Anwendung der Hypnose zu einem solchen Schluß gekommen sein können.
Jeder Psychotherapeut, der beispielsweise mit einem Suizidgefährdeten zu tun hat, muß etwas *sagen* oder *tun,* um diesen Menschen zu einer Besserung hin zu beeinflussen. Was auch immer man bei der therapeutischen Einflußnahme auf ein so zerbrechliches Individuum sagt oder tut, würde als hypnotisch definiert werden, wenn man die eben umrissene, relativ weitreichende Definition der Hypnose voraussetzt. Entsprechend dieser umfassenden Verwendung des Begriffs »Hypnose«, welche die Muster einflußnehmender Kommunikation *selbst bei Abwesenheit einer formellen Tranceinduktion* beinhaltet, verändert man die subjektive Erfahrung des Klienten und richtet sein Augenmerk auf innere Assoziationen. *Muster der Hypnose können überall verwendet werden, wo konzentrierter therapeutischer Einfluß wünschenswert ist.*
Ich rufe zu einer breiten und flexiblen Konzeption und ebensolcher Praxis der Hypnose auf. Die früheren Annahmen über die Hypnose als kontraindiziert für Depressive und als entweder fehlerhaft oder irrelevant für die moderne klinische Praxis der Hypnose und Psychotherapie weise ich kurzerhand zurück. Indem ich jedoch die Parameter dessen, was man als hypnotisch definieren

kann, erweitere, lege ich weniger Gewicht auf einige rigide und willkürliche Kriterien, die zuvor die Anwendbarkeit der Hypnose in der Behandlung nicht nur von Depressiven, sondern auch von anderen Klientengruppen eingeschränkt haben. Die folgende Liste veranschaulicht einige fundamentale Annahmen, die den begrifflichen und philosophischen Rahmen für die Utilisationsansätze in der Behandlung prägnant darstellen, welcher in diesem Buch und dem Begleitband, *When Living Hurts,* beschrieben wird.

TABELLE 1. ANNAHMEN BEZÜGLICH DIREKTIVER ANSÄTZE

- Einfluß ist unvermeidbar.
- Die Kommunikation ist das Medium der Therapie.
- Die Therapie ist zielgerichtet und wird vom Therapeuten gefördert.
- Der Klient operiert auf der Grundlage von subjektiven Interpretationen der Realität, die bei depressiven Menschen gewöhnlich falsch und/oder depressogen sind.
- Der Klient ist nicht »krank«, sondern zeigt Symptome auf Grundlage inadäquater Fähigkeiten, problemlösender Methoden und einem begrenzten Umfang an Reaktionen in einem gegebenen Kontext.
- Der Therapeut akzeptiert das Bezugssystem des Klienten und macht ihn sich zunutze.
- Rapport ist ein Schlüssel zu erfolgreicher Einflußnahme.
- Die Beziehung des Klienten zum Therapeuten ist ein integraler Bestandteil der Therapie.
- In den Direktiven werden kontextabhängige Variablen verwendet.
- Symptomatische Muster existieren auf multiplen Ebenen nebeneinander.
- Einsicht ist nicht notwendig, damit eine Veränderung eintritt, und kann sogar antitherapeutisch wirken.
- Direktive Ansätze machen Gebrauch von den Ressourcen des Klienten.
- Widerstand kann intrapersonal und/oder interpersonal sein.
- Direktiven erleichtern die Integration positiver Lerninhalte

Diese Annahmen mögen ohne Erläuterungen verständlich sein, doch helfen sie direkt und indirekt die Grundlage zu bilden für einen Großteil der Diskussion in diesem Buch.

Weshalb Hypnose überhaupt in einer Behandlung verwenden?

In früheren Schriften (Yapko, 1990) habe ich einen Unterschied gemacht zwischen dem, was ich »formelle«, und dem, was ich »informelle« Hypnose genannt habe. Mit formeller Hypnose meine ich ein hypnotisches Vorgehen, das ausdrücklich als solches gekennzeichnet wird: »Nun werden wir Hypnose machen. Setzen Sie sich bequem hin... Schließen Sie die Augen.« Mit informeller Hypnose meine ich die absichtliche Verwendung von Strategien, um die Konzentration des Klienten zu fördern und seine inneren Assoziationen zu lenken, damit ein therapeutischer Wandel in der subjektiven Erfahrung der Person durchgesetzt werden kann. Somit ist die Hypnose ein flexibles und zielorientiertes Werkzeug, das im Kontext einer therapeutischen Beziehung seine Verwendung finden kann.
Obwohl die meisten Therapeuten bereitwillig die Einzigartigkeit eines jeden Individuums zumindest dem Begriff nach anerkennen, fangen sie dennoch an, Menschen mit sich ähnlich darstellenden Problemen zu behandeln, als wären sie alle mehr oder weniger gleich. Der Utilisationsansatz verlangt eine ständige Anpassung an die einzigartige subjektive Realität jedes einzelnen Klienten. Somit werden die Sichtweisen, die der Klient von der Realität hat, nutzbar gemacht (daher der Name Therapieansatz der »Utilisation«) im Dienst des therapeutischen Ziels (Erickson & Rossi, 1979, 1981; Zeig, 1980a; Erickson, Rossi & Rossi, 1976). Überdies ermöglicht die Vertiefung in den hypnotischen Rahmen die Einsicht, daß die Bedeutung, die einer Erfahrung zukommt, zu einem Großteil durch den Kontext entschieden wird, in dem sie stattfindet (Watzlawick, Weakland & Fisch, 1974).

Wenn überhaupt, dann gibt es nur wenige absolute Erfahrungen oder individuelle Muster, die einseitig nur gut oder nur schlecht sind; es gibt immer nur kontextgebundene Definitionen dessen, was nützlich ist oder nicht. Rationalität ist weder eine ausschließlich gute noch eine ausschließlich schlechte Sache; ihr Wert hängt davon ab, wann und wie sie angewandt wird. Auch die Hypnose ist keine rein gute Sache oder rein schlechte Sache; ihr Wert ergibt sich daraus, wann und wie sie angewandt wird. Selbstbehauptung ist keine gute oder schlechte Sache; sie kann entweder hilfreiche oder schädigende Folgen nach sich ziehen, je nachdem, wann und wie sie eingesetzt wird. Somit setzt die Verwendung der Hypnose einen Rahmen voraus, in dem erkannt und akzeptiert wird, daß Interpretationen der »Realität« immer subjektiv sind und daß es dieses subjektive Bezugssystem eines Menschen ist, das die Reaktionen auf die fortwährenden Stimuli der Lebenserfahrung diktiert (Watzlawick, 1984; Hoffman, 1990).
Es gibt einige hervorragende Gründe dafür, die Hypnose ganz allgemein im Kontext der Psychotherapie und bei Depressiven im besonderen zu verwenden: 1. Sie erweitert Teile der subjektiven Erfahrung und macht es damit leichter zu erkennen, wo die Wahrnehmungmuster des Klienten, seine Denkmuster, Beziehungsmuster u.ä. seine Erfahrung der Depression verursachen oder aufrechterhalten; 2. dient sie als potente Methode zur therapeutischen Unterbrechung solcher Muster; 3. erleichtert sie das Lernen durch Erfahrung; 4. ihre Verwendung hilft, erwünschte Reaktionen zu assoziieren und kontextualisieren; 5. stellt sie ein Modell für Flexibilität dar, da sie eine Vielzahl von Möglichkeiten bietet, sich zum eigenen Selbst in Beziehung zu setzen; und 6. hilft sie, Konzentration aufzubauen. Jeder dieser Vorteile wird in den folgenden Abschnitten ausführlich erörtert.

Erweiterung subjektiver Erfahrung

Eine Kernaufgabe der Hypnose im besonderen – und der Psychotherapie im allgemeinen – ist es, Aspekte der Erfahrung im Bewußtsein des Klienten zu erweitern und sie mit einem bedeutungsvollen Kontext zu assoziieren. Somit wird unser Verständnis dessen, welche Erfahrungsaspekte zu erweitern sind, zu einer kritischen Komponente der Therapie, die die Wahrscheinlichkeit eines therapeutischen Erfolgs voraussagen wird. Erfahrung kann man sich als in vielen Dimensionen gleichzeitig auftretend vorstellen. Diese Dimensionen beinhalten Physiologisches, Affektives, das Verhalten, den Kontext und die Beziehungen Betreffendes, Symbolisches, Historisches und Kognitives, sie sind jedoch nicht darauf beschränkt (Zeig, 1980b; Yapko, 1988).

Jede dieser Dimensionen spielt eine wichtige Rolle bei der Qualität der ständigen Erfahrungen. Überdies hebt jede therapeutische Modalität die Bedeutung der Erfahrung in einer bestimmten Dimension hervor – kognitive Therapie konzentriert sich primär auf die kognitive Dimension der Erfahrung, interpersonale Therapie konzentriert sich auf die Beziehungsdimension, Verhaltenstherapie konzentriert sich primär auf die Verhaltensdimension, medizinische Interventionen konzentrieren sich auf die physiologische Dimension, psychodynamische Therapie konzentriert sich auf die symbolischen und historischen Dimensionen usw. Es bleibt zu diskutieren, welche bestimmte Erfahrungsdimension eines Klienten im gegebenen Fall tatsächlich die beste Zielscheibe für eine Intervention ist. Oft ist es die unangemessene Erweiterung eines unwichtigen oder sogar potentiell schädlichen Erfahrungsaspekts, der eine Therapie verzögert, sie scheitern läßt oder unerwünschte Ergebnisse bewirkt. Zum Beispiel nehme ich an, die meisten Therapeuten würden zustimmen, daß die von Wright und Wright (1987) im vorangegangenen Kapitel als erfolgreiche Therapie beschriebene Fallgeschichte eines suizidgefährdeten Menschen, der unter Hypnoseeinfluß ermutigt wurde, den Selbstmord auszuführen, dies dennoch ein sehr riskantes Manöver ist und sich nur für äußerst extreme Umstände eignet. Es beinhaltet das Poten-

tial, das Individuum gegenüber Selbstmordgedanken und -vorstellungen des Selbstmords zu desensibilisieren; außerdem könnten einige Klienten dazu neigen, ihre Selbstmordgefühle auszuagieren, wenn keine zusätzlichen Interventionen dazu benutzt werden, das Gefühl der Hoffnungslosigkeit des Klienten einzuschränken. Unter diesem Aspekt wird es wieder einmal deutlich, daß es nicht die Hypnose per se ist, die einem (depressiven) Klienten hilft oder ihm schadet, sondern wie die Hypnose nutzbar gemacht wird. Die Hauptfunktion der Hypnose ist, spezielle Teile der subjektiven Erfahrung zu erweitern, um sie in der Behandlung leichter zugänglich zu machen. Somit kann die Hypnose, im weitesten Sinn, sowohl zur Diagnose als auch für die Therapie eingesetzt werden.
Vom diagnostischen Standpunkt aus betrachtet kann die Hypnose als eine Technik des »Aufdeckens« (uncovering) verwendet werden, um zugrundeliegende Schwierigkeiten zu identifizieren (falls man psychodynamisch orientiert ist) (Brown & Fromm, 1986) oder, wie es in diesem Buch befürwortet wird, um laufende depressogene Muster zu identifizieren. Die Identifikation von Mustern, welche die Depression eines Menschen verursachen und aufrechterhalten, muß notwendigerweise der Unterbrechung dieser Muster und Errichtung adaptiverer Muster durch eine Therapie vorangehen.
Die Hypnose kann therapeutisch verwendet werden, um neue Erfahrungen zu strukturieren, die im Klienten neue Assoziationen aufbauen können. Sie erlaubt einem ebenso eine multidimensionale Perspektive wie auch einen geregelten multidimensionalen Behandlungsverlauf. Statt sich ausschließlich auf die Physiologie, auf Beziehungen, auf Kognition, auf Geschichte oder auf jede andere einzelne Dimension der Erfahrung zu konzentrieren, kann die Hypnose dazu benutzt werden, jeden einzelnen dieser Punkte zu erweitern.

Die Hypnose und die Unterbrechung von Mustern

Die leitende Definition der Psychotherapie im vorliegenden Band (und im Begleitband, *When Living Hurts)* ist »Musterunterbrechung und Musteraufbau«. Es gibt buchstäblich Hunderte von Psychotherapien, die sich hinsichtlich ihres Inhalts ziemlich deutlich unterscheiden: Die eine stellt die Gedanken in den Mittelpunkt, eine andere die Gefühle. Eine konzentriert sich auf die innerpsychische Dynamik, während wieder eine andere interpersonale Beziehungen in den Brennpunkt der Aufmerksamkeit rückt. Die möglichen Variationen des Inhalts sind grenzenlos. Auf der Strukturebene jedoch scheint allen Therapien als gemeinsamer Nenner die Aufgabe eigen zu sein, laufende Muster der Klientenerfahrung zu unterbrechen und neue, anpassungsfähigere Muster aufzubauen. Die Hypnose ist ein wirksames Werkzeug für diese beiden Aspekte des Therapieprozesses.

Man betrachte den Behandlung suchenden Klienten, der negatives Grübeln, Agitiertheit, Angst und andere übliche Symptome einer Depression erlebt. Der Klient wird einer rudimentären hypnotischen Induktion ausgesetzt, in der lediglich die oberflächliche Erfahrung einer Entspannung gefördert wird. Eine so einfache und oberflächliche Intervention wie ein Entspannungsverfahren kann dennoch dramatische therapeutische Resultate erzielen. Einige jener Therapeuten, die eine Anwendung der Hypnose in der Behandlung von Depressiven unterstützen, haben auch die Vorzüge der hypnotischen Entspannung vermerkt (Hammond, 1990; Terman, 1980). Obwohl die Anwendung von Hypnose nur zum Zweck der Entspannung wahrscheinlich ihre unbedeutendste Einsatzmöglichkeit ist, besitzt dies dennoch potentiellen therapeutischen Wert, einfach weil es die ständigen symptomatischen Erfahrungen des Klienten unterbricht. Der depressive Klient, der selbst eine kurze Periode der Erleichterung von Agitation, Angst, negativem Grübeln und anderen so unangenehmen und unmittelbar berührenden Symptomen erlebt, macht einen sehr wichtigen Schritt auf dem Weg zu der Erkenntnis, daß *subjektive Erfahrungen formbar sind und nicht unveränderlich.* Somit kann selbst ein weniger geschickter Therapeut eine nützliche therapeutische Reaktion hervorrufen, wenn er Methoden der Entspannung mittels Hypnose anwendet, und sei es nur, um durch hypnotische Induktionen und Entspannungszustände die Muster des Klienten zu unterbrechen.

Die Hypnose und das Lernen aus Erfahrung

Es steht außer Frage, daß die wertvollste Form des Lernens das Lernen aus Erfahrung ist, wenn man versucht, Fertigkeiten für das Leben zu lehren (d. h. Musteraufbau), welche die Episoden der Depression auf ein Minimum reduzieren können. In dieser Hinsicht ist die Hypnose mit ihrer Betonung auf der direkten Erfahrung von enormem Wert. Sie kann dazu verwendet werden, Einsichten zu erleichtern, oder man kann sie verwenden, um Veränderungen in der Wahrnehmung, im Verhalten oder bei anderen Reaktionen trotz fehlender Einsicht anzuregen. Wie immer man die Hypnose jedoch auch verwenden mag, die primäre Betonung liegt auf dem Lernen aus Erfahrung – Lernen durch direkte Erfahrung statt durch Lernen am Modell oder andere weniger direkte Methoden. Damit soll nicht gesagt werden, daß derartige Strategien der Modellgebung nicht angewandt werden dürfen, doch sollte die Betonung auf der Aufnahme des Klienten liegen, und zwar bei den Assoziationen, die durch die Interventionen des Therapeuten hervorgerufen und gelenkt werden.
Eine Tranceerfahrung ist nicht rational. Unter den Praktikern der Hypnose gibt es die Erkenntnis, daß der Klient in den bedeutungsvollsten Trancen im allgemeinen völlig von strukturierten aber willkürlichen Erfahrungen in Anspruch genommen wird, die in Form von »objektiver« Realität nicht möglich wären (Erickson, Rossi & Rossi, 1976; Zeig, 1980a). Um zum Beispiel die Auflösung der ungelösten Gefühle eines Klienten gegenüber einem verstorbenen Elternteil zu ermöglichen, kann Hypnose dazu eingesetzt werden, den Klienten eine Interaktion mit dem Elternteil halluzi-

nieren zu lassen. In dieser Interaktion kommt es zu einer Kommunikation, die eine Beendigung ermöglicht. Der Klient hat dann möglicherweise subjektiv erfahren, gesagt zu haben, was gesagt werden mußte, obwohl sich die Interaktion nach objektiven Maßstäben nicht ereignet hat. Ein großer Vorzug der geschickten Anwendung von Hypnose ist die Tatsache, daß der Therapeut nicht mehr an die rigiden Parameter der sogenannten »Realität« gebunden ist. Somit kann ein depressiver Klient direkt erfolgreiche Interaktionen erleben – einen Abschluß ungelöster Probleme erreichen, die Kontrolle übernehmen, statt Opfer zu sein, oder zahllose andere Situationen des Lernens aus Erfahrung – die später in anderen relevanten Zusammenhängen zur Anwendung kommen können.

Das Lernen aus Erfahrung ist bei Depressiven besonders wichtig. Die Forschung weist darauf hin, daß Depressive zu konkretem Denken im Sinne ihres kognitiven Stils neigen (Beck et al., 1979; Burns, 1980). Das deutet teilweise darauf hin, daß die Wahrscheinlichkeit für einen Klienten, das Erlernte bestmöglich einzusetzen, recht gering ist, wenn er die relevante Lern*erfahrung* nicht direkt *macht* und dann methodisch angewiesen wird, wann und wo sie anzuwenden ist. Das ist einer der Hauptgründe, weshalb viele Psychotherapeuten, die mit depressiven Klienten arbeiten, sich oft von dem scheinbar langsamen Fortschritt in der Behandlung frustriert fühlen. Ist der therapeutische Lerninhalt jedoch auf eine Art und Weise strukturiert, die den kognitiven Stil des depressiven Klienten berücksichtigt, steigert sich die Fortschrittsgeschwindigkeit proportional. Das Lernen aus Erfahrung spielt in der erfolgreichen Behandlung der Depression eine Schlüsselrolle.

Hypnose assoziiert und kontextualisiert erwünschte Reaktionen

Zu den frustrierenden Dingen, die auch Therapeuten betreffen, wenn sie Burnout-Gefühle bei ihrer Arbeit mit depressiven Klienten beschreiben, gehört u. a. der Punkt, daß anscheinend wichtige Gedanken häufig wiederholt werden müssen. Eine der Hauptkomponenten jeder erfolgreichen Psychotherapie, und ganz besonders der Psychotherapie mit Depressiven, ist die Notwendigkeit, Lerninhalte zu kontextualisieren. Mit anderen Worten, man mag zwar das therapeutische Ziel haben, einen wichtigen Punkt zu klären, der das Zeigen von wünschenswertem Verhalten oder die Entwicklung einer rationaleren Denkweise betrifft, doch wird das zu Vermittelnde nicht konkret definiert und behutsam mit einem speziellen Kontext in der Welt des depressiven Klienten verbunden, ist die Integration des Gelehrten unwahrscheinlich.

»Kontextualisierung« bezieht sich auf den Prozeß, eine erwünschte Reaktion mit einer speziellen Situation zu assoziieren (Gilligan, 1988). Auf dem Gebiet der Hypnose ist das die Aufgabe der »posthypnotischen Suggestion«. Diese Suggestion, die dem Individuum während der Hypnose gegeben wird, hat eine bestimmte Reaktion zum Inhalt, die das Individuum in einem späteren Kontext hervorrufen soll, nachdem der Trancezustand angeblich bereits aufgehört hat (Hilgard, 1968; Kroger, 1977; Erickson & Rossi, 1979; Erickson, 1958). Ohne die Benutzung posthypnotischer Suggestionen, die als Brücke zwischen dem hypnotischen Zustand und dem »normalen« Wachzustand der Person dienen, ist es sehr wahrscheinlich, daß etwaige, während der Hypnosesitzung erlangten Erfolge auf diese Sitzung begrenzt bleiben und nicht auf das restliche Leben des Klienten ausgedehnt werden.

Kontextualisierung ist notwendig, wenn überhaupt eine Integration des therapeutischen Lerninhalts stattfinden soll. Wenn ein Klient anscheinend auf intellektueller Ebene versteht, was der Therapeut ihm nahebringt, es aber nicht anwendet, sollte dies dem Therapeuten als deutlicher Hinweis dienen, dem Problem der Kontextualisierung mehr Aufmerksamkeit zu widmen. Eine

Hauptfunktion der Hypnose als eines Werkzeugs zum Hervorrufen und Lenken von Assoziationen des Klienten ist die, das Individuum dabei zu unterstützen, die *speziellen* Gelegenheiten zu erkennen, in denen das Gelernte angewandt werden kann. Der Einsatz von Hypnose, um Übungsgelegenheiten zu bieten (was manche eine »kognitive Probe« nennen würden), ist nur eine Möglichkeit, dies zu erreichen (Beck et al., 1979).

Flexibilität fördern

Außer ihrem Wert für die Kontextualisierung des Lernens aus Erfahrung gibt es noch andere Gründe, um Hypnose bei der Behandlung Depressiver einzusetzen. Allein die Anwendung von Hypnose bringt Flexibilität in das Verhalten und die Beziehungen. Die Hypnose ermutigt zum Experimentieren als einer Möglichkeit des Eingreifens. Wenn sie in die therapeutische Beziehung eingebracht wird, vermittelt sie dem Klienten – direkt und indirekt – eine vielseitige Absicht: »Wir können auf unterschiedliche Arten zueinander in Beziehung treten. Es gibt keine starren Formeln für das, was wir hier tun müssen. Wir können beide aufgeschlossen sein und auf kooperative Art damit experimentieren, die Grenzen der Wahrnehmung, die Sie selbst zu Ihrem eigenen Nachteil errichtet haben, zu überschreiten.« Überdies ermutigt die Anwendung der Hypnose nicht nur zu einem systemischen Standpunkt, sondern sie verlangt ihn sogar, da ihre Anwendung, per definitionem, die Depression als eine multidimensionale Erfahrung anerkennt. Der Klient gelangt zu der Erkenntnis, daß seine Depression nicht das Ergebnis eines einzigen Problems ist, daß es keine direkte Ursache-Wirkungs-Relation zwischen einer bestimmten Schwierigkeit und der Depression gibt. Und eine Ehe- oder Familientherapie in die Behandlung einzuführen, falls dies erforderlich sein sollte, wird einfacher, wenn die Beziehung zwischen Klient und Therapeut viele Facetten zeigt und flexibel ist. Die Hypnose erleichtert eine weiterreichende, multidimensionale Sichtweise.

Konzentration aufbauen

Ein weiterer Grund, Hypnose in der Behandlung anzuwenden, ist die Rolle, die sie beim Aufbau der Konzentration eines Klienten spielen kann. Für gewisse Störungen ist es zum Teil charakteristisch, daß das Fokussieren der Aufmerksamkeit beeinträchtigt ist. Extreme Angst, physische Schmerzen und die Depression sind Störungen, die allein schon aufgrund ihrer Natur die Fähigkeit des Klienten einschränken, sich wirkungsvoll zu konzentrieren (Cleve, 1985; Emery, 1988). Dies ist die Grundlage, auf der einige Therapeuten zu dem Schluß gekommen sind, Depressive könnten sich nicht sinnvoll auf eine hypnotische Interaktion einlassen. Wenn man von jemandem, der zutiefst von unangenehmen, ja sogar schmerzlichen inneren Erfahrungen in Anspruch genommen wird, erwartet, daß er willkürlichen äußeren Forderungen Folge leistet (z. B. die Augen zu rollen oder eine Arm-Levitation durchzuführen), stellt man einfach zu große Anforderungen. Es ist jedoch offensichtlich, daß der Klient, wenn er nicht nur von der Hypnose, sondern von der Therapie insgesamt profitieren soll, genug Konzentration aufbauen muß, um auf bedeutungsvolle Weise teilzunehmen. Die Hypnose als eine Konzentrationstechnik kann diesen Prozeß unterstützen.

Es ist interessant, wie die Interpretationen (mehrdeutiger) Klientenreaktionen die Gegenreaktionen des Therapeuten diktieren. Die Beeinträchtigung der Konzentrationsfähigkeit in Verbindung mit einer Depression ist gewöhnlich einleuchtend: Sie führen eine Therapiesitzung mit Ihrem depressiven Klienten durch, in der Sie (natürlich) eindringliche Einsichten und wertvolle Empfehlungen anbieten, und Sie ermuntern Ihren Klienten enthusiastisch, viel über den Inhalt der Sitzung nachzudenken, um beim nächstenmal weiter darüber diskutieren zu können. Der Klient kommt eine Woche später wieder, und Sie fragen ihn: »Haben Sie viel über das nachgedacht, worüber wir vergangene Woche gesprochen haben?« Der Klient schaut verwirrt und ein wenig geistesabwesend drein und antwortet mit einer Gegenfrage: »Bin ich letzte Woche bei Ihnen gewesen?« Traditionell interpretieren Therapeuten solche

Gedankenlosigkeit und Unfähigkeit, sich auf Wichtiges einzulassen, bis heute als den »Widerstand« des depressiven Klienten. Viele vermuten eine Motivation, die depressiven Symptome aufrechtzuerhalten. Eine solche Einstellung, die »das Opfer beschuldigt«, verhindert den Aufbau einer progressiven therapeutischen Beziehung.

Wenn der Therapeut nicht erkennt, daß die Depression die Fähigkeit des Klienten zur Konzentration beeinträchtigt – und daß ein bestimmter Kognitionsstil es allgemein verhindert, Informationen (ohne Anleitung) von einem Kontext in einen anderen zu übertragen, und daß Trancereaktionen trancezustandsspezifisch (d. h. an den Zustand der Hypnose gebunden) sind –, dann könnte er natürlich die Tatsache, daß der Klient von Fähigkeiten oder Gedanken, die in der Therapie angeboten wurden, keinen Gebrauch macht, als Beweis für einen Widerstand interpretieren. Daher lautet meine Empfehlung, daß der Therapeut, bevor er irgendwelche großartigen therapeutischen Interventionen versucht, erst einmal die Qualität der Konzentrationsfähigkeit seines Klienten einschätzt. Wenn die Aufmerksamkeitsspanne des Klienten wegen der Depression marginal ist, dann sollte er ein paar Sitzungen darauf verwenden, ein paar allgemeine Entspannungs- und Konzentrationstechniken zu vermitteln, um damit eine Aufmerksamkeitsspanne zu erreichen, die einer Utilisation in der Therapie adäquat ist. *Es wird eindringlich empfohlen, solche hypnotischen Prozesse auf Tonband aufzunehmen und dem Klienten die Bänder mitzugeben.* Wiederholtes Üben kann helfen, in wachsendem Maße die Fähigkeit zu erlangen, sich sinnvoll zu konzentrieren.

Kontraindikationen

Ich habe einige bedeutende Beiträge skizziert, in welchen die Hypnose als eine effektive Psychotherapie für depressive Klienten angesehen wird. Jedoch wird gewöhnlich immer wieder die Frage an mich gerichtet: »Welche Kontraindikationen bestehen für die

Anwendung der Hypnose?« Nach meiner Definition der Hypnose als einflußreiche Kommunikation, in welcher die Erfahrung des Klienten auf sinnvolle Weise in eine therapeutische Richtung gelenkt wird, lautet die Antwort darauf unmißverständlich: Mir ist kein Kontext bekannt, in dem eine geschickte Kommunikation kontraindiziert wäre. Es soll hier noch einmal wiederholt werden, daß Probleme faktisch niemals durch eine Hypnose selbst verursacht werden; sie können jedoch auftreten, wenn die Hypnose falsch angewandt und der Klient unbeabsichtigt angeleitet wird, Erfahrungen zu assoziieren, die antitherapeutisch sind.
Diese Sichtweise der Hypnose ist in der Literatur nicht dementsprechend ausführlich behandelt worden. Somit besteht eine ganze Reihe weitverbreiteter Mißverständnisse unter den Therapeuten, die mit Hypnose entweder überhaupt nichts zu tun haben oder die nur eine veraltete Praxis der Hypnose kennen, die ausschließlich aus einem direkten und autoritären Ansatz besteht, der auf eine Lösung hypothetischer psychodynamischer Schwierigkeiten oder auf bloße Symptomverbesserung abzielt. Im nächsten Abschnitt werden diese falschen Auffassungen kenntlich gemacht und kurz behandelt.

Mißverständnisse bezüglich der Anwendung von Hypnose bei der Behandlung von Depressionen

Falsche Auffassungen von der Hypnose sind sowohl bei den Angehörigen des Berufsstands der Psychotherapeuten als auch in der allgemeinen Öffentlichkeit vorherrschend. Wann auch immer ein Therapeut die Hypnose anwendet, sind die Resultate ausnahmslos ein Produkt dessen, was getan wurde, wie es getan wurde, weshalb, wann und mit wem, sowie des Kontextes, in dem es getan wurde. Die Hypnose ist lediglich ein Werkzeug. Die Kunst, Hypnose gekonnt als effektives Werkzeug bei der Behandlung von Depressionen einzusetzen, liegt darin, die vielen Variablen zu erkennen und sich dann nutzbar zu machen, welche die

Fähigkeit des Klienten verbessern, relevante Erfahrungen zu machen und Erkenntnisse zu gewinnen, die sich auf seinen Zustand positiv auswirken.
In diesem Abschnitt werde ich einige der häufigsten Fehlurteile über die Hypnose beschreiben, die für die Behandlung depressiver Klienten relevant sind. Ich werde auf jede kurz eingehen mit dem Ziel, den Leser dazu zu bewegen, das Vertrauen aufzubringen, die Hypnose einfühlsam für therapeutische Zwecke zu nutzen.

Hypnose ist eine Therapie

Hypnose ist *keine* Therapie; sie ist ein therapeutisches Werkzeug. Sie ist ein Medium, um Gedanken auszudrücken und mit unterschiedlichen Aspekten der verfestigten Erfahrungen eines Klienten Kontakt aufzunehmen. Wenn verschiedene Menschen sagen, sie würden mit Hypnose arbeiten, läßt dies jedoch in keiner Weise auf Ähnlichkeiten zwischen ihren Methoden und Stilen schließen. Im System der Utilisation ist die Hypnose ein Medium einflußreicher Kommunikation – eine Definition, die sich nur auf ihre Struktur bezieht, nicht aber auf ihren Inhalt. Somit kann Hypnose bei der Vermittlung von Vorstellungen verwendet werden, die gewöhnlich mit der kognitiven Therapie verknüpft sind, oder sie kann eingesetzt werden, um Vorstellungen zu vermitteln, die gewöhnlich mit der interpersonalen Psychotherapie verknüpft sind, oder um dem Klienten Vorstellungen aus *jeder* anderen Therapieform nahezubringen. Mit anderen Worten, wenn Hypnose bei einem bestimmten Klienten angewandt wird, bedeutet die Tatsache, daß Hypnose verwendet wird, nicht, daß die Intervention auf eine kognitive, eine verhaltensorientierte, eine physische oder irgendeine andere Dimension der Erfahrung des Klienten gerichtet ist. Das ist der Grund, weshalb Hypnose mit praktisch jedem Therapieansatz so kompatibel ist. Hypnose verstärkt einfach immer das, was eine Therapie therapeutisch macht, doch ist sie keine unabhängige Therapieform.

Hypnose beinhaltet einen Kontrollverlust

Noch nie hat ein Klient bei mir jemals den Wunsch geäußert, er wolle die Kontrolle über sich verlieren. Genau das Gegenteil ist der Fall: Klienten wünschen in aller Regel, das Gefühl der Kontrolle über ihre Lebenserfahrungen solle sich verbessern.

Einer der bedeutsamsten therapeutischen Aspekte der Hypnose ist ihre Fähigkeit, das Kontrollgefühl des Klienten zu verstärken. Man kann sich leicht vorstellen, welche Auswirkung es auf das Selbstbild eines Klienten hat zu entdecken, daß er das Maß seiner Angst oder seine Reaktionen auf einen bestimmten Menschen oder eine bestimmte Situation kontrollieren kann. Der Wert der Hypnose liegt in ihrer Fähigkeit, Zugang zu Ressourcen zu schaffen, die ansonsten außerhalb der eigenen Fähigkeiten zu liegen scheinen.

Das Image der Hypnose als einer Art Mechanismus, der einen Kontrollverlust ermöglicht, wird höchst offensichtlich von den Medien (Filme, Fernsehshows) und von Entertainern (Bühnenhypnotiseuren) propagiert. Auf subtilere Art, jedoch mit ebensogroßer Häufigkeit, lassen manche Therapeuten falsche Vorstellungen von der Hypnose fortbestehen. Diese Therapeuten wenden Hypnose von einer ausschließlich autoritären Position aus an und zwingen ihren Klienten Suggestionen auf, so daß sich das Verhalten des Klienten auf reine Compliance beschränkt, wenn er für erfolgreich gehalten werden soll. Solche Therapeuten begeben sich in eine Machtposition gegenüber den Klienten und definieren die Beziehung damit als eine, in welcher der Klient »eine Stufe tiefer« steht. Ein solcher Ansatz verstärkt unabsichtlich eines der störendsten Muster, das mit der Depression in Verbindung steht: nämlich jenes, daß der Klient gegenüber anderen nur allzu häufig bereit ist, sich als eine Stufe tiefer stehend zu definieren. Für die therapeutische Beziehung ist es jedoch elementar, daß die Beziehung zwischen Therapeut und Klient geprägt ist durch Kooperation und gegenseitige Aufgeschlossenheit (Beck et al., 1979, 1987; Gilligan, 1987). Von den verschiedenen Modellen der Hypnose betont ausschließlich der Utilisationsansatz, der in der vorliegenden Arbeit beschrieben wird, dieses Konzept. Somit waren frühere Feststellungen über die Hypnose hinsichtlich der Depression wahrscheinlich sogar ziemlich zutreffend, wenn sie beobachteten, daß Depressive auf eine hypnotische Behandlung nicht gerade gut ansprachen. Der Fehler bestand darin, dies als eine Aussage über die Reaktion der Depression auf hypnotische Behandlung im allgemeinen zu nehmen statt als eine Aussage über den Ansatz des Hypnotiseurs.

Hypnose fördert Abhängigkeit

Diese falsche Auffassung von Hypnose ist besonders für die Behandlung der Depression relevant. Der vorliegende Band widmet sich speziell der diagnostischen Kategorie, die als Major Depression bekannt ist, doch manifestieren Individuen, die unter einer Major Depression leiden, im allgemeinen auch noch damit verbundene Persönlichkeitsstörungen, von denen die am weitesten verbreitete die dependente Persönlichkeitsstörung ist (Kocsis & Frances, 1988; Charney, Nelson & Quinlan, 1981). In jeder Therapie, jedoch besonders in Fällen von comorbiden Störungen, ist die Abhängigkeit ein bedeutender Faktor, der in der therapeutischen Beziehung berücksichtigt werden muß. Wenn unterschwellig vorhandene Abhängigkeitssymptome vom Therapeuten nicht berücksichtigt werden, kann leicht eine Abhängigkeit entstehen. Jedoch ist die Tendenz zur Abhängigkeit keine Funktion der Hypnose. Sie ist eine Funktion der Persönlichkeitsstruktur des Klienten, und davon, wie Therapeut und Klient ihre Beziehung definieren.
Hypnose kann tatsächlich dazu verwendet werden, Abhängigkeit zu fördern, genauso wie jede therapeutische Beziehung an sich Abhängigkeit hervorrufen kann, wenn sie nicht gut geführt wird. Besonders bei der Behandlung depressiver Klienten ist es wichtig, daß der Therapeut die Tatsache in Erinnerung behält, daß die Depression für den Klienten oft mit Gefühlen der Hilflosigkeit und Hoffnungslosigkeit verbunden ist, während er eine externe Kontroll-Lokalisierung manifestiert (Beck et al., 1985, 1990; Seligman,

1989, 1990). Daher liegt es in der Verantwortung des Therapeuten sicherzustellen, daß die Hypnose zu dem Zweck genutzt wird, Selbstvertrauen zu fördern, und zwar auf die realistischste Art und Weise und mit großer Sensibilität für den speziellen Lebenskontext des Klienten.

Hypnose verstärkt Selbstmordabsichten

Wie bereits im vorangegangenen Kapitel erörtert wurde, betrifft eine Hauptkritik an der Hypnose hinsichtlich der Behandlung Depressiver die Angst, daß sie einen Selbstmord heraufbeschwören könnte. Das ist ein reiner Mythos. Die Hypnose beraubt niemanden seiner Abwehr, sie löst keine Ichgrenzen auf, sie löst auch keine Impulskontrolle auf, ebensowenig wie sie Hoffnungslosigkeit schafft oder vergrößert, die der Suizidalität zugrunde liegt. Selbstmord wurde und wird die »dauerhafte Lösung zeitweiliger Probleme« genannt. Darin zeigt sich ein starrer Glaube daran, daß die Zukunft hoffnungslos sei. Wenn Hypnose dazu verwendet würde, um die Gefühle der Hoffnungslosigkeit zu vergrößern, so würde die Wahrscheinlichkeit eines Selbstmords ansteigen. Wird Hypnose jedoch eingesetzt, um die Gefühle der Hoffnungslosigkeit zu verringern und dafür stärkere Gefühle der Hoffnung aufzubauen, dann wird auch die Wahrscheinlichkeit eines Selbstmords verringert. Man überlege sich einmal, was jeder erfahrene Therapeut, angeblich ohne Hypnose zu verwenden, zu einem selbstmordgefährdeten Klienten sagen würde, um die Selbstmordgedanken und -gefühle zu mindern. Können Sie erkennen, was an dem, was in solchen Fällen gesagt werden könnte, hypnotisch ist?
Auch Clarke und Jackson (1983) widmeten sich dem Mythos, daß Hypnose Selbstmord heraufbeschwören würde:

> »Der klinischen Tradition nach ist die Hypnose bei depressiven Menschen kontraindiziert. Es wird angenommen, daß die Erfahrung der Hypnose den depressiven Patienten zu Selbstmordgedanken und -handlungen bewegt. Wie man weiß, ist die Wahrscheinlichkeit eines Selbstmords bei der Depression weit

höher als bei jedem anderen Problem (Beck, 1967), doch gibt es keinen Beweis dafür, daß eine Hypnose dieses bereits hohe Risiko in irgendeiner Weise weiter steigen lassen würde. Wenn jede beliebige Facette eines klinischen Syndroms stückweise in Angriff genommen wird ohne Rücksicht auf die Behandlung des gesamten Problems, kann dies die Wahrscheinlichkeit vergrößern, daß es plötzlich zu unbeabsichtigten und unerwarteten Veränderungen auf anderen Funktionsgebieten des Patienten kommt. Mit dieser Aussage implizieren wir in keiner Weise die Akzeptanz der Doktrin von der Symptomsubstitution, sondern wir wollen nur die Aufmerksamkeit auf die komplexen indirekten Folgen einer jeden Behandlung lenken. Somit, und um das Offensichtliche auszusprechen, würde die Anwendung von Hypnose bei der Behandlung von Depressionen nicht die Notwendigkeit eines vernünftigen Einsatzes von Antidepressiva beseitigen.« (S. 12)

Diese Autoren vertreten einen Standpunkt, den ich erfrischend verantwortungsbewußt finde. Ihrer Ansicht nach ist es nicht die Hypnose, die gefährlich ist, sondern die falsch angewandte Hypnose.

Hypnose ist eine symptomorientierte Behandlung, die nur vorübergehende Resultate bewirkt

Hypnose kann sowohl symptomatisch (um Symptome wegzusuggerieren) als auch dynamisch (um zugrundeliegende Schwierigkeiten aufzulösen) verwendet werden. Die Art und Weise, in welcher ein Therapeut die Hypnose einsetzt, ist ein charakteristisches Produkt persönlicher Vorliebe und persönlicher Ausbildung. Es gibt meiner Ansicht nach kein besonderes Werturteil, das die symptomatische oder die dynamische Hypnose bevorzugt. Es ist mir jedoch bewußt, daß es dynamische Psychotherapeuten gibt, die alles andere außer einer Einsicht-orientierten psychodynamischen Langzeittherapie für oberflächlich halten. Tatsächlich kann eine Veränderung aber auch ohne Einsicht eintreten, und dies geschieht auch; Einsicht ist keine notwendige und ausreichende Bedingung dafür, daß eine Veränderung eintritt.

Die Sorge, daß die Resultate der Hypnose nur von vorübergehender Natur wären, ist legitim, bis man die Angelegenheit näher betrachtet. Keine Therapie kann als erfolgreich und kein therapeutisches Werkzeug als wertvoll betrachtet werden, wenn sie bzw. es nur vorübergehende Resultate erzielt. Wie kam es zu dieser falschen Auffassung bezüglich der Hypnose? Die Antwort ist komplex und beinhaltet zwei primäre Variablen. Erstens mag es durchaus zur Musterunterbrechung dienen, Symptome einfach wegzusuggerieren, doch repräsentiert dies ganz gewiß nicht den zweiten Aspekt meiner Definition von Psychotherapie – nämlich den Musteraufbau. Ohne die Schaffung neuer Wahlmöglichkeiten begrenzt das Wegsuggerieren alter Muster die bereits begrenzte Erfahrung eines Klienten noch weiter. Somit dürfte die einfache Verwendung direkter Suggestion kaum erfolgreich sein, weil sie doch so offensichtlich unvollständig ist.
Der Hauptgrund jedoch, weshalb Resultate der Hypnosebehandlung möglicherweise vorübergehend sind, hat mit der Kontextualisierung zu tun. Nach dem heutigen Verständnis sind hypnotische Erfahrungen »trancezustandsspezifisch«, womit gemeint ist, daß die während der Hypnosesitzung hervorgerufenen Erfahrungen dem Klienten aller Wahrscheinlichkeit nach nur während des Trancezustands selbst gewahr bleiben (Yapko, 1990). Somit werden Tranceraktionen, wenn der Klient aus der Trance erwacht und sich wieder mit seinem gewöhnlichen »Wach«zustand verbindet, wahrscheinlich verschwinden. Wenn es eine realistische Hoffnung geben soll, daß in Trance erlangte Resultate in das übrige Leben des Klienten hinübergetragen werden, muß eine Brücke zwischen Trancezustand und Wachzustand errichtet werden. Die Kontextualisierung von Reaktionen durch die Verwendung posthypnotischer Suggestion ist wesentlich, wenn therapeutische Resultate eine dauerhafte Wirkung haben sollen.
Wie lang kann eine hypnotische Suggestion andauern? Diese Frage kann mit einer Gegenfrage beantwortet werden: Wie lang kann eine nützliche Idee fortbestehen? Eine gute hypnotische Sitzung, die angemessene Suggestionen zur Kontextualisierung beinhaltet, kann positive Resultate erbringen, die ein Leben lang anhalten.

Hypnose ermutigt zur Symptomverschiebung

Symptomverschiebung bezieht sich auf das Auftreten eines neuen Symptoms anstelle eines alten, das vielleicht sogar schlimmer ist als das ursprüngliche Symptom, das (angeblich) während der hypnotischen Behandlung beseitigt wurde. Um anzunehmen, daß Hypnose eine Symptomverschiebung verursacht, müßte man sie als eine ausschließlich symptomatische Behandlung betrachten, die eine zugrundeliegende Dynamik oder zugrundeliegende Muster nicht berücksichtigt. Die Hypnose *kann* symptomatisch verwendet werden (direkte Suggestionen und die Einführung von scripts reflektieren dies), doch in ihrer effektivsten Anwendungsform spricht sie sowohl die zugrundeliegenden Schwierigkeiten an als auch die individuellen Muster, die diese Schwierigkeiten fördern. Manchmal wird Hypnose als oberflächliche Behandlungsform abgetan mit der Begründung, daß die Komplexität der zugrundeliegenden Schwierigkeiten es erfordere, diese zu identifizieren und durch bewußte Aufmerksamkeit und bewußten Ausdruck einsichtig mit ihnen umzugehen. Ein erfahrener Therapeut, der Hypnose anwendet, wird jedoch tiefliegende Schwierigkeiten und Muster sehr wohl erkennen und sich dennoch dafür entscheiden, sie ohne vorhandene Einsicht anzusprechen. Somit kann die Behandlung ebenso dynamisch orientiert sein wie die eines traditionelleren Therapeuten, jedoch ohne großen Wert auf bewußtes Verstehen und emotionale Äußerung zu legen. Tatsächlich können dynamische Interpretationen, die eine Einsicht erleichtern sollen, im Fall der Depression sogar antitherapeutisch wirken. Solche Interpretationen neigen dazu, abstrakt und für konkrete Denker schwer verständlich zu sein. Ich behaupte, daß bei der Behandlung Depressiver eine Intervention desto weniger wirksam sein wird, je symbolischer oder metaphorischer sie ist. In späteren Kapiteln werde ich die Verwendung von Metaphern erörtern sowie von traditionellen Ansätzen, welche die Erforschung der Vergangenheit betonen, und ich werde behaupten, daß solche Ansätze bei der Behandlung Depressiver generell kontraindiziert sind. Für den Augenblick genügt es jedoch, wenn ich sage, daß die Gefahr einer Symptomverschiebung nicht besteht, wenn die Hypnose geschickt auf die wichtigen Aspekte in der Erfahrung des Klienten angewandt wird.

Hypnose und therapeutische Wahlmöglichkeiten

Die Hypnose bietet eine weitreichende Auswahl hinsichtlich dessen, wo und wie in die Probleme des Klienten interveniert werden kann. Die Betonung liegt dabei auf dem Ansatz der Utilisation, der es mit sich bringt, den Interventionsstil an die speziellen Muster anzupassen, die in dem Klienten evident sind, statt zu versuchen, den Klienten an irgendeine zuvor ausgedachte und persönlich bevorzugte theoretische und praktische Richtung anzupassen. Dies gestattet dem Therapeuten die größtmögliche Auswahl an Interventionen, die zweckdienlich ist – kognitive Therapie, Verhaltenstherapie usw. Die Förderung der Fähigkeit, die Behandlung auf die individuellen, im Klienten evidenten Muster maßzuschneidern, ist das wesentliche Anliegen dieses Buchs.

4. Kapitel

Hypnotische Aspekte in nichthypnotischen Therapien

Wenn man den enormen Einfluß betrachtet, den die Hypnose auf das Gebiet der Psychotherapie von Anfang an ausgeübt hat, scheint es geradezu ironisch, daß sie sich zu einem separaten Wissensgebiet entwickelt hat, das mit dem Mainstream der psychotherapeutischen Praxis scheinbar nichts mehr gemein hat. Die Hypnose befand sich mit an der Basis, auf der Freud seine Formulierungen über das Unbewußte und die zweckvolle Natur von Symptomen aufgebaut hat. Die Hypnose führte zu einem tiefgreifenden Verständnis des Placebo-Effekts und der Rolle, die Erwartungen bei allen möglichen therapeutischen Ereignissen spielen können. Die Hypnose verstärkte die Wachsamkeit gegenüber den Mysterien der Psyche und auch deren Erforschung, da sie ständig die Beobachter bei ihren Versuchen verwirrte, so rätselhafte Phänomene wie Dissoziation und suggerierte Anästhesien zu erklären.
Mit einem Wort, obwohl die Hypnose in unserem (begrenzten) Verständnis der menschlichen Psyche eine wichtige Rolle spielt, hat man sie, als die Psychotherapie diversifizierter wurde, auf den Platz eines esoterischen Ansatzes verwiesen, der keinerlei Bezug zur allgemeinen therapeutischen Praxis hat. Weshalb ist dies so?

Wege in den Separatismus

Erstens betrachtete man Hypnose traditionell als ein vollkommen intrapersonales Phänomen, ähnlich den Symptomen eines Menschen, was zu dem Glauben führte, nur einige »besondere« Individuen wären in der Lage, sie sinnvoll zu erleben. Als Folge daraus entwickelten sich standardisierte Suggestibilitätstests zu einem wichtigen Teil der klinischen Praxis, um herauszufinden, wer diese besondere Begabung besaß und in welchem Ausmaß (Weitzenhoffer, 1989; Spiegel & Spiegel, 1978). Somit hat man die Hypnose auf einen seltsam intrapersonalen Gesichtspunkt begrenzt, statt sie als etwas Interpersonales zu betrachten, so wie wir sie nach heutigem Wissen (zumindest teilweise) sehen müssen (Erickson & Rossi, 1979; Haley, 1973; Gilligan, 1982).

Zweitens wurde das Gebiet der Hypnose von einer rigiden und ritualistischen Technik beherrscht, die sich auf die Wiederholung »magischer« Zauberformeln verließ, wie »schlafe... tiefer... entspanne dich... entspanne dich... entspanne dich.« So lang die Ansicht verbreitet war, daß an den Worten selbst etwas Magisches sei (ohne relevantes Wissen über die speziellen Eigenarten des Klienten, Informationen zu verarbeiten und ganz allgemein die Welt zu betrachten), konnten solche Ansätze gedeihen und taten dies auch, wie die Unmenge in früheren Jahrzehnten verfaßter Literatur beweise, die sich gewöhnlich durch ihre Zauberformel-Rezepte auszeichnet.

Drittens war das übrige psychotherapeutische Gebiet durch eine Art, die mit Freuds ursprünglichen Formulierungen im Einklang stand, auch hinsichtlich der Probleme eines Menschen auf einen innerpsychischen Gesichtspunkt beschränkt, so daß die Hypnose leicht als kontraindiziert betrachtet werden konnte, wenn die zugrundeliegende Psychodynamik des Patienten zu einer ungünstigen Reaktion auf die direkte und autoritäre Hypnose führte. (Man denke nur an die Erörterungen in den vorangegangenen beiden Kapiteln, wonach Hypnose zu Abhängigkeit, Selbstmord und Psychosen führt.) Es ist verständlich, daß Psychotherapeuten, die dem Standpunkt ausgesetzt sind, die Hypnose sei ein Ritual, das versucht, die Abwehrkräfte eines Patienten entweder zu umgehen oder auszuschalten, diese nur ungern praktizieren und daher umfangreiche Warnungen über die Gefahren der Anwendung von Hypnose bei depressiven Patienten ausgegeben wurden. So wird es, wenn man die Literatur sowohl über die Hypnose als auch über die Depression durchsieht, ohne weiteres offensichtlich, wie es dazu kam, daß sich das Gebiet der Hypnose vom Mainstream der Psychotherapie relativ isoliert fand.

Wenn man mit den Konzepten und Mustern der klinischen Hypnose vertraut ist, kann man leichter verstehen, wie es den verschiedene Therapien gelingt, jene therapeutischen Resultate zu bewirken, die sie eben erzielen. Auf dieselbe Art und Weise, in der die Hypnose von der Psychotherapie des Mainstream abgetrennt wurde, sind jedoch auch verschiedene hypnotische Muster vom Gebiet der Hypnose abgetrennt worden, indem sie von anderen therapeutischen Modalitäten »erbettelt, geliehen und gestohlen« wurden, die sie nun als ihr Eigentum »beanspruchen« (Rossi, 1987; Zeig, 1987).

Der wichtigste Punkt dieses Kapitels ist der, zu zeigen, daß die Muster der Hypnose dieselben Muster sind, die in allen psychotherapeutischen Schulen mehr oder weniger ausgeprägt angewandt werden, im allgemeinen ohne daß man sie innerhalb dieser verschiedenen Schulen als hypnotisch betrachtet. Es scheint wichtig, die vorhandenen hypnotischen Konzepte und Techniken in verschiedenen psychotherapeutischen Methoden zu erkennen, wenn wir ein Verständnis dafür entwickeln wollen, was eine Therapie denn nun therapeutisch macht. Daß hypnotische Techniken vom Gebiet der Hypnose losgelöst und dann in unterschiedliche psychotherapeutische Schulen integriert wurden, als wir ein größeres Verständnis der Rolle der Kommunikation im Therapieprozeß entwickelten, war sicherlich zu erwarten (Rossi, 1985; Watzlawick, 1985). Wenn man die hypnotischen Aspekte in einer Kommunikation, die mit therapeutischer Absicht geführt wird, nicht erkennt, dann verringert sich die Möglichkeit, solche Muster auf besonnene und geschickte Art und Weise einzusetzen.

Im dritten Kapitel soll zwischen formeller und informeller Hypnose unterschieden werden. Formelle hypnotische Vorgehensweisen werden beschrieben als etwas, das notwendigerweise eine offenkundige Einführung des Wortes »Hypnose« bei dem Klienten beinhaltet (»Nun werden wir Hypnose machen. Setzen Sie sich und machen Sie es sich bequem.«). Informelle Hypnose wird definiert als die Verwendung einflußreicher Kommunikation, die eigens dazu bestimmt ist, hypnotische (d. h. konzentrierte und nicht willensgesteuerte) Reaktionen ohne jegliche formelle Induktion hervorzurufen. Daher kann man sich informelle Hypnose immer dann als vorhanden denken, wenn eine effektive Kommunikation stattfindet. Hypnotische Reaktionen sind nicht nur möglich, sondern sie sind eigentlich schon Routine, selbst ohne jegliche formelle hypnotische Induktion (Watzlawick, 1985; Zeig, 1980a).

Hypnotische Phänomene in der Therapie

Wenn wir einige der grundlegenden psychotherapeutischen Modelle betrachten und uns dabei anschauen, inwieweit hypnotische Muster darin evident sind, wird das Anliegen dieses Kapitels sofort deutlich. Die traditionellen psychoanalytischen und psychodynamischen Ansätze legen zum Beispiel großen Wert auf das »Durcharbeiten« von Kindheitsproblemen (d. h. die Verdrängung der Kindheit aufheben, ungelöste Schwierigkeiten lösen, die Übertragung von Gefühlen gegenüber wichtigen Autoritäten der Kindheit auf den Therapeuten fördern). Es ist ein konstanter Aspekt solcher Ansätze, sowohl die Einsicht in wie auch die Klarheit gegenüber Erfahrungen aus der Vergangenheit stark zu gewichten. Das Anwenden von Techniken, die dazu bestimmt sind, das Erinnerungsvermögen zu verbessern (Hypermnesie genannt) und sogar das erneute Durchleben von bedeutenden Kindheitserlebnissen zu fördern (Revivifikation genannt) repräsentieren eine ganze Kategorie hypnotischer Techniken, die mit dem klassischen Trancephänomen in Beziehung stehen, das als »Altersregression« bekannt ist.

In der Gestalttherapie wird besonderer Wert darauf gelegt, Erfahrungen im »Hier und Jetzt« zu identifizieren und die Kommunikation mit verschiedenen »Teilen« des eigenen Selbst (d. h. Polaritäten, Gefühlen) aufzunehmen. Der Therapeut spielt eine aktive Rolle, indem er häufig »Dissoziationen« suggeriert, ein klassisches Trancephänomen, um die Möglichkeit zu schaffen, jene verschiedenen Teile zu identifizieren und direkt anzusprechen. Gespräche mit einem unerreichbaren wichtigen anderen bis zu dem Ausmaß durchzuspielen, daß man sich den oder die andere intensiv auf einem gegenüberstehenden leeren Stuhl sitzend vorstellen kann, beinhaltet ein weiteres Trancephänomen, nämlich die »positive Halluzination«.

Die kognitive Therapie betont geordnetes Denken und Rationalität, und indem sie dies tut, verwendet sie verschiedene hypnotische Muster, einschließlich der Dissoziation, die gefördert wird, um das Trennen von Gedanken und Gefühlen zu ermöglichen, und den dissoziativen Zugriff auf die Mechanismen, welche die »automatischen« (unbewußten) Gedanken hervorrufen.

Die interpersonale Psychotherapie legt großen Wert auf die therapeutische Beziehung als Mittel, um die Selbsterforschung des Klienten sowie seinen Gefühlsausdruck zu fördern. Sie benutzt ebenfalls posthypnotische Suggestionen, um wichtige Lerninhalte in relevante Zusammenhänge zu bringen. Solche Strategien beinhalten eine hypnotische »Altersprogression«. Die interpersonale Psychotherapie befürwortet auch die fundamentalste hypnotische Strategie überhaupt: die Akzeptanz und die Einbeziehung von Erfahrungen des Klienten, die die Grundlage für das hypnotische Modell der Utilisation bilden, das in diesem Buch vorgestellt wird.

Jedes Modell zur Behandlung der Depression im besonderen und jedes psychotherapeutische Modell im allgemeinen hat seine assoziierten spezifischen Konzepte und Techniken. In jedem Fall müssen die wichtigen Punkte des Modells dem Klienten auf solche Art und Weise *vermittelt* werden, daß dieser das, was der Therapeut ihm nahebringen will, pragmatisch verwenden kann. Auf dieser Ebene, der Kommunikationsebene, können wir die hypnotischen Charakteristika jeder Psychotherapie identifizieren (Watzlawick, 1985). Somit werde ich in diesem Kapitel aufdecken, welche Aspekte der Hypnose in den am häufigsten angewandten Methoden zur Behandlung depressiver Klienten beobachtet werden können. Therapietechniken sind sicher von ihrem Potential zu helfen aus betrachtet sinnvoll, doch nur durch eine einfühlsame und maßgeschneiderte Annäherungsweise können diese Techniken für den Klienten von Nutzen sein. Eine Technik existiert *immer* in einem Kontext, und die Rolle des Kontexts ist der hypnotische Rahmen, der die potentielle Nützlichkeit der Technik definiert.

Früher habe ich in der Behandlung größeres Gewicht auf den Wert der Struktur gelegt (d. h. auf das Wie) als auf den Inhalt (d. h. auf das Was). Betrachte man nur die subjektive Erfahrung des depressiven Klienten. Die Hypnose liefert Einsichten in die Phänomenologie der Depression, indem sie uns erlaubt zu erkennen, wie hypnotische Muster tatsächlich als Mechanismen wirken, um Erfahrung zu schaffen. Die Hypnose ist ein System, um subjektive Erfahrungen im allgemeinen sowie die Depression im besonderen besser zu verstehen.

Was macht die Hypnose hypnotisch?

Was macht eine Intervention eigentlich hypnotisch? Diese Frage ist genauso schwer zu beantworten wie die Frage: »Was macht eine Intervention denn therapeutisch?« Nach fast einem ganzen Jahrhundert durchgängiger Praxis der Psychotherapie bleibt die Frage genau das, was sie ist – nämlich eine Frage. So manche sind der Ansicht, die Beziehung zu einem sorgenden und empathischen Therapeuten sei die Basis einer erfolgreichen Psychotherapie; andere unterstreichen den Wert neuer Informationen bei der Förderung therapeutischer Veränderungen; und wieder andere behaupten, es sei das Umfeld von offener Ausdrucksmöglichkeit, das sich als therapeutisch erweise. Bis zu einem gewissen Grade sind dies alles wichtige Aspekte einer Behandlung, doch bleibt das Problem bestehen, daß noch nicht alle spezifischen Faktoren, die eine effektive Therapie begründen, völlig definiert sind. Es gibt eine so große Gedankenvielfalt und Vielfalt der Praxis unter Therapeuten, die ihre eigenen subjektiven Standpunkte betonen (mich selbst eingeschlossen), daß eine präzise, allgemeingültige Definition schwierig ist. Die Elemente, die eine Intervention hypnotisch oder therapeutisch machen, mögen schwer zu definieren sein, doch gehen sie offensichtlich über bloße Technik hinaus. Zum Beispiel sind die Methoden so mancher Menschen, die Hypnose praktizieren, nicht besonders hypnotisch. Eine Therapie durchzuführen, ist nicht dasselbe wie wirklich therapeutisch zu sein, ebensowenig wie eine Hypnose durchzuführen dasselbe ist wie wirklich hypnotisch zu sein. Welche Charakteristika definieren eine Intervention als hypnotisch? Wie kann man das Vorhandensein von Hypnose in Therapien erkennen, die man zuvor nie als hypnotisch angesehen hat?

Die Faktoren, die eine Intervention hypnotisch machen, spiegeln sich im allgemeinen in der Kommunikation und in den Konsequenzen dieser Kommunikation zwischen Therapeut und Klient wider. Eine Intervention kann als hypnotisch betrachtet werden, wenn sie das Vorhandensein eines durchaus mehrdeutig definierten – und nicht notwendigerweise formell herbeigeführten – Zustands namens »Trance« beinhaltet, in Ermangelung eines besseren Begriffs, obwohl einige es vorziehen, den Klienten als sich »in Hypnose« befindlich zu bezeichnen. Der Begriff »Trance« soll den gesteigerten Konzentrationszustand (d. h. konzentrierte Aufmerksamkeit) eines Klienten beschreiben, der bestimmte wichtige Charakteristika aufweist:

1. Die Trance ist von einem Zustand erfahrender Versunkenheit geprägt. Der Klient in Trance wendet einen Mechanismus selektiver Aufmerksamkeit an, in dem er seine Aufmerksamkeit auf einen speziellen Reiz oder eine Reihe von Assoziationen konzentriert, was die Person als Versunkensein erlebt.
2. Die Trance ist von einem gewissen Maß an Dissoziation geprägt, in welcher der Klient sich als seines gewöhnlichen Bezugsrahmens entrückt erlebt.
3. Der Klient hat den laufenden Prozeß der Realitätsprüfung zeitweilig aufgehoben, was ihm erlaubt, auf eine suggerierte Realität in einer auf Erfahrung beruhenden, nichtrationalen Art und Weise zu reagieren.
4. Die Tranceerfahrung verschafft dem Klienten die Gelegenheit, seine inneren Ressourcen zu amplifizieren und zu utilisieren, die von dem Klienten normalerweise als außerhalb des Gebiets seines »normalen« Bewußtseins befindlich erlebt werden. Diese sogenannten »unbewußten Ressourcen« sind der Hauptkatalysator für therapeutische Veränderungen im System der Utilisation. Die Fähigkeit, Aspekte aus der Erfahrung des Klienten, zu denen dieser normalerweise keine sinnvolle Bezie-

hung herstellen kann, zu benutzen, ist einer der wichtigsten Gründe für den Therapeuten, die Hypnose in seine eigene Intervention zu integrieren.
5. Hypnose hat, wie jedes psychotherapeutische Werkzeug, eine Reassoziation der inneren Welt des Klienten zur Folge. Die Hypnose an sich und aus sich selbst heraus ist nicht das therapeutische Agens; es sind vielmehr die Assoziationen, die durch die hypnotische Erfahrung stimuliert werden, welche die Grundlage für eine therapeutische Veränderung in der Erfahrung des Klienten bilden.
6. Hypnose tritt in einem interpersonalen Kontext auf, ebenso wie die Psychotherapie. Daher ist die Qualität der Beziehung des Klienten zum Therapeuten ein entscheidender Faktor. Der Prozeß des interpersonalen Einflusses ist offensichtlich ein multidimensionaler Prozeß, der bewußte und unbewußte Aspekte beinhaltet, die auf personalen, interpersonalen und situationsbedingten Ebenen existieren.

Somit muß eine Intervention, damit sie als hypnotisch betrachtet werden kann, diese personalen, interpersonalen und situationsbedingten Variablen so ansprechen, daß die therapeutischen Dissoziationen und Neuassoziationen der Erfahrung maximiert werden.

Die Hypnose als Katalysator

Hypnose ist ein Teil anderer Psychotherapien, sie ist keine Therapie an sich und aus sich selbst heraus. Sie ist verbunden mit einem Kommunikationsstil, einer Denkweise gegenüber der therapeutischen Beziehung und einer Sensibilität gegenüber der speziellen Art und Weise des Klienten, auf der Welt zu sein. Für das Verständnis dieses Buches ist es unerläßlich, Hypnose als einen Mechanismus zu verstehen, der in allen Psychotherapien seinen festen Platz hat und den man leicht als den Katalysator für die therapeutische Veränderung ansehen kann, wenn eine Therapie erfolgreich ist. Wenn eine Therapie nicht erfolgreich oder gar antitherapeu-

tisch ist, kann man in der Hypnose einen Faktor für das Scheitern sehen; es wurden »falsche« Aspekte der Erfahrung des Klienten verstärkt oder schmerzvolle Assoziationen aufgebaut.
Wie jede andere Therapie auch kann eine Hypnose, die effektiv sein soll, nicht innerhalb eines starren, regelgebundenen Systems praktiziert werden. Das bedeutet, daß nicht jede Hypnose gleich ist. Es ist vielleicht am einfachsten, die Hypnosearten danach zu unterscheiden, wie die Hypnose angewandt wird. Wird die Hypnose zu Unterhaltungszwecken eingesetzt, stellt dies eine andere Anwendung hypnotischer Prinzipien dar als ihre Verwendung in einem klinischen Zusammenhang. Techniken, die man im Kontext von Forschung oder Experimenten findet, können Vorstellungen von der Hypnose reflektieren, die parallel zu den klinischen Vorstellungen verlaufen, doch müssen experimentelle Methoden umfassend angepaßt werden, bevor sie in der klinischen Interaktion anwendbar sind. Dieser wichtige Punkt betont die Tatsache, daß Hypnose, die von einem psychodynamisch orientierten Therapeuten praktiziert wird, fundamental anders ist als Hypnose, die innerhalb eines kognitiven oder interpersonalen Therapiesystems verwendet wird. Doch innerhalb aller Ansätze katalysiert die Hypnose erfahrende Versunkenheit, Dissoziation, Empfänglichkeit für die Führung des Therapeuten, Konzentration auf suggerierte Assoziationen und schließlich die Reassoziation der inneren Welt des Klienten.
Die Hypnose ist deutlich erkennbar als ein bedeutendes Element in jeder Psychotherapie, wenn wir die Rollen von Suggestion, Erwartung und einflußreicher Kommunikation in der therapeutischen Beziehung anerkennen (Haley, 1973). Das Ziel jeder Therapie ist es, den Klienten so zu beeinflussen, daß dieser neue, erstrebenswerte Wege entdeckt, sich selbst zu erfahren. In dieser Hinsicht ist die therapeutische Beziehung der entscheidende Kontext, in welchem Hypnose und Therapie vorkommen; ohne Rücksicht auf den persönlich bevorzugten Interventionsstil ist es das, was man sagt und tut, worauf der Klient (bewußt und unbewußt) reagiert, und was letztendlich entscheidet, was für den Klienten möglich wird.
Es ist eine weithin anerkannte Tatsache, daß der Mensch die Welt in mindestens zwei Dimensionen erlebt: der symbolischen und der

empirischen. Wenn der Klient sich in Behandlung begibt, erlebt er unangenehme Assoziationen und Erfahrungen auf empirischer Ebene – der Ebene tatsächlicher sinnlicher Erfahrung. Damit jedoch der Therapeut die Erfahrungen des Klienten verstehen kann, muß der Klient sie beschreiben, indem er symbolische Begriffe verwendet, die uns als »Wörter« bekannt sind. Wörter sind einfach Symbole für Erfahrungen; sie sind nicht die Erfahrungen selbst. Sowohl der Klient als auch der Therapeut kommunizieren miteinander auf symbolische Weise mit Hilfe von Wörtern. Somit entsteht ein ständiges Hin und Her zwischen empirischer und symbolischer Erfahrungsebene und zwischen Therapeut und Klient.

Die Hypnose ist der gemeinsame Nenner, welcher das »wie« definiert, inwieweit eine Therapie bedeutende therapeutische Resultate erzielen kann. Jede Therapie beruht auf Mustern einflußreicher Kommunikation, um neue Assoziationen in die Welt des Klienten einzuführen. Durch die Analyse kurzer Mitschriften von führenden Praktikern der kognitiven Therapie, die weiter unten in diesem Kapitel vorgestellt werden, wird der Leser erkennen, wie Praktiker die hypnotische Musterbildung nutzen, die für den nicht mit Hypnose vertrauten Praktiker gewöhnlich nicht erkennbar ist. Diese Unkenntnis kann einen dazu verleiten zu glauben, es sei die Technik selbst statt ihrer assoziierten hypnotischen Elemente, die für die Veränderung in der Erfahrung des Klienten verantwortlich sei.

Merkmale von Hypnose in der kognitiven Therapie

Beispiele anhand von Mitschriften

Die Hypnose erweitert selektiv Erfahrungsgebiete und schränkt sie selektiv ein. Wie wertvoll eine gegebene Intervention ist, hängt schließlich vom Ergebnis ab. In dieser Hinsicht ist der Zweck oder die Absicht einer Technik nur so weit von Bedeutung, wie der Zweck durch die Intervention realisiert werden konnte. Damit eine Technik nützlich ist, muß sie strukturell stimmig sein, dem Zusammenhang entsprechen und der Beziehung angemessen sein. Das Entscheidende ist, daß es nicht die Struktur oder der Inhalt der Kommunikation selbst sind, welche die Kommunikation des Therapeuten sinnvoll machen, sondern wie der Klient diese Struktur und diesen Inhalt wahrnimmt. Wenn der Klient keine sinnvolle Beziehung zu dem herstellen kann, was der Therapeut sagt, oder es nicht als relevant oder nützlich empfindet, oder wenn der Klient auf die Kommunikation des Therapeuten in einer Art und Weise assoziiert, die ein unerwartetes und unerwünschtes Resultat hervorruft – dann sind dies die Dinge, die eine Intervention antitherapeutisch machen.

Der nächste Abschnitt dieses Kapitels beinhaltet drei auszugsweise Mitschriften kognitiver Therapien, die als Muster für diesen Ansatz in einer führenden Arbeit zur Behandlung der Depression veröffentlicht wurden, Beck et al. *Kognitive Therapie der Depression* (1979, dt. Übers. 1986). Das kognitive Modell ist, worüber man diskutieren könnte, die führende Psychotherapieform bei der Behandlung von Depressionen und bietet als solche einen guten Bezugspunkt, um assoziierte hypnotische Muster in einem Ansatz zu identifizieren, der nicht allgemein als hypnotisch betrachtet wird.

Diese Mitschriften enthalten Kommunikationen, welche den Anspruch erheben, auf den Klienten therapeutisch zu wirken. Obwohl diese Mitschriften wichtige Techniken und Begriffe bei der Behandlung der Depression im allgemeinen reflektieren, soll hier der Frage besondere Aufmerksamkeit gewidmet werden, wie hypnotische Muster innerhalb therapeutischer Techniken evident werden. Auf jede Kommunikation folgen Kommentar und Analyse, um zu erkennen, was die Kommunikation vom hypnotischen Standpunkt aus suggeriert hat und wie es in diesem Zusammenhang von Nutzen war.

Gedankliches Üben (Beck et al., 1979; S. 136; dt. Übers. 1986, 4. Aufl. 1994: Kognitive Therapie der Depression, Psychologie Verlagsunion, Weinheim, S. 177)

Therapeut: Sie stimmen mir also zu, daß es eine gute Idee ist, wieder in den Kurs zu gehen?	Rapport schaffen durch Verwendung einer »Ja-Haltung« (O'Hanlon, 1987).
Patientin: Ja, ich habe mich hinterher immer wohl gefühlt.	Annahme der »Ja-Haltung«; Zugreifen und Erweitern assoziierter Gefühle.
T: Gut, ich möchte nun, daß Sie Ihre Vorstellungskraft benutzen und sich jeden Schritt vorstellen, der nötig ist, um in den Kurs zu kommen.	Direkte Suggestion, um die guten Gefühle zu assoziieren, die mit dem Verhalten des In-den-Kurs-Gehens verbunden sind.
P: Nun, ich brauche nur den Weg zu gehen, den ich immer gegangen bin.	Zugreifen auf eine vergangene ineffektive Sequenz durch eine spontane Altersregression.
T: Ich glaube, wir müssen gründlicher sein. Wir wissen, daß Sie sich schon früher entschlossen hatten, in den Kurs zu gehen, aber jedesmal hatten Sie eine Blockierung. Wir wollen jeden Schritt durchgehen und sehen, was Sie hindern könnte, in den Kurs zu gehen. Ich möchte, daß Sie alle Schritte nachvollziehen, die notwendig sind, um dort hinzugehen. Gehen Sie jetzt jeden Schritt in Ihrer Vorstellung durch und sagen Sie mir, was passiert.	Wechsel von Altersregression zu Altersprogression; innere Orientierung der Klientin auf die vollständige, detaillierte Darstellung von gegenwärtigen Assoziationen auf eine zukünftige Sequenz noch ohne Intervention. Direkte Suggestion, den Inhalt der Sequenz und der Assoziationen zu verbalisieren.

P: Gut, ich weiß, was Sie meinen.	Akzeptiert den Vorschlag der Altersprogression und Verbalisation.
T: Der Kurs fängt um 9 Uhr an. Um wieviel Uhr sollen wir beginnen?	Festmachen des unveränderbaren Angelpunkts, an dem die neue Verhaltenssequenz beginnen muß. Assoziiert sich selbst (durch »wir«) in die neue Sequenz als externe Unterstützung, um die Integration zu erleichtern.
P: Etwa 7 Uhr 30. Ich wache vom Wecker auf und fühle mich wahrscheinlich mies. Ich hasse es immer, den Tag anzufangen.	Altersprogression zur Identifikation des akustischen Ankers (Assoziation), welcher die neue Verhaltenssequenz einleitet; identifiziert eine negative kinästhetische (emotionale) Assoziation sowohl zum Wecker als auch zur Tageszeit.
T: Wie werden Sie mit dem Problem fertig?	Voraussetzung, daß diese Assoziationen unterbrochen werden können und die indirekte Suggestion (Injunktion), dies mit nichtgenannten Mitteln zu tun (Prozeßsuggestion).
P: Nun, ich nehme mir etwas mehr Zeit. Ich fange mit dem Anziehen an und frühstücke. Dann nehme ich meine Sachen ... (Pause)... oh, oh, warten Sie, ich habe keine Shorts zum Anziehen. Das ist eine Sperre.	Identifiziert die Ressource »zusätzliche Zeit« als das Mittel, um frühere negative innere Assoziationen zu verändern; indem sie dies tut, reassoziiert sie neue Gefühle des Wohlbefindens mit dem Wecker und der Morgenstunde. Sie ist nun eher in der Lage, sich auf ihr Ver-

	halten zu konzentrieren statt auf ihr affektives Erleben. Führt die Sequenz fort und erkennt ein konkretes Detail, das der Aufmerksamkeit bedarf.
T: Was können Sie tun, um das Problem zu lösen?	Voraussetzung, daß das Problem gelöst werden kann; indirekte Suggestion, dies unabhängig zu tun, mittels einer (nicht näher genannten) Prozeßsuggestion hinsichtlich der Strategie.
P: Ich kann welche kaufen gehen.	Sie akzeptiert die Vorschläge und löst das Problem.
T: Können Sie sich das vorstellen? Was kommt danach?	Bestätigung der Lösung, visuelle Verankerung, was eine Dissoziation des Affekts erleichtert. Vorschlag, die Sequenz fortzuführen.
P: Ich sehe, daß ich fertig bin zum Gehen, und das Auto ist nicht da.	Sie akzeptiert die Suggestion der visuellen Darstellung und identifiziert das nächste konkrete Problem.
T: Was können Sie tun?	Voraussetzung, daß das Problem gelöst werden kann; indirekte Suggestion, dies unabhängig zu tun mittels Prozeßsuggestion hinsichtlich der Strategie.
P: Ich werde meinen Mann bitten, das Auto früher zu bringen.	Unabhängiges Erkennen einer Lösung.

T: Was sehen Sie danach?	Vorschlag, die visuelle Sequenz von altersprogressivem Verhalten fortzusetzen.
P: Ich fahre in den Kurs und beschließe, umzudrehen und zurückzufahren.	Man beachte den Wechsel vom Futur in das Präsens und die Unmittelbarkeit der unangenehmen kinästhetischen Assoziationen, die eine Fortsetzung der Verhaltenssequenz blockieren.
T: Warum?	Direkte Suggestion, die assoziierten Gefühle zu identifizieren.
P: Weil ich glaube, daß ich lächerlich ausschaue.	Identifikation der gegenwärtigen Gefühle von Unzulänglichkeit als mit zukünftigen Bildern des Durchführens der neuen Verhaltenssequenz assoziiert.
T: Was kann man da tun?	Voraussetzung, daß die Gefühle in eine andere Richtung gelenkt werden können, und Dissoziation der Therapie von der neuen Verhaltenssequenz. Indirekte Suggestion, dies zu tun.
P: Nun, eigentlich sind die Leute nur an dem Kurs interessiert und nicht daran, wie jemand aussieht.	Dissoziation wurde erreicht; die Gefühle werden davon abgetrennt, die Verhaltenssequenz auszuführen, da ein Wechsel von inneren Gefühlen der Befangenheit zur Konzentration auf die Gymnastik erreicht wurde.

In einer Notiz, die der Abschrift folgt, berichten Beck et al. (1979):

> Sie sollte dann die ganze Abfolge noch einmal wiederholen und konnte sich diesmal *die verschiedenen Schritte ohne störende Kognitionen vorstellen* [Hervorhebung durch den Autor]. Später fuhr sie tatsächlich zu dem Kurs und hatte keine Schwierigkeiten. (S. 136–137, dt. Übers. S. 177)

Diese Mitschrift zeigt den therapeutischen Wert der Verwendung konkret und linear strukturierter Suggestionen, einschließlich Prozeßsuggestionen, direkte Suggestionen, Vorannahmen und indirekte Suggestionen. Altersprogression und Dissoziation werden als Mechanismen verwendet, um die Integration der neuen Verhaltenssequenz zu erleichtern.

Grundannahmen als sich selbst erfüllende Prophezeiungen (Beck et al., 1979; S. 260, dt. Übers. S. 294–295)

Patient: Nicht geliebt zu werden führt automatisch dazu, daß man unglücklich ist.	Der Patient setzt die dysfunktionelle emotionale Assoziation (d. h. Unglücklichsein) mit der kognitiven Wahrnehmung (d. h. nicht geliebt zu werden) gleich. Das soll unterbrochen werden.
Therapeut: Nicht geliebt zu werden ist ein »Nichtereignis«. Wie kann ein Nichtereignis automatisch irgend etwas bewirken?	Umdeutung dessen, was »nicht geliebt zu werden« bedeutet, womit die Dissoziation des Affekts von seiner wahrgenommenen Existenz beginnt.
P: Ich glaube einfach nicht, daß jemand glücklich sein kann, ohne geliebt zu werden.	Wechsel vom Persönlichen und Spezifischen zu einer unpersönlichen, globalen Generalisierung, die effektiv anzusprechen schwierig, wenn nicht gar unmöglich gewesen wäre.

T: Das ist Ihr Glaube. Wenn Sie etwas glauben, dann wird dieser Glaube Ihre Gefühlsreaktion diktieren.	Er wechselt zurück auf die persönliche und spezifische Ebene (»Das ist Ihr Glaube«). Baut die Assoziation zwischen Überzeugungen und Gefühlen auf mittels direkter Suggestion und Prozeßsuggestion.
P: Das verstehe ich nicht.	Feedback, daß im Bewußtsein des Klienten keine sinnvolle Assoziation aufgebaut wurde.
T: Wenn Sie etwas glauben, dann werden Sie handeln und fühlen, als ob es wahr sei, ob es stimmt oder nicht.	Direkte Suggestion, welche Gedanken und Gefühle assoziiert. Indirekte Suggestion, um auf zukünftige Kontexte hin zu orientieren, in denen die Gedanken die Gefühle beeinflussen werden, und um Zweifel bezüglich ihrer Richtigkeit zu assoziieren.
P: Sie meinen, wenn ich glaube, daß ich ohne Liebe unglücklich sein werde, dann ist es nur mein Glaube, was mein Unglück bewirkt?	Klient beschäftigt sich mit einem gegenwärtigen und zukünftigen stabilen Glauben und beginnt, sich von dessen Einfluß auf seine Gefühle zu distanzieren (dissoziieren) (*»nur mein Glaube...«* [Hervorhebung durch den Autor]).
T: Und wenn Sie sich unglücklich fühlen, dann sagen Sie sich wahrscheinlich: »Da sieht man es, ich hatte recht. Ohne Liebe muß ich unglücklich sein.«	Wechsel von einer Prozeßsuggestion zu einer Inhaltssuggestion, zur Förderung der akustischen Assoziationsverbindung zwischen den speziellen Gedanken und ihren asso-

ziierten Gefühlen. Diese sind als unrichtige Darstellungen formuliert, wodurch durch indirekte Prozeßsuggestionen zu einer Dissoziation von ihnen und einer Reassoziation anderer Gefühle aufgefordert wird.

P: Wie komme ich aus dieser Falle heraus?

Der Klient greift auf keine Ressourcen zurück, die ihn befähigen könnten, den indirekten Suggestionen und Prozeßsuggestionen nachzukommen, seine Gefühle zu reassoziieren.

T: Sie könnten mit Ihrer Überzeugung, daß man unbedingt Liebe brauche, experimentieren. Erlauben Sie sich einmal, diesen Glauben außer Kraft zu setzen, und warten Sie ab, was passiert. Achten Sie dabei auf die natürlichen Folgen eines solchen Zustands, nicht auf die Folgen, die durch Ihre Überzeugung hervorgerufen werden. Können Sie sich beispielsweise vorstellen, auf einer tropischen Insel mit köstlichen Früchten und anderen Nahrungsmitteln zu sein?

Dissoziation mittels Experimentieren (indirekt eine objektivere Sichtweise suggerieren) wird angewandt. Es wird der Wechsel von einem inneren Fokus auf Gefühle zu einem inneren Fokus auf Bilder suggeriert und so das Muster des Klienten unterbrochen. Es wird ebenfalls suggeriert, die Aufmerksamkeit auf eine konkurrierende Kinästhetik – nämlich köstliche Früchte – zu richten, womit das übliche Muster des Klienten zusätzlich unterbrochen wird.

P: Ja, das stelle ich mir recht schön vor.

Reaktion in einem visuellen Modus, einem alternativen Fokus zu seinen Gefühlen, wodurch er sich von ihnen dissoziiert.

T: Und jetzt stellen Sie sich vor, daß auf der Insel Eingeborene leben. Sie sind freundlich und hilfsbereit, aber sie lieben Sie nicht. Keiner dieser Menschen liebt Sie.	Weitere Inhaltssuggestionen, um die Vorstellung und Dissoziation von seinem gewöhnlichen Bezugsrahmen zu vertiefen. Reassoziierung angenehmer Gefühle durch unpersönliche Bilder von nicht liebenden Menschen, die als Eingeborene beschrieben werden, um das Muster eines entwertenden Selbst zu unterbrechen.
P: Das kann ich mir vorstellen.	Akzeptiert die Vorstellungssuggestionen und die damit assoziierten Injunktionen, womit er sich von seinem gewöhnlichen Bezugsrahmen dissoziiert.
T: Wie fühlen Sie sich in Ihrer Phantasie?	Wechsel zur Unmittelbarkeit der kinästhetischen Erfahrung, um das Bewußtsein dafür, daß sie sich verändert hat, zu verstärken. Indirekt wird die neue Assoziation des Wohlbehagens zu dem alten Kontext der Wahrnehmung, nicht geliebt zu werden, suggeriert.
P: Entspannt und gut.	Die Suggestion, das neue kinästhetische Bewußtsein zu verstärken, wird akzeptiert.
T: Sie sehen also, daß Sie nicht zwangsläufig unglücklich sein müssen, wenn Sie nicht geliebt werden.	Der Therapeut suggeriert direkt die Assoziation des neuen Behaglichkeitsgefühls mit dem alten Kontext der Wahrnehmung, nicht geliebt zu werden (posthypnotische Suggestion).

In dieser Mitschrift verwendet der Therapeut direkte, indirekte, Prozeß-, Inhalts-, positive und posthypnotische Suggestionen. Dissoziation, Vorstellung, Aufmerksamkeitswechsel und Umdeutung (reframing) werden als Mechanismen verwendet, um die therapeutische Intervention zu katalysieren.

Motivierung für die Hausaufgaben (Beck et al., 1979; S. 274–275, dt. Übers. S. 311–312)

Therapeut: Ich möchte, daß Sie jedesmal einen Strich auf einer Liste machen, wenn Sie im Laufe dieser Woche zu sich selbst »sollte« sagen. Was halten Sie von der Idee?

Direkte Suggestion, eine auf das Verhalten bezogene Anweisung durchzuführen. Indirekte Suggestion, dysfunktionale emotionale Assoziationen zu dem Wort »sollte« zu dissoziieren und angepaßte kognitive oder affektive Assoziationen zu reassoziieren.

Patient: Das kommt mir ein bißchen dumm vor. Wozu soll das gut sein?

Der Patient assoziiert keinen sinnvollen Zweck mit der Aufgabe und beurteilt sie daher als »dumm«. Er hebt die Assoziation zwischen Zweckmäßigkeit und Kooperation hervor.

T: Wir haben festgestellt, daß die Zählung automatischer negativer Gedanken einem diese stärker zu Bewußtsein bringt und man ihnen dadurch auch leichter entgegnen kann. Auch wird schon allein durch das Zählen ihr Einfluß geschwächt. (Der Therapeut könnte auch sagen, das Aufzeichnen hilft Ihnen, eine gewisse Distanz zwischen sich und Ihren Ge-

Der Therapeut verstärkt den Wert von Selbstbewußtsein und bildet eine Assoziation zwischen Selbstbewußtsein und Sich-besser-Fühlen. Die alternative Antwort in Klammern ist tatsächlich die wirkungsvollere Antwort, da sie direkt suggeriert, sowohl das Selbst von den Gedanken als auch die Gedanken von den Gefühlen zu dissoziieren. Auf-

danken herzustellen, und es gibt Ihnen Rückmeldung über die Veränderung Ihrer Gedanken.«)

bau der Zukunftsorientierung (Altersprogression), daß auf die suggerierten Dissoziationen eine Erleichterung folgen wird.

P: Ich glaube, das wird bei mir nicht funktionieren.

Der Klient erkennt, daß er nicht auf die Ressourcen zugreifen kann, die notwendig wären, um die Dissoziation zu erreichen, indem er gegenwärtige negative Gefühle mit dem (zukünftigen) Durchführen der Anweisung assoziiert und eine negative, demotivierende Erwartung aufbaut.

T: Ich bin froh, daß Sie meine Behauptungen in Frage stellen, das zeigt mir, daß Sie ihre Argumentationsfähigkeit benutzen. Es gibt keinen Grund, warum Sie etwas automatisch glauben sollten, bloß weil ich es sage. Ich bin nicht absolut sicher, daß es in Ihrem Fall funktionieren wird, aber ich habe die Vermutung – oder die *Hypothese,* das klingt wissenschaftlicher –, daß es Ihnen helfen wird. Diese Hypothese möchte ich gerne überprüfen.

Obwohl der Klient den Therapeuten nicht wirklich angezweifelt hat, deutet der Therapeut die negative Erwartung des Klienten als Zweifel um. Das stellt einen positiven Bezug her, definiert neu und baut daher eine gesündere emotionale Reassoziation zur Antwort des Klienten auf. Diese Umdeutung ebnet den Weg zu einer Utilisierung der Gefühle des Klienten, statt sie unberücksichtigt zu lassen. Eine solche Umdefinition von Widerstand in Kooperation ist eine grundlegende Technik der Utilisation, und statt den Patienten mit dem Widerstand zu konfrontieren oder ihn zu interpretieren, wird er sogar unterstützt als ein notwendiger Vorläufer zu positiven Veränderungen. Außerdem unterstützt eine solche Umdeutung des Zweifels des Klienten den Wechsel von einer äußeren Kontroll-Lokalisierung (zu befolgen, was der Therapeut sagt) zu einer inneren (sich entscheiden, kooperativ teilzunehmen). Die Einführung des Wortes »Hypothese« durch negative Suggestion liefert einen affektiven Dissoziations-Reiz, indem indirekt objektives Experimentieren statt einer subjektiven Konzentration auf Gefühle suggeriert wird, ebenfalls eine Musterunterbrechung.

P: Was meinen Sie mit »Ihre Hypothese überprüfen«?

Der Klient findet keine sinnvolle Assoziation zu dem Satz.

T: Ich habe die Hypothese, daß es Ihnen helfen wird, und Sie haben die Hypothese, daß es Ihnen nicht helfen wird. Ich weiß nicht mit Sicherheit, wer recht hat. Wissen Sie es?

Der Therapeut suggeriert indirekt, daß der Klient unrecht haben könnte, während er direkt suggeriert, er glaube, es sei sinnvoll, das Urteil aufzuschieben – Dissoziieren von persönlichen Gefühlen oder Vorurteilen –, um zu experimentieren. Die indirekte Suggestion für den Klienten ist, daß seine Sicht der Realität verzerrt sein könnte, womit Gefühle der Unsicherheit hinsichtlich seiner Ansichten assoziiert werden. Suggeriert den Aufbau einer

»Ich-weiß-nicht-Haltung« (»I Don't Know Response Set«) (Erickson & Rossi, 1981), um Empfänglichkeit aufzubauen (Verwirrung).

P: Nein, ich weiß es auch nicht.

Der Klient akzepiert seinen Mangel an Wissen, ein Vorläufer dazu, Compliance zu erlangen.

T: Ich schlage vor, daß wir eine Woche lang ein Experiment machen, Informationen sammeln und dann schauen, welcher Standpunkt den Fakten am nächsten kommt. Was sagen Sie zu diesem Vorschlag?

Der Therapeut führt erneut die Direktive mit all den neu errichteten emotionalen Assoziationen ein, die den Klienten wahrscheinlich dazu führen, einzuwilligen. Indirekte Suggestion zur Altersprogression während der folgenden Woche mit assoziierten Bildern, das Experiment durchzuführen (posthypnotische Suggestionen).

In dieser Mitschrift verwendet der Therapeut direkte, indirekte, Prozeß-, positive, negative und posthypnotische Suggestionen. Dissoziation, Altersprogression, Umdeutung, Utilisation von Widerstand und Verwirrung werden genutzt, um das Ziel zu erreichen, Compliance für die gegebene Direktive zu erlangen.

Gebräuchliche Techniken der Hypnose bei der Behandlung von Depressionen

Hypnose wurde generell beschrieben als eine Grundlage zur Verstärkung oder Abschwächung sowie zur Dissoziation und Assoziation von Erfahrungselementen eines Klienten. So wie hypnotische Muster in den Methoden der kognitiven Therapie augenscheinlich sind, wie im vorangegangenen Abschnitt dargestellt wurde, so sind sie in jeder anderen therapeutischen Intervention evident. Die Liste spezieller Techniken, die in der Literatur zur Depression aufgezählt wird, ist viel zu umfangreich, um sie hier vollständig berücksichtigen zu können. Wenn wir jedoch einige der gebräuchlichsten Interventionstechniken erläutern, kann der Leser sich besser mit den verschiedenen Erscheinungsformen vertraut machen, in denen hypnotische Muster auftauchen können.

Hypnose in der kognitiven Therapie

Nezu, Nezu und Perri (1989) beschrieben zahlreiche Techniken zur Problemlösung bei einer Depression und kategorisierten sie wie folgt: Modellgebung, Verhaltensübung, Hausaufgaben, Verstärkung und Feedback. Jede dieser Methoden schließt auch das Lernen aus Erfahrung mit ein. Modellgebung, zum Beispiel, kann indirekt durch gefilmte oder bildhafte Präsentation geschehen, doch wird sie wohl am besten durch Rollenspiele erreicht, in denen der Therapeut dem Klienten demonstriert, wie eine effektive Antwort auf einen besonders problematischen Kontext aussehen könnte. Verwendet man Techniken zur Verhaltensübung, wird der Klient tatsächlich in einem bestimmten Kontext plaziert, um innerhalb dieses Kontexts eine neue Verhaltenssequenz aufzubauen. Die bloße Tatsache des Einübens selbst errichtet eine Assoziationsverbindung zwischen einem bestimmten Kontext und einer bestimmten Verhaltenssequenz. Als Parallelbeispiel erinnere man sich an das kognitive Einüben, das im vorangegangenen Abschnitt beschrieben wurde. Hausaufgaben gelten im Problemlösungsansatz als ein wichtiger Bestandteil der gesamten Behandlung. Sie beinhalten eine Verstärkung relevanter Lerninhalte in Kontexten außerhalb der therapeutischen Beziehung und vergrößern dadurch die Wahrscheinlichkeit, daß es gelingt, angemessene Assoziationen in weiterreichenden Kontexten aufzubauen.

Im kognitiven Therapiemodell, wie es von Beck (1967, 1987; Beck et al., 1979) beschrieben wird, umfassen die kognitiven Therapietechniken das wachsende Gewahrwerden des Klienten seiner »automatischen Gedanken«. Beck fühlt sich sichtlich wohl mit dem Begriff »automatische Gedanken«, der vom hypnotischen Gesichtspunkt aus ganz sicher die Anerkennung mächtiger unbewußter Informationsverarbeitung widerspiegelt. Becks vorrangiges Ziel ist es, die bewußte Aufmerksamkeit des Klienten auf diese automatischen Gedanken zu lenken, um so eine erfolgreiche Widerlegung zu ermöglichen (Beck, 1987). Vom hypnotischen Standpunkt aus betrachtet bedeutet dies mit Sicherheit eine Musterunterbrechung, unbewußtes Material zu nehmen und es nicht nur bewußt, sondern sogar zum Objekt einer aktiven bewußten Widerlegung zu machen.

Beck (1987) beschreibt als den nächsten sehr wichtigen Aspekt der kognitiven Therapie, daß der Klient seine kognitiven Fehler erkennt. Dieser Schritt stellt eine selektive Verstärkung der kognitiven Elemente der Erfahrung des Klienten dar. Indem man sich auf die kognitiven Aspekte konzentriert, verringert man notwendigerweise die Konzentration auf affektive oder andere Aspekte der Erfahrung. Mit anderen Worten, der Klient wird befähigt, seine subjektive Erfahrung anders darzustellen. Neue Assoziationen werden aufgebaut, während der Klient von höchster Konzentration auf seine emotionalen Erfahrungen übergeht zu der Konzentration auf den kognitiven Bereich dieser Erfahrungen.

Beck (1987) hebt dann einen fundamentalen Bestandteil des Therapieprozesses hervor, den er »Realitätsprüfung durch kooperativen Empirizismus« (S. 156) nennt. Wieder unterstreicht er den Wert von Lernen aus Erfahrung im Gegensatz dazu, einfach kognitive Instruktion zu liefern. Er vermutet, daß das, was er eine »korrigierende emotionale Erfahrung« (S. 159) nennt, der gemeinsame Nenner aller Psychotherapien sei und die Grundlage für therapeutische Veränderung sein könnte. Realitätsprüfung durch kooperativen Empirizismus bedeutet im wesentlichen, einen Kontext zu schaffen, in dem der Klient entscheiden kann, ob seine Sichtweise einer bestimmten Erfahrungsdimension einigermaßen treffend oder von Nutzen ist.

Indem man den Klienten mit dem Lernen aus Erfahrung vertraut macht, kann eine tiefere Vorstellungsänderung eintreten. Der Klient ist nicht mehr nur in einer Emotion oder nur in einer Kognition versunken, sondern ist nun in eine ganze Palette von Erfahrungen eingetaucht, durch die die starren Parameter seiner Überzeugungen und Gefühle zusammenbrechen. Das vergrößert die Möglichkeit, eine Versunkenheit in eine Erfahrung (d. h. therapeutischen Trance) zu erleben, welche die inneren Vorstellungen grundlegend verschiebt.

Beck beschreibt die gebräuchlichsten kognitiven Therapietechniken als Aktivitätenplanung und gestufte Aufgaben (was Verhaltensübungen und kognitive Übungen oder Vorstellungsübungen während der Sitzungen beinhaltet). In der Aktivitätenplanung schafft sich der typisch passive depressive Klient aktiv Erfahrungen, um Erfahrungsteile zu verstärken, die er normalerweise nicht beachtet. Die Direktive lautet im wesentlichen, »etwas anders zu machen«. Die Erwartung, daß die Erfahrung des Klienten anders sein wird, wenn er die Dinge anders *macht,* wird auf hypnotisch suggestive Art und Weise vermittelt. Es werden direkte und indirekte Suggestionen aufgebaut, daß die Depression zumindest teilweise ein Nebenprodukt dessen sei, was man tut, und daß man die Dinge anders tun muß, wenn die Depression verschwinden soll. Damit korreliert natürlich implizit (und vielleicht auch explizit) die Suggestion, daß Handlungen zu Veränderungen führen.

Was die gestuften Aufgaben angeht, so ist der Wert von Verhaltensübungen sowohl in der hypnotischen Erfahrung als auch in der kognitiven Therapie fundamental. Es ist unrealistisch zu erwarten, daß ein Klient mit einem völlig neuen Muster, das weit außerhalb der Spannbreite seiner bisherigen Erfahrung liegt, sofort kongruent ist und gewandt umgehen kann. Tatsächlich wird in der klinischen Hypnose dem Aufbau dessen, was als die »Reaktionshaltung« (response set) bekannt ist, große Aufmerksamkeit gezollt; d. h. dem Aufbau des Reaktionsmoments auf seiten des Klienten (Erickson & Rossi, 1981; O'Hanlon, 1987; Yapko, 1990). Von dem Klienten wird nicht erwartet, daß er in der Lage ist, eine Altersregression oder jedes beliebige andere suggerierte Trancephänomen sofort zu erleben. Vielmehr muß man sorgfältig darauf achten, schrittweise eine Geisteshaltung (mind-set) aufzubauen, indem man den Klienten im Lauf der Zeit in immer größerem Ausmaß in die Erfahrung eintauchen läßt. Die Methoden der Verhaltensübung in der kognitiven Therapie sind ähnlich strukturiert und erlauben das schrittweise Eintauchen in ein neues Bezugssystem hinsichtlich des Verhaltens sowie folglich auch in assoziierte kognitive und emotionale Bezugssysteme. Verhaltensübung erlaubt es den Klienten, aus ihrem gewöhnlichen Bezugsrahmen herauszutreten, was an sich schon hypnotisch ist, und dadurch in eine veränderte Realität einzutauchen.

Das offensichtlichste Beispiel hypnotischer Methodik in der kognitiven Therapie ist wahrscheinlich das große Vertrauen, das man in die Verwendung kognitiver Einübungstechniken setzt, die auch als Visualisation oder visuelle Vorstellungen bekannt sind. Vorstellungen sind ein Hauptthema der kognitiven Ansätze. Der Klient wird angeleitet, sich in einem Kontext vorzustellen, der sich als schwierig erwiesen hat. Der Klient hat die Gelegenheit zu visualisieren, wie er anders auf die Umstände reagieren könnte, und somit hypnotisch durch den Mechanismus der posthypnotischen Suggestion eine neue Assoziation aufzubauen. Erinnern Sie sich an die erste Sitzungsmitschrift des vorangegangenen Abschnitts, nach dem Beck et al. (1979) berichteten: »Sie ... konnte sich diesmal die verschiedenen Schritte ohne störende Kognitionen vorstellen« (S. 137, dt. Übers. S. 177). Das ist genau die Beschreibung und Wirkung einer posthypnotischen Suggestion. Der Definition nach ist eine posthypnotische Suggestion eine Suggestion, die im Verlauf der hypnotischen Prozedur eingeprägt wird und eine Erfahrung betrifft, die der Klient später in einem anderen Kontext machen soll, und zwar ausdrücklich außerhalb der Parameter der hypnotischen Interaktion (Yapko, 1990). Immer wenn ein Therapeut zu seinem Klienten sagt: »Wenn Sie sich in einer Situation X befinden, die bisher für Sie unangenehm war, werden Sie nun fähig sein, effektiv damit fertig zu werden, indem sie Y und Z tun«, dann benutzt er die klassische Struktur der posthypnotischen Suggestion.

Beck et al. (1979) beschreiben noch zahlreiche andere Techniken, die in der kognitiven Therapie weithin verwendet werden, welche aber ebenso in einem hypnotischen Bezugssystem beschrieben werden können:

- Selbstbeobachtung beim Aufzeichnen der eigenen Gedanken (S. 146, dt. Übers. S. 188), um unbewußte Muster zu unterbrechen und zu identifizieren
- Die Verwendung von Vorstellungen (S. 148, dt. Übers. S. 189), um neue, dem Zusammenhang entsprechende Assoziationen aufzubauen
- Die Verwendung von Szenarien des schlimmsten Falls (S. 154, dt. Übers. ?), um Affekte von Erfahrungen zu dissoziieren
- Die Verwendung von Reattribuierung (S. 157, dt. Übers. S. 199), um Affekte von Kognitionen zu dissoziieren
- Die Verwendung der Selbstbeobachtung mittels Strichliste (S. 165, dt. Übers. S. 208), um Aufmerksamkeit umzulenken und Affekte vom Kontext zu dissoziieren
- Die Einbeziehung von Humor (S. 172, dt. Übers. S. 217), um Bedeutungen in ein neues Bezugssystem zu setzen und assoziierte Affekte in eine neue Richtung zu lenken
- Den Einsatz von übertriebener Konzentration auf die eigenen Gefühle (S. 173, dt. Übers. S. 218), um affektive Dissoziationen zu erleichtern
- Auslösung von Aggression (S. 171, dt. Übers. S. 215), um die Reassoziation von Affekten zum Kontext zu erleichtern

Der kognitive Therapeut David Burns (1980) verwendet die Techniken Becks zusätzlich zu anderen Techniken wie den folgenden:

- Die »Drei Säulen Technik« (S. 60), um Affekte vom Kontext zu dissoziieren
- Die Kosten-Nutzen-Analyse (S. 150), um Dissoziationen und Altersprogression zu fördern, indem Konsequenzen antizipiert und vom unmittelbaren Kontext dissoziiert werden
- Den täglichen Aktivitätsplan (S. 88), um positive Affekte in die Lebenserfahrung zu reassoziieren

Jede dieser Techniken hat ihre hypnotischen Aspekte, die ihre Wirksamkeit katalysieren.

Das interpersonale Psychotherapiemodell (IPT) hebt besonders stark die Beziehungen und die systemischen Dimensionen des Zustands des depressiven Klienten hervor. Klerman et al. (1984) beschreiben eine Reihe von Techniken, die für das IPT-Modell grundlegend sind und welche alle eindeutig hypnotische Muster aufweisen, z. B.: (1) explorative Techniken, (2) Klärung, (3) Ermutigung zum Affekt, (4) Kommunikationsanalyse und (5) direktive Techniken wie die Verwendung von Ratschlägen, grenzensetzender Erziehung, direkter Hilfe, Modellgebung und Rollenspiel.

Die explorativen Techniken, die im IPT-Modell beschrieben werden, geben dem Therapeuten die Möglichkeit, die relevanten Teile der Erfahrung eines Klienten bis zu einem Grad zu verstärken, an dem sie für eine Intervention geeignet sind. Die Techniken können entweder direkt oder indirekt angewandt werden. Das direkte Hervorlocken von Klientenerfahrungen beinhaltet die Verwendung von hypnotischen Inhaltssuggestionen; der Klient wird ermuntert, spezielle Erfahrungen preiszugeben, indem er seine Aufmerksamkeit selektiv auf jene relevanten Gebiete richtet und ihren assoziierten Inhalt verbalisiert. In der nondirektiven Exploration wird das hypnotische System des Akzeptierens und des Utilisierens der Klientenerfahrung und die Verwendung von hypnotischen Prozeßsuggestionen (d. h. Suggestionen ohne speziellen assoziierten Inhalt) verwendet, um das Gewahrwerden für den Fluß der Klientenerfahrung mit minimaler Einmischung des Therapeuten zu verstärken.

Die Verwendung von Klärungstechniken demonstriert eindringlich den Wert von posthypnotischen Suggestionen zum Zweck einer Kontextualisierung der Klientenerfahrung. Diese Techniken fordern den Klienten dazu heraus, die Grenzen seiner Überzeugungen, Gefühle oder Verhaltensweisen deutlicher zu ziehen. Der Klient lernt, frühere Muster zu dissoziieren, und auf das zu reagieren, was in einem gegebenen Kontext angemessen oder am besten ist.

Die Technik der Kommunikationsanalyse wird verwendet, um dem Klienten den Unterschied zwischen Absicht und Ergebnis deutlich zu machen. Der Klient wird nun für die Qualität seiner Kommunikationsweisen verantwortlich gemacht – eine Wahrnehmungsverschiebung –, und er beginnt zu lernen, daß die vom Sender intendierte Bedeutung nicht notwendigerweise adäquat kommuniziert oder vom Empfänger richtig aufgenommen wird. Hiermit wird etwas auf eindringliche Weise hypnotisch umgedeutet, indem dem Klienten suggeriert wird, daß effektive Kommunikationstechniken eine Determinante für die Qualität der Beziehungen einer Person sind. Durch die direkte Suggestion verschiebt sich die vertraute Selbsteinschätzung des Klienten als einer irgendwie mangelhaften oder inadäquaten Person darauf, daß seine Probleme mit speziellen zwischenmenschlichen Fähigkeiten zusammenhängen, an denen es ihm mangelt. Eine fundamentale Suggestion, die für die Genesung eines jeden depressiven Klienten essentiell ist, ist die, daß das Problem nicht ausschließlich in der Person des Klienten begründet liegt; vielmehr ist das Problem die (ineffektive) Art und Weise, auf die der Klient das zu tun versucht, was er tun will. Dies ist die Technik des Umdeutens (reframing), die Selbstachtung aufzubauen hilft.

Der Psychotherapeut, der die interpersonale Therapie ausübt, kann direktive Techniken verwenden wie die Techniken der »Erziehung«, des Beratens oder der Modellgebung, oder er kann dem Klienten direkt helfen, einige praktische Schwierigkeiten zu lösen, denen dieser gegenübersteht. Obwohl direktive Techniken im IPT-Modell als wertvoll anerkannt werden, betrachtet man sie doch auch als eine nicht unbedingt wünschenswerteste Form der Intervention. Klerman et al. (1984) stellen fest:

> Im optimalen Fall sollten direkte Techniken mit Ausnahme der Erziehung sparsam eingesetzt werden. Am besten setzt man sie in frühen Sitzungen ein, um eine Atmosphäre zu schaffen, in welcher der Therapeut als hilfreich wahrgenommen wird... Zu häufige Verwendung ist ein Fehler; ebenso wie Suggestionen, die zu speziell oder direkt sind, oder die den Sinn des Patienten für Autonomie unterminieren, oder die auf falschen Informationen oder unrichtigen Wahrnehmungen beruhen. (S. 151–152)

Die darin liegende Weisheit, nämlich Abhängigkeit so gering wie möglich halten zu wollen, ist offensichtlich. Es ist ausgesprochen wichtig, in der Behandlung nur so lange eine Richtung vorzugeben, bis der Klient für sich selbst handeln kann.
Andere, mit dem IPT-Modell assoziierte Techniken sind Entscheidungsanalyse und Rollenspiele. In der Entscheidungsanalyse wird der Klient gebeten, eine große Spannbreite an alternativen Handlungen sowie über deren Konsequenzen nachzudenken, um ein bestimmtes Problem zu lösen. Klerman et al. (1984) beschreiben dies als »die wichtigste handlungsorientierte Technik der interpersonalen Psychotherapie«. (S. 152)
Die Technik, dem Klienten beständig zu helfen, eine größere Vielfalt an Reaktionsalternativen in Problemsituationen zu schaffen, ist der gemeinsame Nenner aller Psychotherapien zur Heilung der Depression. Das Bezugssystem, in dem der Klient lebt, kann einfach als eine symptomatische Trance betrachtet werden, in welcher die Aufmerksamkeit selektiv auf begrenzte und dysfunktionale Optionen fokussiert ist (Gilligan, 1989; Araoz, 1985). Dadurch, daß der Klient ermutigt wird, eine größere Vielfalt an Gesichtspunkten und Möglichkeiten zu erwägen, beginnt der Klient, seine Starrheit in der Wahrnehmung aufzubrechen und eine neue Realitätsgrundlage zu errichten, die suggeriert, daß Probleme auf viele verschiedene Arten gelöst werden können und nicht nur auf die einzige (blockierte) Weise.
Rollenspiel-Techniken im IPT-Modell sind damit verbunden, daß der Therapeut die Rolle einer wichtigen Person im Leben des Klienten übernimmt. Rollenspiele werden verwendet, um die Gefühle und den Kommunikationsstil des Klienten zu erforschen und neue Möglichkeiten für den Klienten einzuüben, sich anderen gegenüber zu verhalten. Wenn das Rollenspiel zu dem Zweck eingesetzt wird, die Gefühle und den Kommunikationsstil zu erforschen, ist es offensichtlich, daß der Klient aufgefordert wird, zu regredieren und eine eingeübte Form früheren Verhaltens auszuagieren – der hypnotische Prozeß der Revivifikation. Wird der Klient gebeten, Möglichkeiten im Rollenspiel darzustellen, wird er durch Erfahrung auf die Zukunft hin orientiert, und der Mechanismus der Altersprogression wird dann verwendet, um posthypnotische Sug-

gestionen zu neuen möglichen Verhaltensweisen und Reaktionen aufzubauen.

Schlußfolgerung

In diesem Kapitel habe ich hypnotische Muster als den Katalysator für alle therapeutischen Modalitäten beschrieben. Die Tatsache, daß die Hypnose vom grundlegenden Bezugssystem der Therapie als eines Prozesses sozialen Einflusses abgetrennt wurde, hat dazu geführt, daß sie als ein eigenständiges und sogar eigenmächtiges Phänomen betrachtet wird, das für den Therapieprozeß kaum relevant ist. Jedoch wurde in diesem Kapitel die Tatsache herausgearbeitet, daß die Hypnose im Therapieprozeß nicht nur relevant ist, sondern sogar unvermeidlich und unerbittlich damit verwoben ist. Was es auch sein mag, das eine Therapie in jedweder Form, in der sie praktiziert wird, funktionieren läßt, es ist letztendlich hypnotischer Natur. Das wurde in den auszugsweisen Abschriften und in den beschriebenen Techniken offensichtlich, in denen verschiedene hypnotische Muster zu fundamentalen Veränderungen dessen führt, wie der Klient sich selbst erfährt.
Die Hypnose kann als therapeutisches Werkzeug in praktisch keiner Behandlung von Depression oder, was das angeht, irgendeiner anderen Störung kontraindiziert sein. Wie die Hypnose verwendet wird, um Erfahrungsbereiche innerhalb einer therapeutischen Strategie zu verstärken oder abzuschwächen und zu dissoziieren oder assoziieren, bestimmt, ob die suggerierten Erfahrungen Gewinn bringen werden oder nicht. In Anbetracht der Macht und Vielseitigkeit der Hypnose wird es deutlich, daß diejenigen, die hypnotisch ausgebildet sind, sehr stark von der Verwendung der Hypnose in Verbindung mit anderen Therapiewerkzeugen profitieren können, und daß diejenigen, die hypnotisch nicht ausgebildet sind, die Effektivität ihrer Therapiemethode vergrößern können, indem sie die Hypnose erlernen.

5. Kapitel

Depression und symptomatische Trancezustände

Im gesamten vorliegenden Band trete ich für die Hypnose als potentiell wertvolles Behandlungswerkzeug ein, so als wäre Hypnose an und für sich gut. Wie ich weiter oben bereits festgestellt habe, ist die Hypnose jedoch weder »gut« noch »schlecht«. Ihr Wert leitet sich von den Ergebnissen ab, die sie in einem gegebenen Kontext bewirkt. Betrachten wir zum Beispiel imaginative Techniken, eine spezielle Form des hypnotischen Verfahrens. Mittels imaginativer Techniken wird der Klient angeleitet, eine Reihe visueller Bilder, in denen er sich nicht mehr durch tatsächliche oder wahrgenommene Einschränkungen gebunden fühlt, zuerst zu entwickeln und dann darin aufzugehen. Der Klient malt sich aus, wie er in einer Art und Weise auf schwierige Situationen reagiert, die zu einem vorteilhaften Ergebnis führt. Während dieses imaginativen Prozesses können, wie im letzten Kapitel erörtert wurde, neue Reaktionen (d. h. Gefühle, Verhaltensweisen, Gedanken) zu dem speziellen Kontext assoziiert werden, auf den man sich während der Vorstellung konzentriert.

Auf dieselbe Art, auf welche imaginative Techniken angewandt werden können, um dem Klienten brauchbare Veränderungen in seinen Reaktionen auf den betreffenden Kontext verwirklichen zu helfen, kann man leicht erkennen, wie imaginative Techniken auch negativ angewandt werden können, um unerwünschte Reaktionen hervorzurufen. Wenn sich zum Beispiel jemand ausmalt, wie er an Bord eines Flugzeuges geht und sich anschnallt, das Flugzeug startet und dann plötzlich die Motoren ausfallen und das Flugzeug mit rasender Geschwindigkeit auf die Erde stürzt, wie dann schließlich Metalltrümmer und Körperteile in der Landschaft verstreut liegen, so kann man leicht einsehen, daß eine solche Reihe von Bildern diese Person dazu führen kann, eine Phobie gegenüber Flugzeugen und der Erfahrung des Fliegens zu entwickeln.

Die Mechanismen, die in den therapeutischen Anwendungen der Hypnose verwendet werden, sind identisch mit den Mechanismen, die in antitherapeutischen Anwendungen angewandt werden können. Folglich sind nicht alle therapeutischen Interventionen gleich aufgebaut. Das Ausmaß, in dem der Therapeut dazu in der Lage ist, den Klienten in relevante Erfahrungen, die sich als nützlich erweisen könnten, sich sinnvoll vertiefen zu lassen, ist das Maß, in dem die Therapie erfolgreich sein wird. Wenn sich der Therapeut auf irrelevante oder sogar schädliche Dimensionen der Erfahrung konzentriert, reagiert der Klient mit weiteren symptomatischen Erfahrungen. Wenn man es nur vom interpersonalen Standpunkt aus betrachtet, ist es ziemlich leicht, den ausbleibenden Fortschritt (oder gar einen Rückfall) nur der individuellen Psychodynamik des Klienten zuzuschreiben und nicht der Natur der Interventionen, die vom Therapeuten gegeben werden.

Realität in der Depression

Was ist denn nun eigentlich an der Hypnose dran, das den Klienten so sehr fesselt, daß er in der Lage ist, Dimensionen des Selbst zu erleben, die ihm normalerweise unzugänglich sind? Manche Experten führen diesen Umstand darauf zurück, daß der Mechanismus der »Realitätsprüfung« aufgehoben wird, was den Klienten dazu ermutigt, sich in die vom Therapeuten suggerierte »Realität« zu vertiefen. Ernest Hilgard (1968) beschrieb die Erfahrung des Klienten in der Hypnose als geglaubte Phantasie (believed-in imagination). Mit anderen Worten, der Klient kann in hypnotisch hervorgerufenen Erfahrungen so versinken, daß die Parameter, welche die Realität definieren, bis zur Unsichtbarkeit verschwinden können. Damit dies geschieht, muß keine formelle Tranceinduktion durchgeführt werden.
Man betrachte den allgemeinen Prozeß der Sozialisation. Jeder Mensch wird intensiv von der Kultur sozialisiert, von der er ein Teil ist. Durch diese Sozialisation formt sich jeder Mensch eine

Sicht seines Selbst und des Universums, die mit den Sichtweisen der sozialisierenden Gesellschaft relativ übereinstimmt (oder zumindest nicht konträr im Widerspruch dazu steht). Wenn man sich überlegt, wie extrem unterschiedlich die Spektren der menschlichen Wahrnehmung und Kultur sind, dann wird offensichtlich, daß die Spannbreite von Interpretationen der »Realität« außergewöhnlich groß ist. In diesem Sinn paßt Hilgards Sichtweise der Hypnose als »believed-in imagination« genausogut auf die individuellen Interpretationen von Lebenserfahrungen.

Sehen Sie sich die berufliche Entwicklung von Angehörigen des psychotherapeutischen Berufsstands an. Ich habe fast zwei Jahrzehnte meines Lebens damit zugebracht, ein breiteres und tieferes Verständnis für das menschliche Erleben zu entwickeln. Mein tiefes Interesse an klinischer Psychologie ist eine Aussage über *mich*, nicht über den Wert des von mir gewählten Berufs. Wenn ich Workshops halte, wie ich es regelmäßig tue, werde ich von den Teilnehmern kräftig in meiner Überzeugung bestärkt, daß der Beruf des Psychotherapeuten wichtig ist. Jedoch begegne ich regelmäßig auch Menschen, deren Sichtweise der Realität sich grundlegend von meiner unterscheidet. Viele Menschen haben nicht nur kein Interesse an der Psychologie, sondern viele verachten sie sogar! Das Interessante daran ist, daß ihr Leben trotz des völlig fehlenden Interesses daran, wie andere durch das Leben kommen, ebenso gut funktionieren kann. Ist es meine »believed-in imagination«, die mich glauben läßt, daß Bücher wie dieses einen Unterschied bewirken? Und ist dies ein nützlicher Glaube?

Die meisten Leser werden eine klinische Ausbildung in der Verwendung von projektiven Testverfahren wie dem Rorschach-Test haben. Der diesen Tests zugrundeliegende Mechanismus ist als »projektive Hypothese« bekannt (Sundberg, Taplin & Tyler, 1983), die besagt, daß jemand, wenn er einem mehrdeutigen Stimulus ausgesetzt ist, in diese Mehrdeutigkeit eine Bedeutung hineinprojiziert, welche eine Erweiterung des eigenen individuellen Bezugsrahmens erzeugt. Es scheint offensichtlich, daß der mehrdeutigste Reiz, dem jeder Mensch gegenübersteht, das LEBEN ist! Das Leben hat keine Bedeutung, die unabhängig ist von der Bedeutung, die wir auf es projizieren. Dieser Prozeß, etwas in die

Lebenserfahrungen hineinzuprojizieren, diktiert die gesamte Qualität des eigenen Lebens. Im Fall der Depression sind die Projektionen charakteristischerweise negativ, selbstbeschränkend, wiederholend, selbstgefährdend und selbstentwertend. Der wichtigste Punkt hierbei ist, daß das Leben ein mehrdeutiger Reiz ist und die Depression in großem Maße ein voraussagbares Nebenprodukt von laufenden negativen Projektionen.

Das Leben als Tintenklecks

Das Leben besteht aus zahllosen Mehrdeutigkeiten. Die Tatsache, daß der Berufsstand der Psychotherapeuten in sich selbst so gespalten ist, ist einfach eine Auswirkung dessen, wie beschäftigt die Theoretiker und Praktiker mit der »believed-in imagination« sind, mit der sie auf den mehrdeutigen Reiz jeder beliebigen Störung, die sie behandeln, reagieren. Im psychotherapeutischen Beruf besteht die Hauptaufgabe darin, etwas Klarheit und präzises Wissen über die Tintenkleckse unserer Klienten zu erlangen.
Man kann nicht versuchen, die »Wahrheit« in Situationen zu finden, die inhärent mehrdeutig sind. Es gibt keine richtigen Antworten auf inhärent mehrdeutige Fragen wie: Welches ist die beste Art, einen arbeitsfreien Tag zu verbringen? Wie verwendet man am besten 10000 Dollar? Was ist die richtige Behandlungsweise für einen depressiven Klienten? Persönlichkeitsdynamik und Psychopathologie sind ebenfalls inhärent mehrdeutige Bereiche. Folglich ist der Aufbau einer Theorie, der man ohne jeden objektiven Beweis treu bleibt, ein fundamentaler Irrtum in der klinischen Behandlung. In dieser Hinsicht lege ich in diesem Band eher Wert auf die Identifikation relevanter Muster als auf abstrakte Schwierigkeiten wie Verlust oder Verlassenwerden mit dem Ziel, die Konzentration auf unbeweisbare Projektionen zu minimieren. Sind die Muster selbst denn auch Projektionen? In gewissem Maß sind sie es zweifellos. Doch wird hier zur Konzentration auf die Struktur ermutigt als eine Möglichkeit, die Projektionen der »Bedeutung« des assoziierten Inhalts zu *minimieren.*

Selbst das kognitive Therapiemodell wird wegen seiner umfassenden Berücksichtigung von kognitiven Verzerrungen von Kritikern angegriffen, die betonen, daß eine Gleichsetzung von psychischer Gesundheit und Rationalität aus einer fehlerhaften Gleichung resultiere (Safran & Segal, 1990; Guidano, 1987). Abgesehen von dieser Kitik an der kognitiven Therapie gibt es ein wichtiges philosophisches Problem bezüglich der »Realität«, die theoretisch verzerrt ist und in den kognitiven Verzerrungen des Klienten augenscheinlich wird. Wenn man die psychischen Schwierigkeiten eines Menschen so betrachtet, als würden sie durch Denkfehler entstehen, drängt sich unvermeidlich die Frage auf: »Wer ist denn die Autorität bezüglich der Realität, dem die Entscheidung darüber anvertraut wird, was eine Verzerrung darstellt?« Die Kritiker des kognitiven Therapiemodells sind nicht zufrieden mit der Art, in der sich kognitive Therapeuten mit dieser schwierigen Frage beschäftigt haben, wer denn das endgültige Sagen darüber habe, was Realität sei und was nicht. Kognitive Therapeuten antworten im allgemeinen, daß es keine letztendliche Autorität darüber gebe, was real sei und was nicht, und daß man nur erwägen könne, was eben bei bestimmten Denk-, Gefühls- und Verhaltensweisen herauskomme. Es gibt aber auch einige, die dies als eine Flucht vor der Verpflichtung interpretieren, die Frage definitiv zu beantworten. Leider setzt diese Schlußfolgerung voraus, daß es eine definitive Antwort auf diese Frage gibt. Und es sollte leicht genug erkennbar sein, daß genau das nicht der Fall ist.

Vor allem in den letzten Jahren hat die Frage, wie Realität entsteht, in der Psychotherapieliteratur beträchtliche Aufmerksamkeit erregt. Besonders das zunehmend starke Interesse an Kurztherapiemethoden hat zu einer sorgfältigen Erforschung der Frage geführt, wie subjektive Realitäten gestaltet werden. Die Hypnose hat eine zentrale Rolle dabei gespielt, dieses weitverbreitete Interesse an Kurztherapieansätzen zu katalysieren (Haley, 1973, 1982). Man betrachte nur den umfassenden Einfluß Milton Ericksons auf die Gruppe des Mental Research Institute (MRI), zu der auch Paul Watzlawick, Richard Fisch, Gregory Bateson, Jay Haley und John Weakland gehören, sowie auf andere Kurzzeittherapie-Katalysatoren (Watzlawick, 1982; Fisch, 1982; Weakland, 1982). Ihre stark hypnotischen und interaktionalen Ansichten konnten sich erst dann entwickeln, als wir unsere Wahrnehmung von der Realität im Hinblick auf die Natur der therapeutischen Interaktion neu definierten. In jüngster Zeit wurde der Schwerpunkt verstärkt darauf gelegt, ein Verständnis für die Relevanz des konstruktivistischen Standpunkts, wie er von Paul Watzlawick und anderen (Watzlawick, 1984; Foerster, 1984) vertreten wird, zu entwickeln. Der Kern dieser Sichtweise ist der Glaube, daß die Realität dadurch geformt wird, daß wir von etwas sagen, es ist so (Glaserfeld, 1984). Einen solchen Standpunkt einzunehmen ist gleichbedeutend damit zu sagen, die Realität sei formbar und rein subjektiv. Auf einer gewissen Ebene hat natürlich jeder, der in der klinischen Praxis tätig ist, den fundamentalen Glauben, daß sich subjektive Erfahrungen ändern können. Die in letzter Zeit starke Gewichtung der Kurztherapie hat das Interesse mächtig gefördert, aktive Verfahrensweisen zu entwickeln, um so rasch wie möglich Veränderungen herbeiführen zu können.

Die Hypnose ist weit mehr eine Kunst denn eine Wissenschaft. Trancezustände und hypnotische Realitäten müssen erst noch auf definitive Art und Weise gemessen und präzise definiert werden. Was es einem Klienten ermöglicht, sich in einem Augenblick in seinem »normalen« Geisteszustand zu befinden, um dann im nächsten tief in eine Erfahrung versunken zu sein, die das Körperbewußtsein ausschaltet, wie bei der hypnotischen Anästhesie, entzieht sich weiterhin dem völligen Verständnis. Das Gebiet der Hypnose reagiert auf solche höchst subjektiven Erfahrungen mit dem Versuch, ein objektives Verständnis davon zu erlangen, doch ist die Aufgeschlossenheit für die subjektive Erfahrung und den Wert der Phänomenologie ständig präsent.

Die Unterscheidung zwischen therapeutischen und symptomatischen Trancezuständen

Wenn man Hypnose als einen Mechanismus zur Schaffung subjektiver Realitäten ansieht, kann einem das helfen, die tieferen Implikationen der vorausgegangenen Feststellung zu begreifen, nämlich daß die Hypnose an sich weder gut noch schlecht ist. In diesem Abschnitt werden einige Charakteristika sowohl der therapeutischen Trancezustände (d. h. jene Tranceerfahrungen, die als nützlich gesehen werden) als auch der symptomatischen Trancezustände vorgestellt (d. h. Versunkensein in Erfahrungen, die als störend oder schädlich betrachtet werden).

Therapeutische Trancezustände

Therapeutische Trancezustände können temporäre Erfahrungen von kurzer Dauer sein, wie man sie beispielsweise in einer formellen, von einem Therapeuten gelenkten Hypnosesitzung findet, oder sie können die umfassenderen, individuell gebildeten Sichtweisen des Selbst oder des Lebens sein, die ein Nebenprodukt der Sozialisation sind. Unabhängig von ihrem Inhalt oder ihrer Dauer sind therapeutische Trancezustände für den Klienten heilsam (Gilligan, 1987). Um einen Trancezustand als therapeutisch bezeichnen zu können, muß er zumindest die folgenden Charakteristika aufweisen:

1. Er steigert die Qualität des Selbstbildes und der Lebenserfahrung der betreffenden Person.
2. Er fördert einen sinnvollen und positiven Rapport zwischen dem Individuum und seinen wichtigen Mitmenschen im Leben.
3. Er manifestiert Flexibilität – die Fähigkeit, sich aufgeschlossen und in einem zeitlich angemessenen Rahmen an sich ändernde Umstände anzupassen.
4. Er ist dem Kontext angemessen, was bedeutet, daß der Teil der Realität, auf welchen das Individuum reagiert, sich auf heil-

same Art mit den Absichten und Wünschen des Individuums deckt.
5. Er vergrößert die Fähigkeit des Individuums, die unterschiedlichen Teile seiner Person zu erkennen, sie zu akzeptieren und effektiv zu utilisieren.
6. Er berücksichtigt positive Möglichkeiten, welche das Individuum motivieren, auf verantwortungsvolle und zielgerichtete Weise zu handeln.

Die verschiedenen Komponenten eines therapeutischen Trancezustandes verbinden sich, um Wachstum und Anpassung in einem geschlossenen System zu erlauben, das dazu in der Lage ist, positive und dem Kontext angemessene Reaktionen auf verschiedene Lebenserfahrungen zu bewirken.

Symptomatische Trancezustände

Die Symptome der Klienten könnte man als ein unglückliches Nebenprodukt derselben Strukturen der Hypnose betrachten, die in einem anderen Kontext therapeutische Wirkungen erzielen könnten. Daniel Araoz (1985) beschrieb, was er »negative Selbsthypnose« nannte in ähnlicher Weise, als er überlegte, wie die Hypnose unerwünschte Symptome bewirken könne. Der Begriff »symptomatische Trance« bezieht sich auf den Umstand, daß ein Mensch eine Sichtweise seines Selbst und seines Lebens herausgebildet hat, die zu unerwünschten symptomatischen Erfahrungen führt (Gilligan, 1987). Die Komponenten symptomatischer Trancezustände sind:

1. Selbstbeschränkende und selbstzerstörerische Arten, auf Lebenserfahrungen zu reagieren.
2. Schlechter Rapport mit den wichtigen Personen im Leben, was die Art von unzufriedenstellenden – sogar zerstörerischen – Beziehungen schafft, die gewöhnlich bei depressiven Klienten beobachtet werden.
3. Eine Realitätswahrnehmung, an der starr festgehalten wird trotz überwältigender, sogar Schmerz erzeugender Beweise, die direkt darauf hindeuten, daß die Sichtweisen der Person

dringend einer Modifikation bedürfen, ebenso wie sich in der Realitätswahrnehmung eine deutlich beeinträchtigte Fähigkeit des Menschen zeigt, verändernde Umstände zu erkennen, die es erfordern würden, neue oder modifizierte Reaktionen herauszubilden, sowie sich an diese Umstände anzupassen.

4. Verhaltensweisen, die dem Kontext nicht angemessen sind, da das Individuum die Anforderungscharakteristika der Situationen, denen es gegenübersteht, nicht erkennt oder nicht sinnvoll auf sie reagiert und die somit Erfahrungen hervorrufen, welche dann als Versagen, Zurückweisung, Demütigung und so weiter interpretiert werden.
5. Selbst-Ablehnung, die die Unfähigkeit manifestiert, die verschiedenen Teile des eigenen Selbst zu akzeptieren und angemessen zu utilisieren.

Im Hinblick auf den letzten Punkt schafft der Klient in einer symptomatischen Trance eine dysfunktionale Dissoziation innerhalb seiner selbst, indem er einen Teil (oder Teile) seines Selbst als negativ und nutzlos abstempelt. Indem er dies tut, wird eine dysfunktionale Dissoziation aufgebaut, die in direktem Verhältnis zu der Intensität der bewußt unternommenen Versuche, solche Teile »loszuwerden«, wächst. Wenn erst einmal ein Teil des Selbst abgestempelt wurde (z. B. »meine schreckliche Wut«) und zum Produkt bewußter, jedoch versagender Veränderungsstrategien wird, verbreitert sich die Kluft zwischen bewußten und unbewußten Ressourcen. Dies läßt die Wahrscheinlichkeit weiter steigen, daß sich die Dissoziation aufgrund einer Polarität (statt einer Integration), die sie fördert, als zunehmend dysfunktional erweist.

Der Kontext entscheidet die Bedeutung

Wenn man den therapeutischen und den symptomatischen Trancezustand einander gegenüberstellt, wird die Rolle des Kontextes als Schlüsselkomponente bei der Unterscheidung zwischen den beiden Arten von Tranceerfahrung erkennbar. Die unterschiedlichen Komponenten der Hypnose, von den klassischen hypnotischen Phänomenen bis zu den hypnotischen Aspekten einer Kommunikation mit dem Ziel, Einfluß auszuüben, sind in symptomatischen und therapeutischen Trancezuständen gleichermaßen evident. Die Rolle des Kontextes hilft bei der Entscheidung, ob eine bestimmte hypnotische Konzentrationserfahrung auf einen speziellen Aspekt des eigenen Selbst (wie beispielsweise eine Erwartung oder eine Erinnerung) nützlich ist oder nicht. Die Aufmerksamkeit auf eine bestimmte Erfahrungsdimension zu konzentrieren, kann entweder hilfreich oder schmerzvoll sein, je nachdem, wie diese Konzentration durchgeführt wird. Was in dem einen Kontext einen Gewinn darstellt, kann in einem anderen eine Belastung sein. Was zum Beispiel auf einem Gebiet als bewundernswertes Durchhaltevermögen erscheint, könnte auf einem anderen als Starrköpfigkeit betrachtet werden.

So offensichtlich dies auch zu sein scheint, neigen Therapeuten dennoch dazu, nur die positiven Potentiale ihrer Techniken hervorzuheben, anscheinend ohne große Rücksicht darauf zu nehmen, um was für einen Menschen und um was für einen bestimmten Kontext es sich handelt, der eine solche Technik nicht nur unangemessen machen kann, sondern sogar gefährlich. Die Indikationen und Kontraindikationen zu einem gegebenen Muster können nur in bezug auf einen speziellen individuellen Klienten festgestellt werden.

Depression und symptomatische Trancezustände

In der Beschreibung der allgemeinen Charakteristika symptomatischer Trancezustände wurden einige Kriterien geschildert, die dem Leser helfen können, Umstände zu definieren, unter denen sich die Hypnose als antitherapeutisch erweisen könnte (genauso wie auch Therapietechniken selbst antitherapeutisch sein können). In diesem Abschnitt werden die Charakteristika symptomatischer Trancezustände noch weiter ausgearbeitet, da sie depressive Menschen besonders betreffen.

Das erste Kriterium für eine symptomatische Trance betrifft eine insgesamt schlechte Qualität der Lebenserfahrung. Die allgemeine oder spezielle Lebensauffassung eines Individuums oder seine allgemeinen oder speziellen Reaktionen auf Lebenserfahrungen können ihn in die Erfahrung der Depression führen. Die Depression schmälert die Lebensqualität auf zahllose Arten; sie ist eine schmerzvolle Erfahrung, die dem Leben die Freude nimmt und es manchmal überhaupt nicht mehr lebenswert erscheinen läßt. Die Person, die in einem derart starren depressiven Bezugssystem gefangen ist, erfährt eben diese Daseinsart, auf die der Mensch auch so reagiert, als wäre sie »real«. Der Depressive hat eine Sichtweise seines Selbst und des Lebens entwickelt, die sehr subjektiv und buchstäblich willkürlich ist. Als Reaktion auf den »Rorschach-Test des Lebens« erzeugt der Klient Projektionen, die für das Selbst schmerzlich sind. Da dies eine »believed-in imagination« ist, erkennt der Klient nicht, daß seine Version der Realität keine besonders erhebende Reflexion der Möglichkeiten ist, die das Leben zu bieten hat.

Der mangelnde Rapport mit wichtigen Personen des Umfelds stellt einen zweiten Aspekt der symptomatischen Trance des Depressiven dar. Daß die wichtigen Beziehungen eines depressiven Menschen dysfunktional sind, wurde überzeugend bewiesen. Der schlechte Rapport mit anderen manifestiert sich auf vielfältige Art, unter anderem in der unterentwickelten Fähigkeit, die Stärken und Schwächen wichtiger Mitmenschen zu erkennen (was bei vagen, globalen Einschätzungen beginnt und bis zu umfassenden persönlichen emotionalen Engagements in die unmöglichsten Beziehungen reicht), und in dem Mangel an Kommunikationsgeschick, das notwendig ist, um die eigenen andauernden Erfahrungen auf eine positive und beziehungsverbessernde Art zu definieren und in Beziehung zu den Erfahrungen der anderen zu setzen. Die aktuellen Daten weisen darauf hin, daß mindestens 50 Prozent derjenigen, die klinisch depressiv sind, ebenfalls unter Ehe- und Familiendysfunktionen leiden und daß mindestens 50 Prozent derjenigen, die Ehe- und Familienschwierigkeiten haben, auch als klinisch depressiv bezeichnet werden können (Beach & Nelson, 1990). Die Fähigkeit, effektiv Rapport zu anderen aufzubauen, fehlt und führt so zu Isolation, Entfremdung, Rückzug, Gefühlen des Zurückgewiesenseins, Demütigungen und anderen, ähnlichen

Problemen, über die Depressive hinsichtlich ihrer Beziehungen typischerweise klagen.

Einige Therapeuten vertreten die Meinung, daß die Depression eine Wahlmöglichkeit sei, und quälen ihre depressiven Klienten gar mit Abwandlungen der Frage: »Warum haben Sie die Depression gewählt?« Die Depression ist aber *keine* freie Wahl! Tatsächlich sollte man die Depression sinnvoller eher als fehlende Wahrnehmung eben dieser Wahlmöglichkeit betrachten, und darin liegt das dritte Kriterium der symptomatischen Trance: dem Individuum fehlt die Flexibilität, die ihm die Anwendungsmöglichkeit verschiedener Wahlmöglichkeiten in einem gegebenen Kontext erlaubt. Das Ergebnis ist eine depressogene Starre in seinen Reaktionen auf Lebenserfahrungen. Es gibt viele Auslöser für die Depression, doch bei praktisch jedem Klienten, den ich je behandelt habe, bestanden *Erfahrungen von Defiziten,* die offensichtlich mit der Erfahrung der Depression in Verbindung standen. Mit der Erfahrung von Defiziten meine ich, daß es in der Konstruktion der subjektiven Realität des Individuums gewisse Fertigkeiten und Erfahrungen gab, die durch die Sozialisation gefördert wurden, ebenso wie spezielle Fertigkeiten und Erfahrungen, die direkt und indirekt mißbilligt wurden. Die unangemessene Verwendung von speziellen Fertigkeiten oder der Mangel daran setzten den Menschen dem Risiko einer Depression aus.

Auf vielerlei Arten sind es genau die Dinge, von denen der Mensch nicht weiß, wie er mit ihnen umgehen soll, die schließlich als Depression an die Oberfläche kommen. Die (depressive) symptomatische Trance beinhaltet die unbewußte, unwillentliche Erzeugung von symptomatischen Erfahrungen (d. h. kognitive Verzerrungen, dysfunktionale Beziehungen, fehlende problemlösende Fähigkeiten, starre Geisteshaltung), die die geeigneten Ziele für eine Behandlung sind. Der unwillentliche und folglich dissoziative Aspekt der symptomatischen Erfahrung stellt das dritte Kriterium der symptomatischen Trance dar.

Der Gedanke der Starrheit als einer Funktion der symptomatischen Trancezustände ist ein Konzept, das viele tiefgreifende Implikationen für den Behandlungsprozeß beinhaltet. Starrheit bedeutet gleichbleibende Reaktionen auf seiten des Klienten ohne

Rücksicht auf den sich ändernden Kontext. Ob man sich darauf als Fixierung oder als Entwicklungshindernis bezieht, eine verhaltensfixierte, kognitive oder emotionale Reaktion ist genau der Mechanismus, mit dem die Person sich mit Teilen ihres Selbst oder ihrer Umgebung in Uneinigkeit bringt (Samko, 1986; Zeig, 1980a). Die Autoren der kognitiven Therapie beschreiben ausführlich die verschiedenen Methoden, die dazu vorgesehen sind, mit eben dieser Rigidität im Überzeugungssystem und im Denkmuster des Klienten umzugehen. Das interpersonale Modell konzentriert sich auf die starren und dysfunktionalen Beziehungsmuster, die das Individuum anwendet, und bemüht sich, die Flexibilität sowie die Fähigkeit, mit anderen auf sinnvollere und befriedigendere Art in Beziehung zu treten, zu diversifizieren, auszubauen und aufzubauen. Selbst psychodynamische Ansätze erkennen die starren Muster des Klienten in seiner Beziehung zu seinem Selbst und zu anderen Menschen und erforschen diese Starrheiten im Kontext einer Übertragungsbeziehung mit dem Therapeuten.

Ein hervorstechendes Merkmal der symptomatischen Trance im allgemeinen und der depressiven Trance im besonderen ist die gleichbleibende Qualität der Reaktionen des Klienten. Der Klient versucht das, wovon er weiß, wie man es tut, auf der Grundlage von bereits existenten, aber schlecht angepaßten Mustern zu tun und ist unfähig, die Strategien entsprechend der Notwendigkeit zu verändern. Überdies unterscheidet der Klient nicht zwischen versagt haben und ein Versager *sein.* Ein vorrangiges Ziel für jeden Therapeuten, der mit einem depressiven Klienten arbeitet, gleich welche theoretische Orientierung er bevorzugt, ist, dem Klienten zu helfen, mit Lebenserfahrungen flexibler umgehen zu können, indem er die Notwendigkeit hervorhebt, sich verändernde Lebensumstände ständig zu beobachten und sich an sie anzupassen. Einfach ausgedrückt, die Reaktionen, die vorher adäquat waren, müssen nun nicht mehr adäquat sein, ebenso wie die Reaktionen, die jetzt adäquat sind, später nicht mehr adäquat sein müssen. (Selbst was jetzt in der Therapie als Lösung erscheint, kann später zu Problemen führen, wenn nicht aktiv Flexibilität gelehrt wird.) Wenn der Klient nicht instruiert wird, wie man Flexibilität aufrechterhält und sich ständig an sich wandelnde Kontexte anpaßt, kann der Therapeut unwillentlich die Starrheit auf seiten des Klienten verstärken, indem er den Glauben stärkt, es gäbe eine einzige richtige Art, an ein Problem heranzugehen, obwohl es tatsächlich viele richtige Arten gibt, dies zu tun.

Die vierte Komponente symptomatischer Trancezustände ist eine dem Kontext unangemessene Reaktion, die anzeigt, daß der Depressive die höchst nützliche Dimension der Erfahrung nicht nutzt – die beste Reaktion –, um auf einen bestimmten Kontext einzugehen. Ein Ziel der Behandlung, besonders im Licht dessen, was über Starrheit gesagt wurde, ist die Fähigkeit, in einem gegebenen Kontext die beste Reaktion zu entwickeln. Dem Kontext unangemessene Reaktionen bedeuten, daß die Person sich für die vorliegende Situation auf eine unangemessene Ressource verläßt oder darauf zurückgreift. Überdies stimmt dieser Mensch sein Verhalten, seine Gedanken oder Gefühle nicht darauf ab, mit den Umständen kongruent zu sein. Versenkt man sich z. B. in Gedanken oder Gefühle, die zu einem starken Vertieftsein in das eigene Selbst führen (internes Fokussieren [focusing]), wenn man jemanden kennenlernt, so ist das eine Strategie, um relevante Details der Begegnung zu verpassen, einschließlich so grundlegender Elemente wie den Namen der Person (fünf Minuten später muß man dann fragen: »Entschuldigen Sie, wie war doch bitte Ihr Name?«). Sich auf sein Inneres zu konzentrieren in einer Situation, die eine externe Orientierung erfordert, ist ein Beispiel für einen dem Kontext unangemessenen Konzentrationspunkt. Auf die eigenen Gefühle und Bedürfnisse bis zum Ausschluß situationsbedingter Hinweis-Reize konzentriert zu sein, zeigt in ähnlicher Weise das komische Szenario eines Teenagers, der das Auto seiner Eltern kaputtfährt und dann, während seine Eltern heftig ihrem Unmut Ausdruck verleihen, fragt: »Heißt das, daß ich Freitag abend das Auto nicht benutzen darf?«

Das Leben besteht aus einer fortlaufenden Reihe von Situationen, die wahrgenommen werden müssen und auf die effektiv reagiert werden muß, wenn man die Aufregungen des täglichen Lebens minimieren will. Depressive Menschen verpassen aufgrund ihres Vertieftseins in innere und unerfreuliche Erfahrungen häufig offensichtliche Gelegenheiten, ihre Situation zu verbessern, indem sie unangemessen auf die Umstände reagieren, denen sie gegenüberstehen. Dieses Verständnis stellt eine grundlegend andere Sichtweise der Depression dar als jene, die Depressive als »krank« bezeichnet.

Symptomatische Trancezustände bringen Selbst-Ablehnung mit sich, ein fünftes charakteristisches Kriterium. Beck (1967) beschrieb die negative Selbst-Einschätzung, die für Depressive typisch ist, als einen Aspekt seiner »negativen Triade der Depression«. In hypnotischen Begriffen bedeutet dies, das Individuum ist negativ dissoziiert und stempelt bestimmte Teile von sich selbst als inakzeptabel oder unwert ab. Daher klagen Menschen, die depressiv sind, beispielsweise häufig: »Ich muß meine Wut loswerden«, oder: »Ich möchte, daß Sie mir helfen, meine(n) ______ (füllen Sie die Lücke aus) loszuwerden.« Durch Selbst-Ablehnung von unvermeidbaren Teilen des eigenen Selbst formt man auf besonders unglückliche Art und Weise grundlegende Komponenten der eigenen Persönlichkeit. Wie wird man Wut »los«? Wie wird man Sexualität »los« oder Appetit auf Süßigkeiten oder irgendeinen anderen Teil des Selbst? Es ist unrealistisch zu glauben, man könne grundlegende Komponenten des eigenen Selbst loswerden. Folglich wird der Klient vielleicht, da er aufgrund der irrigen Meinung handelt, dies sei möglich, wiederholt versuchen, solche grundlegenden Komponenten seiner selbst »loszuwerden« und wird natürlich scheitern, womit er die Wahrnehmung verstärkt, er sei ein Opfer.

Vom Standpunkt der Hypnotherapie aus betrachtet, verwendet jeder jedesmal, wenn er einen Teil identifiziert, diesen Teil etikettiert und ihm eine eigene Kraft und Persönlichkeit gibt, effektiv den Mechanismus der Dissoziation. Wenn ein Individuum solche Dissoziationen in sich selbst schafft, haben diese Teile keine positiven Assoziationen oder bringen keine Möglichkeiten mit sich, in denen sie positiv angewandt werden könnten. Die Dissoziation hat, wie alle klassischen Trance-Phänomene, das Potential, entweder hilfreich oder schädlich zu sein, je nachdem, wie sie angewandt wird. Die Selbst-Ablehnung entwerteter Teile baut eine antitherapeutische Dissoziation auf, die es ausschließt, daß der Klient einen Sinn für den potentiellen Wert eines beliebigen gegebenen Teils

6-

entwickelt und dabei gleichzeitig lernt, wie er diesen in einem gegebenen Kontext angemessen anwenden könnte.

Diese Art von Dissoziation hat das Gebiet der Hypnose schon immer belastet, doch wird sie besonders offensichtlich, wenn man die Anwendung der Hypnose bei der Behandlung von Depressionen betrachtet. Einige einflußreiche Leute, am beachtenswertesten davon Freud, haben vor Jahrzehnten eine bestimmte Form der Hypnose so angewandt, daß sie unerwünschte Folgen verursachte. Daraus schlossen sie fälschlicherweise, daß Hypnose für Depressionen allgemein unbrauchbar sei. Als Folge davon wurde die Hypnose während der folgenden Jahre von der Behandlung der Depression ausgeschlossen, und statt daß die Therapeuten lernten, wie man das Werkzeug richtig gebraucht, behielt die Hypnose ihre dysfunktional dissoziierte Position. Dieses Szenario ist strukturell identisch mit demjenigen, in welchem ein Klient seine Wut als »schlecht« abstempelt und versucht, sie loszuwerden, statt zu lernen, sie im passenden Kontext geschickt einzusetzen.

Wie entwickelt man diese selbst-ablehnende Perspektive, die in symptomatischen Trancezuständen evident wird? Möglicherweise rührt sie von den ausdrücklichen Befehlen her, die in den Kommunikationen mit wichtigen Personen eingebettet sind und die (direkt oder indirekt) zu verstehen geben, daß sie diesen Teil in bezug auf sie selbst nicht schätzen. Oder es könnte sich um einen Teilbereich einer Person handeln, der an irgendeinem Punkt im Leben dieses Individuums für den Kontext unpassend war, worauf diese Person über den speziellen Kontext hinaus übergeneralisiert hat, daß dieser Teil vollkommen »schlecht« sei.

Der sechste und letzte Aspekt der symptomatischen Trancezustände ist die Verwendung der Trance durch den Klienten, um negative Konzentrationspunkte oder negative Erwartungen durch imaginative Techniken und andere hypnotische Muster zu verstärken. Natürlich tut der Klient dies nicht mit Absicht. Als direkte Konsequenz dessen, in die »believed-in imagination« seiner Weltsicht versunken zu sein, erkennt die Person nicht bewußt, daß sie sich selektiv auf Negatives konzentriert oder negative Vorstellungen hervorruft. Es ist jedoch offensichtlich, daß die Aufmerksamkeit gegenüber negativen Aspekten von Erfahrung sowie die Versenkung darin eine der großen Herausforderungen in der therapeutischen – und besonders der hypnotischen – Arbeit mit dem depressiven Klienten darstellt. Sehr häufig erfordert die therapeutische Strategie einfach eine Veränderung des Inhalts eben dieser negativen Konzentrationspunkte und Bilder. Es ist, als würde der Hypnotiseur/Therapeut einfach sagen: »Sich auf diese Gedanken, Gefühle und Bilder zu konzentrieren, tut Ihnen weh; konzentrieren Sie sich statt dessen auf diese *anderen* Gedanken, Gefühle und Bilder, dann werden Sie sich besser fühlen.«

Die selektive, auf Negativismus gerichtete Aufmerksamkeit verstärkt diesen unvermeidlich, schwächt damit jedes Bewußtsein für die positiven Anteile von Erfahrungen ab und schürt folglich die andauernde depressive Erfahrung. Dabei sollte man beachten, daß der Therapeut den Klienten ebenfalls absichtlich oder unabsichtlich auf einen negativen Fokus konzentrieren kann. Zum Beispiel ist es eine herkömmliche Weisheit der Psychotherapie, daß es zur Ventilation anregt und den hypothetischen »nach innen gerichteten Zorn«, der von Freud so populär als der zugrundeliegende Mechanismus der Depression betrachtet wurde, in eine neue Richtung lenkt, wenn man den Klienten auf seine Wut konzentriert. Viele Jahre und viele Studien später wissen wir nun, daß Menschen wütend werden, wenn man sie auf ihre Wut konzentriert, was allerdings die Erfahrung ihrer Depression in keiner bedeutenden Weise verbessert (Tavris, 1989). Jemanden auch nur auf eine minimal relevante Dimension der depressiven Erfahrung zu konzentrieren, ist ein garantiert wirksamer Mechanismus, um eine langdauernde, zeitaufwendige, emotional geladene, aber therapeutisch ineffektive Behandlung zu begünstigen.

Den Brennpunkt der Aufmerksamkeit des Klienten auf Imaginationen zu richten, ist eine hypnotische Verstärkung von Teilen der Erfahrung. Um therapeutisch zu sein, müssen die verstärkten Erfahrungen und ihre Assoziationen relevant und nützlich sein. Die Verwendung unangemessener Konzentrationspunkte oder unangemessener Imaginationen kann für den Klienten potentiell katastrophale Folgen haben. Dieser Punkt macht ganz besonders deutlich, weshalb man die Depression bis heute als eine Störung betrachtet, die nicht hypnotisch behandelt werden sollte. Die Hypnose verstärkt Erfahrungen. Wenn der Therapeut Hypnose einsetzt, um Gefühle von Wut, Hoffnungslosigkeit und Opfersein zu verstärken, dann ist es absehbar, daß sich der Zustand des Klienten verschlechtern wird. Andererseits kann Hypnose geschickt dazu benutzt werden, um Hoffnung, die Fähigkeit, Probleme zu lösen, und andere Fertigkeiten zu verstärken, die sowohl für die Genesung von der Depression als auch zur Vorbeugung zukünftiger Rückfälle hilfreich sind. Während der depressive Klient die Trance symptomatisch verwendet, um sich auf Erfahrungsdimensionen zu konzentrieren, die schmerzlich sind, ist es Aufgabe des Therapeuten, diese symptomatische Trance zu unterbrechen und eine therapeutische aufzubauen, welche wichtige und positive Erfahrungsteile verstärkt, und diese neuen Assoziationen dem Klienten verfügbar zu machen, damit er autonom darauf zugreifen kann.

Nun sollte es dem Leser ersichtlich sein, wie die Hypnose auf antitherapeutische Arten angewandt werden kann. Indem einige der gemeinsamen Nenner identifiziert wurden, die mit symptomatischen Trancen assoziiert sind, wird behauptet, daß Hypnose geschickt angewandt werden kann, da sie es erlaubt, die Gefahren zu vermeiden, die mit der unabsichtlichen Verstärkung der symptomatischen Aspekte des depressiven Trancezustands des Klienten assoziiert sind.

Trancezustände, die in depressiven Symptomen vorkommem

Dieser Abschnitt beschreibt, wie die klassischen hypnotischen Phänomene, die man als Mechanismen zur Schaffung subjektiver Erfahrung betrachten kann, vom depressiven Klienten typischerweise genutzt werden. Die klassischen hypnotischen Phänomene, die in der folgenden Liste umrissen werden, betrachtet man am besten als Bausteine der Erfahrung – sowohl der positiven wie auch der negativen (Yapko, 1990).

Tabelle 2. Klassische hypnotische Phänomene

- Altersregression (einschließlich Hypermnesie und Revivifikation)
- Altersprogression
- Amnesie
- Analgesie
- Anästhesie
- Katalepsie
- Dissoziation
- Halluzinationen (positive und negative)
- Ideodynamische Reaktionen
- Sensorische Veränderung
- Zeitverzerrung

Die hier veranschaulichten klassischen hypnotischen Phänomene sind Strukturen, die in verschiedenen Kombinationen in *allen* Erfahrungen erkennbar sind. Die folgende Aufstellung gibt einen Überblick darüber, wie die verschiedenen Trancephänomene typischerweise in der Erfahrung der Depression in Erscheinung treten.

Tabelle 3. Hypnotische Phänomene in der Depression

- Altersregression (einschließlich Hypermnesie und Revivifikation)
  - Primärer Fokus auf die Vergangenheit
  - Erinnerung/Wiedererleben von vergangenen Kränkungen, Zurückweisungen, Demütigungen etc.
  - Verwendung der Vergangenheit als Referenz für Lebensentscheidungen
- Altersprogression
  - Projektion vergangener Kränkungen auf zukünftige Kontexte
- Amnesie
  - Mangel an bewußter Erinnerung an vergangene Erfolge oder positives Feedback
- Katalepsie
  - Psychomotorisches Zurückbleiben und starres Gehabe

- Dissoziation
  - Depressiver Affekt unabhängig von einem Kontext
  - Selektive Aufmerksamkeit zugunsten von Negativem
  - Dissoziation vom gegenwärtigen Kontext zugunsten einer Vergangenheits-Orientierung
  - Negative Selbst-Bewertung von »Teilbereichen« (z. B. Wut)
- Ideodynamische Reaktionen
  - *Automatische* depressionsauslösende Gedanken, Gefühle, Empfindungen und Verhaltensweisen
- Halluzinationen
  - Zurückweisung und Negativismus werden wahrgenommen, wo sie gar nicht vorhanden sind
  - Unfähigkeit, positives Feedback zu sehen oder zu hören
- Sensorische Veränderung
  - Veränderte Beziehung zum eigenen Körper durch physiologische Symptome (z. B. Somatisierung)
  - Verringerte sensorische Bewußtheit und sensorische Freude
- Zeitverzerrung
  - Stärkeres Erleben vergangenen und gegenwärtigen Unbehagens
  - Schwächeres Erleben zukünftiger Möglichkeiten

Betrachtet man die verschiedenen Aspekte der depressiven Erfahrung in den Begriffen der klassischen hypnotischen Phänomene, liefert das ein anderes Bezugssystem für das Konzept und die Durchführung der Interventionen. In diesem Abschnitt werde ich ausführen, in welcher Beziehung jedes dieser Trancephänomene zur gesamten depressiven Erfahrung steht.

Altersregression (einschließlich Hypermnesie und Revivifikation)

Depressive manifestieren typischerweise ein außergewöhnliches Vertieftsein in ihre Vergangenheit. Oft grübeln sie so häufig über vergangene Kränkungen nach, daß sie, wenn sie überhaupt an die Zukunft denken, dies in einer sehr begrenzten Weise tun, die aus-

nahmslos in der Vergangenheit wurzelt. Feststellungen wie: »Ich werde nie eine gute Beziehung haben, weil ich noch nie eine hatte«, reflektieren das übermäßige Verhaftetsein in der Vergangenheit und die Verwendung der Vergangenheit als Referenzpunkt für Voraussagen, welche die Zukunft betreffen. Die zugrundeliegende Botschaft ist: »Ich werde niemals glücklich sein, bis meine Eltern mich besser behandeln, als ich ein Kind war!« (sic!)
Das lähmende Verhaftetsein in der Vergangenheit ist eine primäre Komponente der Struktur der Depression. Daher wird dieses dysfunktionale Vertieftsein des Klienten in die Vergangenheit verstärkt, wenn ein Therapeut ausschließlich vergangenheitsorientierte Ansätze in der Therapie verwendet, statt daran zu arbeiten, eine bessere Zukunft aufzubauen.

Altersprogression

Im vorangegangenen Abschnitt habe ich beschrieben, wie sich der typische Depressive auf vergangene Kränkungen konzentriert. Der Klient hat außerdem kaum positive Erwartungen für die Zukunft. Es ist für den Klienten typisch, sich nur sehr begrenzt auf die Zukunft zu beziehen, indem er einfach gegenwärtige und vergangene Schmerzen auf die Zukunft zu überträgt, als wäre die Zukunft nur eine ständige Wiederholung der Vergangenheit oder der Gegenwart. Im Extremfall kann diese Perspektive so überwältigend sein, daß Selbstmord eine vernünftige Alternative zu sein scheint. Wenn also jede realistische Orientierung auf die Zukunft fehlt, sind Techniken der Altersprogression für eine effektive Behandlung unerläßlich.

Amnesie

Zustände intensiven subjektiven Kummers beeinträchtigen den Aufmerksamkeitsfokus eines Menschen und als Folge daraus sein Erinnerungsvermögen. Erinnerungen erfordern ein beträchtliches

Maß an Kontinuität des Erlebens. Ein tief bekümmerter Klient springt oft von einem Gedanken zum anderen, und das von einem Augenblick zum nächsten, ihm fehlt die Kontinuität. Diese Struktur des gedanklichen Springens, scheinbar ohne jede Verbindung zwischen den Gedanken, ähnelt einer Amnesie, die durch strukturierte Amnesietechniken absichtlich hypnotisch herbeigeführt werden kann (Lankton & Lankton, 1983; Zeig, 1985). Der depressive Mensch erlebt einen ständigen Fluß von Negativem, der (spontan) durch seine Gedanken, Gefühle und Handlungen hervorgerufen wird. Folglich besteht eine Diskontinuität an positiven Erfahrungen, was ein Klima der Amnesie für Erfolge oder Episoden positiven Feedbacks schafft. Alles Positive ist so losgelöst von der laufenden (negativen) Erfahrung, daß es leicht unberücksichtigt bleibt und folglich vergessen wird.

Katalepsie

Eines der klassischen Symptome der Depression, das im DSM-III-R (APA, 1987) beschrieben wird, ist die psychomotorische Retardation. In hypnotischen Begriffen ausgedrückt, gibt die intensive Konzentration auf die Versenkung in den Zustand einer symptomatischen (depressiven) Trance dem hypnotischen Phänomen der Katalepsie Auftrieb. Katalepsie wird technisch definiert als die Hemmung freiwilliger Bewegung (Erickson & Rossi, 1979, 1981) und wird als vorhersagbare Manifestation eines Klienten betrachtet, der tief in die Erfahrung der Hypnose versunken ist. Die kataleptische Reaktion des formell hypnotisierten Klienten und die Katalepsie des Individuums, das tief in eine depressive Erfahrung versunken ist, sind ähnlich.

Dissoziation

Die Rolle der Dissoziation in symptomatischen Erfahrungen wird zunehmend als substantiell anerkannt. Sie herrscht bei Störungen wie der posttraumatischen Streßstörung oder der Angststörung vor und ist, nicht gerade überraschend, das primäre Unterscheidungsmerkmal dessen, was als dissoziative Störungen bekannt ist. Dissoziationen spielen auch in der Depression eine bedeutende Rolle. Erstens wird sich eine Person, wie bereits beschrieben wurde, so intensiv auf innere Erfahrungen konzentrieren, daß sie sich effektiv vom vorliegenden Kontext dissoziiert. Zweitens ist in der selektiven Aufmerksamkeit der Konzentration auf Negatives bis zum Ausschluß von Positivem ebenfalls ein Element der Dissoziation vorhanden. Jeder Mensch macht sowohl positive als auch negative Erfahrungen, doch bei einem Depressiven können die positiven Erfahrungen so vom Bewußtsein dissoziiert werden, daß nur der negative Anteil des erfahrenen Kontinuums übrigbleibt. Drittens gibt es eine zeitliche Dissoziation, die stattfindet, wenn sich der Klient von der Unmittelbarkeit seiner Lebensumstände zurückzieht, während er sich schrittweise immer tiefer in den Schmerz und die Erinnerungen vergangener Erfahrungen vertieft. Viertens schürt das negative Abstempeln von Teilbereichen des Selbst eine dysfunktionale Dissoziation zu diesen Teilen. Dies geschieht, wenn nur negative Assoziationen zu einem Teil aufgebaut werden und keine positiven Auslöser (triggers) zu einem Kontext aufgebaut werden, in denen dieser bestimmte Teil nützlich (oder sogar vorteilhaft) zum Ausdruck kommen kann. In der Psychotherapie gibt es eine Maxime, die besagt: »Je mehr du versuchst, einen Teil deines Selbst zu kontrollieren, desto stärker kontrolliert dieser Teil dich.« Im Fall der Depression, in der sich eine Person grundsätzlich und fortlaufend negativ einschätzt, sind die Teile des Selbst dissoziiert. Keines der Teile scheint irgendwo wertvoll, was die geringe Selbstachtung aufrechterhält, die für die Depression charakteristisch ist.

Ideodynamische Reaktionen

Ideodynamische Reaktionen reflektieren die »automatischen« (d. h. unbewußten) Empfindungen, Gedanken, Gefühle, Wahrnehmungen und Verhaltensweisen, die mit dem laufenden Erleben assoziiert werden. Da das Erleben zu jeder Zeit in multiplen Dimensionen nebeneinander existiert, werden, sobald in einer Dimension eine Erfahrung verursacht wird, in allen anderen Dimensionen unvermeidlich unbewußte (automatische) Assoziationen ausgelöst. Folglich erlebt man, während man über einen angebotenen Vorschlag nachdenkt, alle mit dieser Information verbundenen Assoziationen, einschließlich den sensorischen, emotionalen und motorischen. Für den Fall der Depression hat Beck (Beck et al., 1979; Beck, 1987) ausführlich die Rolle der automatischen Gedanken und automatischen Gefühle beschrieben, die für den Depressiven typisch sind. Seine Strategie besteht darin, ihre automatische Natur zu unterbrechen, indem er sie bewußt identifiziert und sie dann behutsam widerlegt. Da sie automatische, unbewußte Aspekte des Erlebens sind, kann man sie als ideodynamische Reaktionen betrachten.

Halluzinationen

Hypnotische Halluzinationen beschreiben die Beziehung zwischen sensorischen Erfahrungen und externen Realitäten. Eine positive Halluzination bringt das Erleben einer sensorischen Erfahrung mit sich, die keine externe Ursache hat. Eine negative Halluzination ist evident, wenn eine Person trotz eines sensorischen Impulses keine sensorische Erfahrung macht. Der Depressive hat die Fähigkeit, Zurückweisungen und Negativismus wahrzunehmen, wo in Wirklichkeit keines von beidem vorhanden ist. Das Individuum projiziert, auf positiver halluzinatorischer Grundlage, nur die negativen Reaktionen seines sozialen Umfelds und reagiert nicht auf die objektiven Hinweis-Reize, die dort ebenfalls zur Verfügung stehen.
Gleichermaßen kann man auch die Tatsache, daß ein Klient unfähig ist, das positive Feedback, das seine Lebenserfahrung objektiv gesehen bietet, zu sehen (zu hören oder zu fühlen) als eine Reihe negativer Halluzinationen, in verschiedenen sensorischen Modalitäten betrachten. Wenn der Klient selbst positives Feedback negativ halluziniert – Erfolg beim Umgang mit Situationen, Komplimente von Gleichgestellten oder andere positive Formen

von Feedback –, kann man leicht erkennen, daß negative Halluzinationen eine Amnesie schüren können, welche die Person dazu führt, diese Erfahrungen von ihrem Bewußtsein abzutrennen und sie auf einen unbedeutenden Platz in ihrem Leben zu verweisen.

Sensorische Veränderung

Sensorische Veränderung ist die Fähigkeit des hypnotisierten Individuums, verschiedene sensorische Hinweis-Reize zu verändern, um sich selbst anders zu erleben. Sensorische Erfahrungen können in jeder sensorischen Modalität verstärkt oder verringert werden, je nachdem, wie der hypnotische Prozeß strukturiert ist. Im Fall des depressiven Klienten verringert das Individuum seine sensorischen Fähigkeiten im allgemeinen. Für einen solchen Klienten ist es nicht atypisch, daß er, wenn er sich in einer depressiven Episode befindet, das Leben als farblos betrachtet – das Essen ist fad, das sensorische Erleben ist abgestumpft, Sexualität ist nicht vorhanden (oder zumindest fast). Im allgemeinen ist das sensorische Erleben merklich minimiert, so daß ein zuvor farbiges Leben bedrückend grau und trostlos wird.
Eine sensorische Veränderung wird auch dann evident, wenn der Klient sein depressives Erleben durch physiologische Symptome manifestiert. So ist es bei Depressiven allgemein üblich, daß sie über vage somatische Beschwerden klagen. Angenehme sensorische Stimuli werden im Bewußtsein der Person verringert und unangenehme werden verstärkt. Das repräsentiert fundamentale sensorische Veränderungen innerhalb der symptomatischen Trance.

Zeitverzerrung

Für den Depressiven kann die Zeit jedes objektive Maß verlieren. Die Aussage, daß »die Zeit verfliegt, wenn es einem gutgeht«, impliziert auch, daß die Zeit nur langsam verstreicht, wenn es einem schlechtgeht. Eine Depression bedeutet, daß es einem fortwährend schlechtgeht. Folglich ist es für den Depressiven typisch, daß es ihm vorkommt, als sei jede Minute jeder Stunde eines jeden Tages eine endlose Quälerei. Zeitverzerrung bedeutet auch, daß sich ein schlechter Augenblick oder ein schlechter Vormittag, der realistisch gesehen auf eine begrenzte Zeitspanne beschränkt ist, zu einem schlechten Tag ausdehnt, und aus einem schlechten Tag wird eine schlechte Woche, und eine schlechte Woche wird zu einem schlechten Monat. Und letztendlich wird die Zeitverzerrung auch in einem ausgedehnten Erleben von vergangenem und gegenwärtigem Unbehagen sowie in verringertem Erleben positiver Zukunftsmöglichkeiten evident.

Die Bausteine der Depression

Die klassischen Trancephänomene als Bausteine von Erfahrungen kann man im Erleben des depressiven Klienten leicht erkennen. Fundamental für eine effektive hypnotische Strategieplanung ist die Erkenntnis, daß es nicht therapeutisch ist, eine Person einfach in noch mehr hypnotische Erfahrung der gleichen Art zu versenken, die sie bereits selbst erzeugt. Therapeutische hypnotische Erfahrungen verstärken in der Person Komponenten, die zu den Kernaspekten des symptomatischen Tranceerlebens komplementär sind. In anderen Worten, die Hypnose wird am besten angewandt, indem man für den depressiven Klienten Erfahrungen strukturiert, die außerhalb der Grenzen seiner symptomatischen Trance liegen. Wenn der depressive Klient zum Beispiel ungewöhnlich stark auf vergangene Kränkungen und Mißerfolge konzentriert ist, obliegt es dem Therapeuten, hypnotische Erfahrungen und Assoziationen positiver Zukunftsmöglichkeiten zu strukturieren als eine Möglichkeit, über die Parameter der vom Klienten selbst hervorgerufenen symptomatischen Trance hinauszugehen.

Implikation des hypnotischen Bezugssystems

Wenn man die Depression als Konsequenz einer symptomatischen Trance (d. h. einer falschen Anwendung von Trancephänomenen durch den Klienten) ansieht, hat der Therapeut eine bessere Chance, die Phänomenologie der Depression des Klienten richtig zu beurteilen. Einer der Gründe dafür, daß die Depression so viele unterschiedliche Formen annimmt – was die Suche nach standardisierten und universellen Diagnosekriterien kompliziert –, ist, daß das hypnotische Erleben selbst ein so außergewöhnlich subjektiver und variabler Prozeß ist. So betrachtet ist es leicht zu erkennen, wie jene Therapien, welche sich in der Behandlung der Depression am zuverlässigsten als effektiv erwiesen haben, ihre positiven Resultate erlangen. Besonders kognitive, interpersonale und problemlösende Therapien funktionieren deshalb so gut, weil sie Erfahrungen bieten, die den Strukturen der symptomatischen Trance, in welcher sich der Klient befindet, genau entgegengesetzt sind. Wenn der Klient zum Beispiel innerlich zu sehr auf seine Gefühle konzentriert ist, beinhalten diese therapeutischen Modalitäten die Direktive an den Klienten, sich auf Gedanken zu konzentrieren und die Realität durch externes Feedback zu prüfen. Mit einer solchen Ergänzung ist es kein Wunder, daß sich der Zustand der Klienten in diesen Behandlungsmodalitäten häufig sehr rasch verbessert. Im Gegensatz dazu stehen psychodynamische Ansätze, die den bereits verwirrten Klienten auffordern, sich auf nebulöse, schlecht definierte Schwierigkeiten zu konzentrieren und so noch abstrakter und diffuser zu werden, statt ihn zu lehren, sich auf eine konkrete und definierbare Reihe von Problemen zu konzentrieren. Wenn der Klient als grundlegenden Teil seines Problems ein dysfunktionales Vertieftsein in die Vergangenheit zeigt, lehrt eine noch größere Betonung der Vergangenheit den depressiven Klienten nicht die Art von gegenwirkenden Fertigkeiten, die er braucht.

Das hypnotische Bezugssystem zum Verständnis der Depression trägt auch implizit zur Klärung einiger Aspekte biologischer Depressionskorrelate bei. Jeder, der in der Hypnose versiert ist, weiß von der starken Beziehung zwischen Psyche und Körper. Obwohl diese Beziehung im wesentlichen noch nicht definiert wurde, springt einem selbst bei der Durchführung eines ganz einfachen Entspannungsprozesses ins Auge, daß psychische Prozesse das Erleben des Körpers beeinflussen.

Betrachtet man die Depression als mit einer symptomatischen Trance verbunden, läßt sich die Notwendigkeit erkennen, den Klienten zu lenken, und sei es nur indirekt. Denn wenn der depressive Klient wüßte, was er tun muß, damit es ihm bessergeht, hätte er es gewiß schon getan. Die antitherapeutische Verwendung der Selbst-Hypnose, um eine dysfunktionale subjektive Realität zu schaffen, verursacht das größte Leid überhaupt. Der Klient erkennt seine existierenden (jedoch unbewußten) Muster und deren inhärente Beschränkungen nicht, wenn er zur Behandlung kommt. Es ist die Aufgabe des Therapeuten, jene Muster zu identifizieren und zu erweitern, um eine größere Anpassungsfähigkeit und Flexibilität in den Reaktionen des Klienten auf die Anforderungen des Lebens zu erreichen. Der Therapeut ist der aktive Urheber der Veränderungen in einem Bezugssystem der Utilisation.

Will man in einem Bezugssystem der Utilisation effektiv arbeiten, schließt das die Verwendung standardisierter Ansätze aus. Einer der größten Rückschläge für das Gebiet der klinischen Hypnose war die Überbetonung der Trance als einer feststehenden Fähigkeit, die ausschließlich im Klienten existiert. Diese Betonung erlaubte den Praktikern, die Illusion aufrechtzuerhalten, daß ein Mensch entweder fähig sei, in Trance zu fallen oder nicht. Folglich wurde die Technik weniger wichtig als Rituale, und die Beziehungsqualität wurde weniger wichtig als die individuelle Suggestibilität. Der Ansatz der Utilisation betont die Notwendigkeit, den Ansatz dem individuellen Klienten gemäß individuell anzupassen. Durch die Standardisierung der Ansätze wird jeder wirkliche Kontakt mit der idiosynkratischen Natur der Welt des Klienten unmöglich. Im Grunde besagen festgeschriebene Behandlungsansätze insgeheim, daß ein depressiver Klient wie der andere sei – eine grundfalsche Annahme. Der hypnotische Bezugsrahmen ist höchst wirkungsvoll, um sich in Bezug zu der Welt des individuellen Klienten zu setzen (sie zu akzeptieren und zu utilisieren).

Wenn man voraussetzt, daß die Depression vielfältige Ursachen hat, dann muß ihre Behandlung ebenfalls facettenreich sein.
Die Hypnose hebt die Phänomenologie allen Erlebens hervor. Den hypnotischen Bezugsrahmen anzuwenden, um die Welt des depressiven Klienten zu verstehen und einen Bezug dazu zu bekommen, eröffnet zahllose Möglichkeiten zur Intervention, die in stärker theoriespezialisierten Ansätzen nicht verfügbar sind. In diesem Band wird eine Vielzahl von Möglichkeiten zur Anwendung der Hypnose erforscht, immer mit dem Ziel, die symptomatische Tranceerfahrung, die der Klient von seinem Leben hat, in eine therapeutische zu verwandeln.

6. Kapitel

Die Behandlungsstadien

Der hypnotische Bezugsrahmen kann wertvolle Einsichten in die Struktur der inneren Assoziationen des Klienten liefern, welche dazu dienen, eine Depression zu verursachen und sie dann aufrechtzuerhalten. Im vorangegangenen Kapitel wurde die Betonung auf die Idee der Trance als neutrales Phänomen gelegt, die dazu in der Lage ist, sowohl symptomatische als auch therapeutische Resultate zu bewirken. Die Strukturen einer Erfahrung verlaufen in symptomatischen und therapeutischen Trancezuständen parallel, jedoch unterscheiden sie sich hinsichtlich des Inhalts, der Intensität, der Sequenz und anderer wichtiger Merkmale. Zum Beispiel könnte ein Klient visualisieren, daß er in einer bevorstehenden Interaktion entweder zurückgewiesen wird oder sich bewährt. Obwohl sich der Inhalt ändert (Zurückweisung oder Anerkennung), bleibt die Struktur der Erwartung konstant; nämlich die Verwendung von visuellen Imaginationen in Verbindung mit einer sozialen Interaktion.

Nachdem einige Komponenten der Depression vom hypnotischen Gesichtspunkt aus beschrieben wurden, wird in diesem Kapitel die Struktur einer Behandlung betrachtet, die auf der Hypnose basiert, und das im Rahmen der Utilisation. Das vorgestellte Modell kann man als ein generelles theoretisches Modell für eine Intervention betrachten, die zwar mit einem speziellen Therapiemodell (wie beispielsweise dem kognitiven oder interpersonalen) vollkommen kompatibel, aber dennoch davon unabhängig ist. Dieses Modell basiert auf dem Konzept von Behandlungsphasen, die man ohne Rücksicht auf den persönlich bevorzugten theoretischen Bezugsrahmen und Interventionsstil als die fundamentalen Muster (Strukturen) einer Psychotherapie mit depressiven Klienten betrachten kann.

Ich betrachte folgende Behandlungsphasen als integralen Bestandteil einer erfolgreichen Intervention, nachdem ich eine beträchtliche Anzahl von erfolgreichen Fällen, die von führenden Praktikern berichtet wurden, sowie detaillierte Beschreibungen von Fortschritten meiner eigenen depressiven Klienten sowie meiner Interventionsmethoden analysiert habe. Andere Therapeuten halten sich vielleicht länger oder kürzer bei einem bestimmten Stadium auf oder verändern vielleicht die Abfolge; will ein Therapeut jedoch bei der Behandlung eines Depressiven erfolgreich intervenieren, sollte er über diese grundsätzlichen Behandlungsphasen nachdenken.

Die folgende Liste gibt einen Überblick über die verschiedenen Behandlungsphasen, zu denen ich Konzepte entwickelt habe.

TABELLE 4. BEHANDLUNGSPHASEN

- Interview und Informationen sammeln
- Erwartung aufbauen
- Flexibilität fördern
- Das Bezugssysten der Wahrnehmung erweitern
- Mit Wahlmöglichkeiten experimentieren
- Situationsspezifität festigen
- Einbeziehung von Feedback-Mechanismen bezüglich von:
  - Situationsanforderungen
  - Einfluß früherer Muster auf wahrgenommene Wahlmöglichkeiten
  - Relative Rigidität oder Flexibilität in den Reaktionen
  - Zufriedenstellendes Reaktionsniveau
  - Bedürfnis nach mehr Informationen oder Alternativen
- Inkorporation
- Grenzen von Verallgemeinerungen (Zukunftsorientierung)

Diese Behandlungsphasen werden im folgenden ausführlich beschrieben, ebenso wie die spezifischen Behandlungsziele in jedem einzelnen Stadium sowie die Rolle, welche die Hypnose dabei spielt, den Erfolg dieses Stadiums zu gestalten und den gesamten Fortschritt der Therapie zu fördern.

Die Behandlungsstadien

Interview und Informationen sammeln

Die Art und Weise, in welcher das Erstinterview durchgeführt wird, spielt bei der Gestaltung von Stil und Qualität der Interaktion zwischen Therapeut und Klient eine große Rolle und bestimmt folglich in großem Ausmaß, was in der Therapie möglich sein wird. In der ersten Sitzung gilt es, eine gewisse Anzahl spezieller Ziele zu erreichen: (1) Wichtige Problempunkte erkennen (d. h. den Inhalt), die unmittelbar mit dem depressiven Zustand des Klienten zu tun haben; (2) Assoziierte andauernde Muster erkennen (d. h. die Struktur), die vom Klienten in der Vergangenheit benutzt wurden und wahrscheinlich wieder verwendet werden, um Wahrnehmungen zu organisieren und auf Lebenserfahrungen zu reagieren (ausführlich in *When Living Hurts,* Yapko, 1988); (3) Spezielle Klientenressourcen erkennen, die aufgebaut werden müssen, damit die Person genesen kann; (4) Die Strategie erkennen, welche die Person verwendet, um Wahrnehmungen zu formen und Entscheidungen zu fällen, durch die Verwendung von »Wie«-Fragen (z. B. »Wie wollen Sie wissen, wann es sicher ist, sich selbst preiszugeben?«), um zu erkennen, was inkorrekt oder irrelevant ist oder was fehlt; und (5) Einführung einer Einstellung und eines Benehmens, die eine Definierung der therapeutischen Beziehung als kooperativ fördern. Weitere wichtige Faktoren, die zu Anfang des Behandlungsprozesses überlegt werden müssen, werden in der folgenden Liste aufgeführt.

TABELLE 5. BEGINN EINER THERAPIE

- Erwartungen, Ziele aufbauen
  Struktur, Inhalt, Klarheit und Erreichbarkeit von Zielen
- Rapport herstellen, Feedback-Muster aufbauen
- Das Timing für die Entfaltung der Therapie planen
- Einschätzen:
  – Suizidpotential

- Derzeitiges Niveau an Unbehagen
- Das Ausmaß der symptomatischen Muster
- Zentrale, periphere depressive Muster
- Grad des Gleichgewichts subjektiver Muster
- Umfang und Qualität persönlicher Ressourcen, auf die zugegriffen werden kann und die in einen Kontext gebracht werden können
- Niveau und Qualität der Reaktion auf den Therapeuten

• Unmittelbares Bedürfnis nach Symptomerleichterung durch die Hypnose einschätzen
• Einen Kontext für den Erfolg der Therapie errichten (»Erwartung«)

Das Erkennen der Schlüssel-Lebensprobleme und der charakteristischen Muster, mit denen eine Person auf diese Probleme reagiert, ist notwendig, um angemessene Ansatzpunkte für die Interventionen herauszufinden. Von Anfang an muß der Therapeut hervorheben, wie wichtig es ist, daß der Klient aktiv neue Wege des Organisierens innerer Erfahrung und äußerer Verhaltensweisen erlernt.
Die Hypnose kann in der ersten Sitzung als ein Kernbestandteil des gesamten Behandlungsplans eingeführt werden. Die Hypnose kann sowohl diagnostisch wie auch therapeutisch eingesetzt werden, und der Klient kann über die Rolle informiert werden, die sie bei der Gestaltung der eigenen Wahrnehmung und der Gefühle für die subjektive Realität spielt. Dem Klienten kann beigebracht werden, die Realität als einen sich subjektiv vorgestellten und aufrechterhaltenen Existenzzustand zu sehen, was teilweise bedeutet, daß dieselben Muster, die symptomatische Konsequenzen hervorgerufen haben könnten, nun anders zu therapeutischen Zwecken verwendet werden können.
Während der Therapeut nach Beschreibungen für die phänomenologische Erfahrung des Klienten sucht, ist das die Gelegenheit für ihn, die Trancephänomene in der »symptomatischen Trance« des depressiven Klienten zu erkennen. Überdies wird der Klient, während er die Erfahrung der Depression beschreibt, dem Therapeuten wahrscheinlich selbst Vorstellungen liefern, die in den Be-

handlungsplan eingegliedert werden können. Zum Beispiel werden dem Therapeuten indirekt therapeutische hypnotische Prozesse angeboten, wenn ein Klient seine Depression als eine »dunkle Wolke, die über meinem Kopf hängt« oder als etwas, »das ist, als würde man die ganze Zeit eine schwere Kugel- und Kettenfessel mit sich herumschleppen« beschreibt. Die Beschreibung des Klienten von seiner Depression kann oft Ideen für therapeutische Imaginationen hergeben, die verwendet werden können, um die Art und Weise, wie der Klient seine Erfahrung darstellt, zu verändern und sie dabei in ihrer Qualität und ihrer Intensität zu verändern.

Ein wichtiges Ziel der Phase von Interview und Informations-Sammeln ist, vom Klienten klare, detaillierte Beschreibungen seiner Erfahrungen der Depression zu erhalten, um mit der Art von Sprache vertraut zu werden, die der Klient verwendet. Die spontane Beschreibung seiner Erfahrungen enthüllt ausnahmslos am besten, wie der Klient innere Erfahrungen organisiert. Die wichtigen Muster in der Erfahrung des Klienten zu erkennen kann man erreichen, indem man sorgfältig die Wortwahl des Klienten sowie die Muster, die diese Wahl reflektieren (wie kognitiver Stil, Reaktionsstil, primäres Repräsentationssystem, und andere, in *When Living Hurts* beschriebene Muster), betrachtet.

Wie wichtig es ist, in der allerersten Sitzung klarzustellen, daß die Beziehung zwischen Therapeut und Klient auf Kooperation beruht, kann gar nicht zu übertrieben dargestellt werden. Ein weitverbreitetes Mißverständnis ist, daß ein Therapeut, der Hypnose einsetzt, eine rigide Erwartung hinsichtlich spezieller Informationen oder Forderungen habe, denen der Klient entsprechen müsse. Der Utilisationsansatz verlangt vom Therapeuten, daß er höchst klientenzentriert vorgeht, wenn er sich bemüht, die existierenden Klientenmuster im Dienst der Therapie zu erkennen, zu akzeptieren und zu verwenden. Da depressive Klienten bereits dazu neigen, sich hilflos und als Opfer zu fühlen, verstärkt alles andere als ein kooperativer Ansatz nur einen der dysfunktionalsten Aspekte der Depression des Klienten. Der autoritäre Stil des traditionellen Hypnotherapeuten, und nicht die Hypnose per se, ist ein Teil dessen, was die Hypnose in der Vergangenheit unhaltbar gemacht hat.

Erwartung aufbauen

Die Erkenntnis, daß der depressive Klient negative Erwartungen an die Zukunft hat, wurde in der klinischen Literatur gut dokumentiert. Für den Behandlungsprozeß ist es wesentlich, dem depressiven Klienten auf so viele Arten wie möglich den Gedanken zu vermitteln, daß die Zukunft realistisch eine Änderung verspricht. Selbst wenn der Klient in unveränderbaren Umständen gefangen ist (eine schwächende Krankheit zum Beispiel), muß die Orientierung des Klienten auf die Zukunft auf solche Art angesprochen werden, daß im Klienten genug Hoffnung geweckt wird, um ihn zur Teilnahme an der Behandlung zu motivieren.

Positive Erwartungen auf Erfolg zu haben, wird allgemein als wichtiger Bestandteil einer Therapie betrachtet. Wenige Behandlungsmodelle schenken allerdings dem, *wie* positive Erwartungen aufzubauen sind, mehr als nur beiläufige Aufmerksamkeit. Besonders in der Behandlung Depressiver ist die Notwendigkeit, dem Punkt der Erwartung gezielte und konzentrierte Aufmerksamkeit zu widmen, wahrscheinlich der Faktor, der es entscheidend beeinflußt, ob sich die Therapie schließlich als gewinnbringend erweisen wird. Die Gründe hierfür werden im nächsten Kapitel ausführlich erläutert, doch für den Augenblick genügt es wohl zu sagen, daß der grundlegendste Aspekt einer Behandlung, das Fundament, auf das sich alles andere in der Therapie aufbaut, der Bereich der Erwartung ist. Wenn der Therapeut nicht versteht, welchen Wert es hat, positive Erwartungen in der Behandlung zu entwickeln, verringert das die Wahrscheinlichkeit gewaltig, langfristige Therapieerfolge zu erzielen.

Erwartung kann positiv oder negativ sein. Eine positive Erwartung ist der Glaube, daß die Zukunft eine Änderung der Lebensbedingungen verspricht. Die für den Depressiven charakteristische Hoffnungslosigkeit ist eine starke Reflexion der negativen Erwartung, daß sich die Lebensqualität (weiterhin) verschlechtern wird, sowie des fehlenden Glaubens an eine Zukunft, die, auf irgendeine sinnvolle Art und Weise, besser sein kann als die schmerzvolle Gegenwart oder Vergangenheit.

Es ist kein Zufall, daß in einer erfolgreichen Therapie die erste Interventionsphase immer diejenige war, Erwartung aufzubauen.

Ohne positive Erwartungen – der Essenz der Hoffnung – gibt es für den Klienten keinen Grund, sich sinnvoll an der Behandlung zu beteiligen.

Flexibilität fördern

Die Rigidität der Überzeugungen, Werte und des Reaktionsstils auf Lebenserfahrungen des depressiven Klienten sind wohlbekannt. Ein Ziel dieses Behandlungsstadiums ist, daß der Klient erkennen lernt, daß die starre Art und Weise, mit der er ineffektive, ja sogar dysfunktionale Muster anwendet, um auf Lebenserfahrungen zu reagieren, sich im Kern seiner Depression befindet. »Starrheit« bezieht sich auf die Anwendung eines speziellen Musters in einem Kontext, in dem es nicht nur unangemessen ist, sondern sogar destruktiv wirkt. Die Philosophie hinter den im vorliegenden Buch beschriebenen Methoden lenkt den Fokus weg vom Gedanken des depressiven Menschen als eines »pathologischen« Individuums und erkennt statt dessen, daß sich der Klient auf der Basis inadäquater Fertigkeiten und eines eingeschränkten Reaktionsvermögens in einem gegebenen Kontext symptomatisch verhält. Der Klient funktioniert einfach auf der Basis subjektiver Muster, einschließlich subjektiver Interpretationen der Realität, die sich als zu ineffektiv erweisen, um die Anforderungen des Lebens zu erfüllen.

Weshalb hält der Klient starr an diesen dysfunktionalen Mustern fest? Einfach ausgedrückt tut der Klient dies, da er andere Wahlmöglichkeiten nicht wahrnimmt. Ein Teil des Problems (symptomatische Trance) des depressiven Klienten ist die Überzeugung, daß die Muster, die angewandt werden, um gestellte Anforderungen zu erfüllen, taugen *könnten* und *müßten.* Typischerweise haben diese Muster des Klienten zu irgendeiner Zeit auch wirklich funktioniert. Als sich jedoch die Umstände änderten, hat es die Person versäumt, auch ihre Reaktionen dementsprechend zu verändern. Das Ziel dieses speziellen Behandlungsstadiums ist also, Flexibilität an Stelle von Rigidität zu fördern.

Die Symptome des Individuums können als das Produkt der Rigidität angesehen werden; die Symptome werden abklingen, wenn der Klient andere Möglichkeiten entwickelt hat, um auf Lebenserfahrung zu reagieren, die sich hinsichtlich einer Erfüllung der Anforderungen des Lebens und eines Hervorbringens von wünschenswerteren Resultaten als zufriedenstellender (d. h. unmittelbar und effektiv) erweisen. Wenn man Flexibilität fördert, wird die Betonung darauf gelegt, dem Klienten zu vermitteln, daß es 1. eine Reihe gültiger Standpunkte gibt, um Lebenserfahrungen zu interpretieren, es 2. notwendig ist, eine Reihe von Fertigkeiten zu entwickeln, um Probleme lösen zu können, und 3. der Klient für Äußeres und dafür, welche Beziehung dieses zu seinen inneren Erfahrungen hat, aufgeschlossen sein muß. In dieser Hinsicht ist es ein Ziel des Therapeuten zu vermitteln, daß es viele richtige Wege gibt, um ein Ziel zu erreichen, indem er dem Klienten zeigt, daß man, wenn man etwas versucht und der Versuch fehlschlägt, sich einer anderen Annäherungsweise bedienen kann. Dies stellt eine wichtige Umdeutung dar, die hervorhebt, daß der Klient kein Versager ist, sondern daß die Methode (Strategie) des Klienten, an gegebene Umstände heranzugehen, ineffektiv ist.

Überdies bildet der Therapeut, indem er sich auf Strategien konzentriert, eine Empfänglichkeit für die wichtigste zieldefinierende Frage heraus: »Welches ist, von der Routine abgesehen, die beste Art, auf die man in einer Angelegenheit in bestimmtem Kontext reagieren kann?« Indem der Klient aufgefordert wird, sich über die Identifikation der besten Reaktion – realistisch und angemessen – in einem gegebenen Kontext Gedanken zu machen, statt sich nur auf Gefühle zu konzentrieren, fängt der Therapeut an, die notwendige Fertigkeit der Unterscheidung zu lehren. Dies kann dem Klienten helfen, zwischen internen Gefühlen und externen Realitäten zu unterscheiden, was sehr wichtig ist, da die Depression viel mit der Unfähigkeit des Klienten zu tun hat, eine solche Unterscheidung in irgendeinem Grad an Präzision zu treffen.

Die Phase der Förderung von Flexibilität in der Behandlung ist ein wohlüberlegter Versuch seitens des Therapeuten, dem Klienten fortwährend zu vermitteln, daß viele Lebenserfahrungen inhärent mehrdeutig sind und es verschiedene Wege gibt, das Leben erfolgreich zu meistern. Das stellt eine signifikante Veränderung für den Klienten dar, der (als Folge dichotomen Denkens) bisher nur eine Art kannte, an Dinge heranzugehen – eine Art, die nicht funktionierte. Die pragmatische Betonung darauf, Dinge zu tun, die funktionieren, ist ein bedeutsamer Lerninhalt für den Depressiven, der Aufmerksamkeit für Einzelheiten und das Definieren von Dingen in konkreten Begriffen erfordert, wodurch sich die Wahrscheinlichkeit erhöht, auf Situationen mit relevanter Information und einer detaillierten Überlegung dessen, was die Situation als effektive Reaktion erfordert, zu reagieren.

Bezugssysteme erweitern

Nah verwandt mit der Vorstellung von Rigidität als eines primären Strukturelements der Depression ist der Gedanke, daß es ein notwendiges Behandlungsziel ist, dem Klienten zu helfen, seine Bezugssysteme zu erweitern. Weiter oben wurde bereits beschrieben, wie charakteristisch es für Menschen ist, Lebenserfahrungen auf der Basis ihres eigenen Bezugssystems zu interpretieren. Was sollte man realistischerweise auch anderes tun?
Wenn man als Bezugsrahmen eine flexible und breite Auswahl an persönlichen Erfahrungen und Fertigkeiten hat, auf die man zur Problemlösung zurückgreifen kann, ist die Rigidität merklich geringer. Wenn die Erfahrungsbreite des Klienten jedoch eingeschränkt ist oder die Fähigkeiten zur Problemlösung schlecht sind (ganz allgemein oder relativ zu den bestehenden Schwierigkeiten), ist es wesentlich, daß der Therapeut neue Wahlmöglichkeiten bietet (d. h. neue Denk-, Empfindungs- und Verhaltensweisen), die sich als nützlich erweisen werden. Die neuen Wahlmöglichkeiten könnten beinhalten, neue Beziehungsfertigkeiten zu erwerben, was das interpersonale Psychotherapiemodell vorschlagen würde, oder zu lernen, objektiver zu denken, wie es das kognitive Therapiemodell nahelegen würde, oder zu lernen, persönliche Ressourcen zu erkennen und geschickter zu nutzen, wie es das Utilisationsmodell empfehlen würde.

Der gemeinsame Nenner all dieser Ansätze ist der, dem Klienten so eindrucksvoll wie möglich zu vermitteln, daß es andere Möglichkeiten gibt, um auf störende Lebenserfahrungen zu reagieren. Somit will ich, wenn ich dieses wichtige Behandlungsstadium als etwas charakterisiere, das mit einer Erweiterung des Bezugsrahmens verbunden ist, andeuten, daß das Lehren alternativer Standpunkte und Reaktionen für die erfolgreiche Behandlung einer Depression unerläßlich ist.

Der Unterschied zwischen den in diesem Buch vertretenen Methoden und einigen der eher psychodynamisch orientierten Ansätze liegt in diesem besonderen Behandlungsstadium. Hier wird besonders die Notwendigkeit betont, im Kontext einer kooperativen Beziehung andere Reaktionsmöglichkeiten auf störende Lebensumstände zu lehren. Dieser Ansatz legt wenig oder gar keinen Wert darauf zu erkennen, weshalb die früheren Muster des Individuums erfolglos waren. Es gilt als geklärt, daß die Muster in speziellen wichtigen Kontexten nicht sehr erfolgreich waren. Wenig Wert allerdings wird der »psychologischen Archäologie« beigemessen, in der man eine Antwort auf die Frage sucht, weshalb die Person so schlecht darauf vorbereitet war, bestimmte Situationen zu meistern. Dieser Standpunkt ist nur möglich, wenn man sich von abstrakten dynamischen Problemen und der Suche nach kausalen Erklärungen (als ob es welche gäbe) als Antwort auf die Frage »warum« abzuwenden beginnt und die Aufmerksamkeit statt dessen darauf richtet, störende Muster zu erkennen und nach Lösungen zu suchen.

Das Stadium der Erweiterung des Bezugsrahmens stellt den größten Teil der Therapie dar, da es die meisten Therapiesitzungen in Anspruch nimmt, alternative Möglichkeiten zu entdecken, um effektiv auf andauernde Lebenserfahrungen zu reagieren. Somit wird der Therapeut die Hypnose am wahrscheinlichsten in diesem Behandlungsstadium einsetzen mit dem Ziel, alternative Gesichtspunkte und Erfahrungsdarstellungen anzuregen. Überdies wird der Therapeut in diesem Stadium wahrscheinlich Direktiven benutzen, z. B. dem Klienten Aufgaben aufzutragen und Verhaltensexperimente mit ihm durchzuführen. Es obliegt dem Therapeuten, Gelegenheiten zu strukturieren (wie jene, die in *When*

Living Hurts dargestellt wurden), damit der Klient lernt, daß andere Arten, Probleme zu lösen und auf das Leben zu reagieren, erfolgreicher sein können als das, was er bis dahin getan hat. Die Direktiven, die der Therapeut verwendet, können eine tiefgreifende Wirkung auf den Klienten haben, wenn dieser erkennt, daß das Problem nicht er, der Klient selbst, ist, sondern daß seine Art, die Dinge zu tun, ineffektiv ist. Diese Erkenntnis hebt die Selbst-Achtung beträchtlich, da der Klient zu der Erkenntnis kommt, daß er nicht von Natur aus völlig dysfunktional ist, sondern nur in bestimmten Kontexten ineffektiv ist. Der Klient kann dann lernen, kontinuierlich mehr Informationen und mehr Alternativen zu suchen, die ihm flexiblere Reaktionsweisen auf das Leben ermöglichen.

Mit Wahlmöglichkeiten experimentieren

Den Patienten von der Phase, in der er eine Erweiterung seines Bezugsrahmens nur überlegt, dahin zu bringen, tatsächlich mit neuen Wahlmöglichkeiten zu experimentieren, ist das Ziel dieses Behandlungsstadiums. Obwohl man abstrakt vielleicht weiß, daß sich ein anderer Standpunkt oder eine andere Reaktionsweise auf irgendeine Lebenssituation als vorteilhaft erweisen könnte, gibt es nichts Befriedigenderes, als auf der Basis einer neuen Perspektive oder Verhaltensstrategie eine *Handlung zu initiieren* und damit ein ersehntes Ziel zu erreichen.

Die Betonung liegt im gesamten vorliegenden Buch auf dem Lernen aus Erfahrung. Einer der großen Vorzüge der Hypnose ist in dieser Hinsicht, daß der Therapeut durch Verwendung der Hypnose die Bereitschaft zum Experimentieren, zum Überschreiten der eigenen gewöhnlichen Parameter formt. Die Hypnose fördert das Experimentieren mit den Grenzen der eigenen Wahrnehmung; der direktive Praktiker nutzt dieses Bezugssystem für alle Handlungen in dem Glauben, daß willkürliche Annahmen erprobt werden müssen, neue Verhaltensweisen versucht werden müssen und willkürliche und selbst-begrenzende Ansichten herausgefordert und überwunden werden müssen. Dies sind die Gründe, weshalb dieses Behandlungsstadium den Klienten stark in die Richtung bewegt, eine Seinsweise zu entwickeln, die größere Flexibilität und bessere Fertigkeiten zur Problemlösung umfaßt sowohl für gegenwärtige Probleme als auch für solche, die vielleicht irgendwann in der Zukunft auftauchen.

Es liegt in der Verantwortung des Therapeuten, derartige Gelegenheiten für strukturiertes Lernen zu schaffen (im Maximalfall) oder mitzuschaffen (im Minimalfall), die erfolgreiche Resultate erzielen werden. Der Therapeut möchte den Klienten ermutigen und motivieren, und so ist es seine Aufgabe, im Klienten *eine gewisse* Fähigkeit hervorzurufen, wahrscheinliche Ergebnisse vorherzusagen, einschließlich dessen, wann man mit Sicherheit bei einer Bemühung Erfolg erwarten kann. Der Therapeut muß den Klienten schützen und darf ihm *niemals* Verletzungen beibringen. Die Direktiven mögen nicht immer sofort nutzbringend sein, doch ist es ein grundlegendes Prinzip des Berufsstands der Psychotherapeuten, keinen Schaden zu verursachen. Wenn ein Therapeut also einen Klienten dazu ermuntert, mit neuen Wahlmöglichkeiten und neuen Handlungsweisen in Lebensumständen zu experimentieren, muß dies mit einem geeigneten Schutz geschehen, der dem Klienten ein positives Ergebnis sichert. (Dies wird in Kapitel 9 weiterdiskutiert.)

Das Experimentieren spielt eine wichtige Rolle beim Bestätigen oder Entkräften der eigenen Wahrnehmung, weshalb es so wichtig ist, sich beim Strukturieren der Behandlung und bei der Ermutigung des Klienten am gewünschten Ergebnis zu orientieren. In der folgenden Tabelle sind einige wichtige Dimensionen einer Ergebnisorientierung in der Behandlung aufgeführt.

TABELLE 6. DIMENSIONEN EINER ERGEBNISORIENTIERUNG

- Ziele werden in konkreten und positiven Begriffen beschrieben
- Objektive Resultate sind demonstrierbar
- Die Ergebnisorientierung bezieht sich angemessen auf einen speziellen Kontext

- Die Ergebnisorientierung wird entweder extern durch den Therapeuten oder intern durch den Klienten initiiert, dann aber vom Klienten als neue situationsabhängige Wahlmöglichkeit aufrechterhalten
- Ergebnisorientierung erlaubt Selektivität und Flexibilität bei der Anpassung an eine Erfahrung

---

In derselben Weise, in der ich Therapeuten darin bestärken würde, ihre Ziele in konkreten und positiven Begriffen zu beschreiben und zu definieren, woher sie wissen, wann ein Erfolg eintritt, würde ich mir auch vom Klienten wünschen, daß er in der Lage ist, jeweils eine gute Wahl zu treffen, die sich angemessen auf die speziellen Kontexte seines Lebens bezieht. In dieser Hinsicht kann der Therapeut dem Klienten anfänglich Mut machen, mit einem neuen externen Verhalten oder einer internen Reaktion zu experimentieren. Die Richtung geht daher ursprünglich vom Therapeuten aus. Jedoch ist dies nichts andere als einem anderen eine neue Fertigkeit beizubringen. Zuerst gibt man ihm Anleitung und Unterstützung; wenn das Individuum dann selbst weiß, wie diese Dinge zu tun sind, ist eine Anleitung nicht länger notwendig. Auch wenn die therapeutische Beziehung als kooperativ definiert wird, ist das Ziel aber letztendlich die volle Unabhängigkeit des Klienten vom Therapeuten. Wenn der Klient den Wert des Experimentierens und der Anpassung im Leben erfahren hat, wächst sein Autonomiegefühl drastisch. Der Klient gelangt durch Experimentieren zu der Erkenntnis, daß der Therapeut nicht auf alles eine Antwort hat, aber in der Lage ist zu lehren, wie man flexibel und mit der Bereitschaft zum Experimentieren mit verschiedenen Verhaltensweisen und Einstellungen an Situationen herangeht.

Situationsspezifität festigen

Situationsspezifität ist ein Begriff, der die Tatsache reflektiert, daß vieles von dem, was die Reaktion einer Person in einer gegebenen Situation diktiert, die charakteristischen Anforderungsmerkmale dieser Situation sind. Im wesentlichen bezieht sich die Situationsspezifität auf die Tatsache, daß die bereits zuvor existierenden Persönlichkeitszüge einer Person in einer bestimmten Situation als Antwort auf die Anforderungen der Situation unterdrückt werden können. Hinsichtlich der Behandlung von Depressionen bedeutet dies, daß die ausgeprägte innere Versunkenheit, die für Depressive so charakteristisch ist, den depressiven Klienten typischerweise dazu führt, Situationsanforderungen (externe Hinweis-Reize), die auf angemessene Reaktionen in einer gegebenen Situation hinweisen, zu verpassen. Ein Behandlungsziel ist deshalb zu lernen, klar und realistisch über Lebenserfahrungen und Lebenssituationen nachzudenken, um angemessene und effektive Reaktionen hervorrufen zu können. Das Stadium, in dem die Situationsspezifität gefestigt werden soll, berücksichtigt somit auch die Notwendigkeit, dem Klienten zu helfen, die charakteristischen Anforderungsmerkmale einer Situation zu erkennen, und besonders wie sie sich auf die persönlichen Überzeugungen, Werte, Einstellungen und andere Vorläufer des Verhaltens beziehen.

Stellen Sie sich zum Beispiel einen persönlichen Charakterzug vor, den Sie als ein stabiles und dauerhaftes Charaktermerkmal betrachten würden. Könnte jemals eine Situation entstehen, in welcher sich dieser Charakterzug unmöglich entfalten könnte oder von einem entgegengesetzten Charakterzug oder Merkmal in den Hintergrund gedrängt werden könnte? Die Fülle an Literatur zu diesem Thema auf dem Gebiet der Sozialpsychologie deutet stark darauf hin, daß die Antwort auf diese Frage Ja ist. Ehrliche Menschen können sich unter bestimmten Umständen unehrlich verhalten. Friedfertige Menschen können in Umstände geraten, in denen sie gewalttätig werden. In gewissen Situationen können sensible Menschen unsensibel reagieren. Im Behandlungsprozeß wollen wir unseren Klienten vermitteln, daß sie realistisch auf die ständigen Anforderungen des Lebens reagieren müssen. Somit ist es von großer Wichtigkeit, daß der Klient lernt zu erkennen, wie scheinbar ähnliche Situationen sich doch unterscheiden – wie ein bestimmter Kontext sich von jedem anderen Kontext unterscheidet.

Wenn es auch offensichtlich erscheinen mag, daß sich die verschiedenen Situationen, denen wir uns gegenübersehen, in irgendeiner Weise unterscheiden, wird diese Tatsache in der klinischen Praxis

oft übersehen. Therapeuten, die routinemäßig Reaktionen im Hier und Jetzt mit Reaktionen der Vergangenheit verbinden, fördern vielleicht unwillentlich den Kollaps der Grenzen zwischen »damals« und »jetzt«, was den Klienten dazu bringen könnte, dysfunktional auf »jetzt« zu reagieren, als wäre es »damals«.
Oft hat auch der Klient selbst die Grenzen zwischen »damals« und »jetzt« als einen Teil seines symptomatischen Musters entfernt. Für den Depressiven ist es typisch, auf das zu reagieren, was war, und nicht auf das, was ist. Der Therapeut sollte dieses Muster nicht verstärken, indem er damals und jetzt auch noch verbindet. Selbst ein so grundlegender Gedanke wie die klassische »Übertragung« ist in der Behandlung Depressiver potentiell destruktiv. Eine depressive Person aktiv oder passiv dazu aufzufordern, auf den Therapeuten in derselben Weise zu reagieren, wie der Klient auf andere Autoritätsgestalten reagieren würde, ist ein schlechter Dienst an dem Klienten. Den Klienten zu ermuntern, auf eine neue Person zu reagieren als wäre er jemand von lebensgeschichtlicher Wichtigkeit, verstärkt die Unfähigkeit, klare Unterscheidungen zwischen Situationsanforderungen und persönlichen Wünschen und Gefühlen zu machen. Dies ist allgemein eine ineffektive Strategie des Depressiven, die korrigiert und nicht unabsichtlich verstärkt werden sollte.
Vom Standpunkt der Behandlung aus ist Situationsspezifität damit verbunden, *aktiv* und *absichtlich* Umstände zu schaffen, die ein existierendes Muster des Klienten unterbrechen, während man gleichzeitig die Person anregt, ein neues Muster zu entwickeln. Dieser Gedanke wird noch ausführlicher in Kapitel 9 erörtert werden.

Integration von Feedback

Wegen der ausgeprägten inneren Versunkenheit des typischen Depressiven verpaßt er die Gelegenheiten, in denen er sinnvolles Feedback aus seinem sozialen Umfeld bekommt. Ein notwendiges Behandlungsziel ist also, dem Klienten beizubringen zu erkennen, wie äußere Umstände (z. B. die Persönlichkeiten der Menschen oder Organisationen) strukturiert sind, so daß der Klient fähig wird, auf positive Weise mit ihnen in Beziehung zu treten. Wenn man einige der Schwierigkeiten betrachtet, welche depressive Klienten gewöhnlich zeigen, kann man leicht erkennen, wie fehlendes Erkennen von relevanten Situationsvariablen jemanden dem Risiko einer Depression aussetzen kann. Zum Beispiel bedeutet der drängende Wunsch, Zuneigung von jemandem zu erhalten, dem es sehr schwerfällt, Zuneigung auszudrücken, ein starkes Mißverhältnis zwischen den inneren Bedürfnissen und den äußeren Realitäten. Von anderen Billigung, Bestätigung, Unterstützung, Anerkennung, Liebe, Respekt oder irgend etwas anderes bekommen zu wollen, ist meist nicht das Problem. Das Problem ist die fehlende Erkenntnis, daß ein bestimmtes Individuum unfähig oder nicht bereit ist, entsprechend zu reagieren. Folglich ist es eine notwendige Fertigkeit, die in diesem Stadium des Behandlungsprozesses gelehrt werden muß, den Wert von Feedback und die Notwendigkeit, sich flexibel an das Feedback in einer gegebenen Situation anzupassen, zu erkennen.

Feedback zu bekommen und realistisch darauf zu reagieren, hängt von den folgenden Faktoren ab:

1. *Das Erkennen von Situationsanforderungen.* Um funktional sein zu können, muß jedes Individuum erkennen, welche Reaktion in einem bestimmten Kontext angemessen ist. Zum Beispiel läßt sich eine Person, die einer neuen Bekanntschaft auf einer Cocktailparty vertrauliche, persönliche Informationen anvertraut, auf eine riskante, ja sogar unangemessene Selbstenthüllung ein. Wenn ein Klient dann negatives Feedback bekommt, entweder in Form von rein höflichem Interesse oder sogar durch direkte Zurückweisung, kann dieser Klient daraus schließen, daß er einfach nicht in Ordnung sei, anstatt zu erkennen, daß die Selbstenthüllung in diesem bestimmten Kontext unangebracht war.
2. *Der Einfluß früherer Muster auf wahrgenommene Wahlmöglichkeiten.* Ein Individuum muß lernen zu erkennen, wie ähnlich eine neue Situation einer früher erlebten Situation ist oder wie sehr sie sich von dieser unterscheidet. Dies zu tun versetzt den Klienten in die Lage, besser zu erkennen, ob nur ein Teil

der Muster, die er in der Vergangenheit erfolgreich verwendet hat, angewendet werden kann oder alle, oder ob eine völlig neue Reaktion hervorgerufen werden muß, um sich der Neuartigkeit der gegenwärtigen Umstände richtig anzupassen.

3. *Die Relative Rigidität oder Flexibilität der Reaktionen.* Die Rigidität wurde bereits als fundamentaler Bestandteil der Depression beschrieben. Ein depressiver Klient muß vernünftige Wahlmöglichkeiten auf die Fragen: »Kann ich eine ›eine für alle‹ (one size fits all) Reaktion auf Situationen wie diese aufbauen? Oder muß ich erkennen, daß, ebenso wie sich die Umstände unterscheiden, meine Reaktionen auf verschiedene Umstände sich ebenfalls unterscheiden müssen?« erwägen und aufbauen.

   Um zum letzten Beispiel zurückzukehren, in mancher Hinsicht gleichen sich alle Cocktailpartys, doch in anderer ist jede anders. Kann man einen »Einer-für-alle«-Ansatz für Cocktailpartys im allgemeinen verwenden? Oder muß man sich an jede Party anpassen und für jeden Umstand neue und andere Handlungsweisen entwickeln, wie gering die Veränderungen auch sein mögen? Der depressive Klient wird zu der Erkenntnis ermutigt, daß es nur wenige Situationen gibt, auf die man jedesmal in derselben Weise reagieren kann, und daß man somit ein flexibles und anpassungsfähiges Mittel entwickeln muß, um seine Reaktionen zu regulieren.

4. *Erfolg definieren.* Zu oft ist der depressive Klient so sehr in negative Selbstbeurteilungen versunken, daß er gar nicht mehr erkennt, wenn er bei etwas Erfolg hat. Man denke dabei an das sogenannte »Hochstapler-Phänomen«, bei dem Menschen mit größten Fertigkeiten, die in dem, was sie tun, sehr gut sind, sich fühlen, als wären sie Hochstapler (Clance, 1985). Nervös warten sie darauf, daß man sie als Schwindler entlarvt, obwohl sie doch in Wirklichkeit gar keine Schwindler sind. Sie haben Erfolg ganz aus sich selbst heraus, nicht trotz ihrer selbst. Doch weil sie entweder eine unrealistische Definition oder gar keine davon haben, was eine zufriedenstellende Reaktion in einem gegebenen Sachverhalt ist, herrscht eine negative Selbstbeurteilung auf einer falschen Grundlage vor. Es ist wichtig,

der Person dabei zu helfen, wie sie lernen kann zu unterscheiden, ob sie erfolgreich ist oder nicht. Man muß verschiedene Arten von Feedback wahrnehmen und darauf reagieren können und nicht nur auf die eigenen Gefühle, um eine realistische Definition dessen zu erhalten, was genau ein zufriedenstellendes Reaktionsniveau ausmacht.

5. *Das Bedürfnis nach mehr Informationen oder Alternativen.* Wenn man die typisch niedrige Frustrationstoleranz des Depressiven voraussetzt, ist eine Person, die ein – neues oder altes – Verhalten ausprobiert, das nicht unverzüglich das erwünschte Ergebnis bringt, und die dann auch noch zur Personifizierung neigt, möglicherweise unfähig, weitere Anstrengungen zu unternehmen, um dennoch eine Veränderung in Gang zu setzen. Ein fundamentales Behandlungsziel ist also, den Depressiven zu überzeugen, daß das, was er erreichen will (z.B. eine gute Beziehung, finanzielle Sicherheit, größere berufliche Befriedigung), wahrscheinlich auch erreicht werden kann, wenn die *verwendete Strategie angemessen und effektiv ist.*

Wenn meine Klienten etwas zu tun versuchen, ist es wichtig für sie zu wissen, daß, falls es nicht funktioniert, dies nicht gleich bedeutet, daß es überhaupt nicht geschafft werden kann; es fördert nur einfach das Bedürfnis nach mehr Informationen oder mehr Alternativen, damit eine andere Strategie herausgebildet werden kann. Diese Vorstellung kann man durch Direktiven hypnotisch verstärken, die dem Klienten zugewiesen werden, sowie durch eine offene Diskussion darüber, was der Klient will und wie er die notwendigen Informationen sammeln kann, um eine vernünftige Reihe an Alternativen zu gewinnen, auf welche die gewünschten Ziele aufgebaut werden können.

Die Hypnose kann ein fundamentaler Teil der Integration von und Anpassung an Feedback sein. Typischerweise schließt das eine Führung der inneren Assoziationen des Klienten mit ein; die meisten hypnotischen Prozesse fördern einen starken inneren Fokus auf verschiedene Dimensionen innerer Erfahrung. Einen inneren Fokus aufzubauen, kann sehr wertvoll sein, wenn man jemanden Selbstbewußtheit und Selbstakzeptanz lehren will. Jedoch

kann die Hypnose als Konzentrationstechnik auch dazu verwendet werden, einen externen Fokus aufzubauen. In diesem Behandlungsstadium wird ein Gegengewicht zu dem typischen inneren Vertieftsein durch die Suggestion gefördert, das Individuum solle anfangen, einen eher externen Fokus zu entwickeln, was heißt, das Feedback von der Außenwelt, das dabei hilft, bessere Reaktionen auf Lebenserfahrungen zu gestalten, klarer zu erkennen.
In gewisser Hinsicht ist dieser Prozeß ähnlich dem, was ich einzelnen Praktikern, die Hypnose verwenden, raten würde. Wenn man hypnotisch mit einem Klienten arbeitet, ist es wünschenswert, sehr genau auf die Reaktionen der Klienten zu achten, und zwar bis zu dem Ausmaß, daß man den Therapeuten sogar als sich ebenfalls in einem Trancezustand befindlich beschreiben könnte! Der Gedanke, der Therapeut sei in einem Trancezustand, bedeutet, daß er tief, aber extern in die Erfahrung des Klienten versunken ist. Nur indem er so extern versunken ist, kann der Therapeut jede Nuance der Erfahrung auffangen, einschließlich Veränderungen der Gesichtsfarbe, Muskelbewegungen und andere feine, nonverbale Indikatoren bezüglich der Qualität der hypnotischen Trance. Ähnlich kann Hypnose eingesetzt werden, wenn sich der Klient in Situationen befindet, die Aufmerksamkeit und Beobachtungsgabe verlangen, um beim Aufbau einer externen Orientierung auf (d. h. Aufmerksamkeit für) die Art von kontextbezogenen Hinweis-Reizen oder Anforderungen zu helfen; diese werden die Wahrscheinlichkeit steigern, daß der Klient die Hinweis-Reize assimiliert und angemessen auf sie reagiert, was zu positiven Konsequenzen führt.
Die Erleichterung einer externen Orientierung durch Hypnose besitzt therapeutischen Wert an sich und aus sich selbst heraus, da sie eine Musterunterbrechung des gewöhnlichen inneren Fokus (auf Kummer) des Klienten darstellt. Man vergleiche dies mit dem »vernünftigen« Ratschlag, der in früheren Jahrzehnten typisch war für die Depressionsbehandlung, als man die Depressiven drängte, sich mit solchen Unternehmungen wie Sport, freiwilliger Krankenhausarbeit und Mitgliedschaft in einer Organisation zu beschäftigen. »Hausmittel« gegen die Depression wie diese sagen dem Klienten im Grund: »Geh aus dir heraus.« Der Wert dessen,

dem depressiven Klienten die Fähigkeit beizubringen, *nach Belieben* den Fokus von intern nach extern und wieder zurück zu intern zu verschieben, baut ein größeres Gefühl der persönlichen Kontrolle weiter auf. Man kann die Aufmerksamkeit auf äußere oder innere Dinge richten, je nachdem, wie es die Situation verlangt. Die Hypnose ist ein wirkungsvolles Werkzeug zur Bildung von Fokus, das geschickt benutzt werden kann, um dem Klienten dabei zu helfen zu erkennen, worauf er achten muß und was problematisch wird, falls man es mißachtet.

Inkorporation

Wenn der Klient erst einmal Gelegenheit hatte, neue Wahlmöglichkeiten zu erlernen und damit zu experimentieren, und entdecken konnte, daß neue Reaktionen sich als angemessen und effektiv erweisen, wird er zum Stadium der Inkorporation dieser neuen Reaktionen in sein Verhaltensrepertoire (oder emotionales Repertoire oder Beziehungsrepertoire) fortschreiten können. Wenn der Klient neue Verhaltensweisen oder Muster geschickt und sensibel integriert hat, kann es für ihn oft hilfreich sein zu erkennen, daß es eine klare Unterscheidung gibt zwischen dem, was er in der Vergangenheit unter solchen Umständen vielleicht getan hätte und was er nun tun kann. Es ist eine unterstützend wirkende Erinnerung für die Person, daß die Ergebnisse ebenfalls neu sein werden, wenn man etwas Neues ausprobiert.

Die Grenzen von Verallgemeinerungen

Im letzten Behandlungsstadium ist es für den Klienten wichtig zu begreifen, daß die effektiveren Reaktionen auf verschiedene Lebensanforderungen, die er nun gelernt hat, einfach nur neue Reaktionen sind, die eben auf die aktuellen Kontexte passen. Der Klient sollte nicht zu dem Schluß kommen, daß die neuen Reaktionen und Muster starre »Einer-für-alle«-Ansätze sind, um Lebensumstände zu bewältigen. Eine solche Schlußfolgerung würde zu einem Rückfall führen. Im Gegenteil, dem Klienten wird beigebracht, daß die Dinge, die in der Gegenwart Lösungen und Erleichterung gebracht haben, dies später vielleicht nicht mehr tun werden; falls und wenn dies geschieht, weiß der Klient, daß es wieder notwendig sein wird sich anzupassen, und nicht, depressiv zu werden.

Es ist normal, daß man sich ständig an sich verändernde Lebensumstände anpassen muß; diese Fähigkeit ist eine Voraussetzung für langdauernde geistige Gesundheit. Eine gute geistige Gesundheit bedeutet nicht, daß man nie Probleme hat; eher bezieht sie sich darauf, wie lange man braucht, um die Probleme zu erkennen und effektiv mit adaptiven Reaktionen darauf zu reagieren. Folglich muß der depressive Klient unbedingt wissen, daß die neuerlernten Muster möglicherweise nicht ewig weiterfunktionieren werden, obwohl gegenwärtige Probleme gelöst wurden und die Therapie erfolgreich war. In zukünftigen Kontexten mögen andere, vertraute Muster genügen, oder die Person entdeckt vielleicht, daß sie mehr Informationen, mehr Alternativen und vielleicht sogar zeitweilige Hilfe braucht, um die neuen Probleme zu lösen. Was aber in den zukünftigen Problemsituationen immer anders sein wird, ist, daß die Person nun versteht, daß sie nicht verflucht oder vom Schicksal zum Versagen bestimmt ist und daß Probleme, wenn man sich ihnen auf neue und effektive Weise nähert, wahrscheinlich gelöst werden können. Somit kann die Einbahnstraße in einen schmerzvollen Teufelskreis aus Selbstzweifel, Selbstbeschuldigung, Schuldgefühlen, Gefühlen der Inadäquatheit und all den anderen qualvollen Dingen, die Depressive häufig erleben, umgangen werden, indem man direkt zur Problemlösung voranschreitet, mit oder ohne Anleitung durch den Therapeuten.

In diesem letzten Behandungsstadium ist der Klient dazu in der Lage, Schlüsselüberzeugungen zu seinen eigenen individuellen Mustern, einschließlich von Wertepräferenzen und anderen Erfahrungsdimensionen, die den Klienten als Individuum auszeichnen, zu überprüfen. Überdies kann die Person vorher sehen, wie sie in Zukunft effektiv auf sich ändernde Lebensumstände reagieren kann.

Abschluß der Behandlungen

Die Behandlung kann angemessen und vernünftig beendet werden, wenn der Klient das notwendige Können bewiesen hat, das notwendig ist, um Lebenssituationen effektiv mit minimaler oder ganz ohne Anleitung durch den Therapeuten zu bewältigen. Wenn der Klient Gelegenheiten erkennt, um eine wachstumsorientierte Phase zu beginnen, indem er aktiv neue Situationen sucht, um seinen Spielraum an Fertigkeiten zu erweitern, kann der Therapeut im großen und ganzen darauf vertrauen, daß der Klient nicht mehr das rigide und eingeschränkte Individuum ist, das bestimmten Lebenssituationen auf begrenzte und dysfunktionale Art und Weise begegnet. Idealerweise demonstriert der Klient die Fähigkeit, Lebenserfahrungen aktiv zu suchen und zu bewältigen mit Sensibilität gegenüber seinen eigenen Bedürfnissen und mit einem Gegengewicht in Form von Gewahrsein und Verständnis gegenüber verschiedenen Situationsanforderungen. Wie immer nähert man sich dem Abschluß der Behandlung einfühlsam und mit dem Hinweis, daß der Therapeut zur Verfügung stehen wird, falls Umstände im Leben des Klienten auftauchen sollten, welche das Bedürfnis nach Hilfe von außen erwecken.

Der Prozeß einer Psychotherapie mit Depressiven darf nicht endlos lange sein oder einen unklaren Fokus haben. Der Klient leidet und braucht Anleitung, um den Schmerzen zu entkommen und effektiv die Probleme des Lebens anzugehen. Die Rolle des Therapeuten ist vor allem zu Behandlungsbeginn besonders wichtig, wenn der Klient sich typischerweise quält und am meisten Führung braucht. Die in diesem Kapitel beschriebenen Therapiestadien stellen die Behandlungsziele in einer vorgeschlagenen Reihenfolge dar, in der sie eventuell ausgeführt werden können. Die beschriebenen Behandlungsstadien weisen darauf hin, wann man sich auf die Gebiete, die schließlich einen integrierten Behandlungsplan bilden werden, konzentrieren und Stärke darin aufbauen sollte. Dieser strukturierte und zielorientierte Ansatz ermuntert den Klienten zu entdecken, daß er zu weit mehr in der Lage ist, als er bisher erkannt hat, und daß das Leben nicht unbedingt überwältigend sein muß, ebensowenig wie die Depression eine unvermeidliche Erfahrung sein muß.

7. Kapitel

Die Rolle der Erwartung bei der Behandlung von Depressionen

Einer der problematischsten Aspekte der menschlichen Natur ist die begrenzte Fähigkeit, die Konsequenzen unserer Handlungen realistisch vorauszusehen. Betrachtet man den heutigen Zustand der Welt, sieht man überall genügend Beweise für die menschliche Kurzsichtigkeit. Obwohl wir erkennen, daß die natürlichen Ressourcen unseres Planeten unersetzbar sind, fahren wir dennoch fort, sie zu mißbrauchen. Um eines kurzfristigen Vorteils willen verschmutzen wir unsere Gewässer und unsere Luft und rotten ganze Arten von Lebewesen aus. Um einer kurzfristigen Befriedigung willen riskieren wir Krankheit und Tod, indem wir Zigaretten rauchen, Drogen nehmen und zahllose andere Möglichkeiten finden, um uns selbst zu mißhandeln. Die längerfristigen negativen Konsequenzen scheinen so weit entrückt zu sein bei der ganzen Konzentration auf das Jetzt, daß sie beinah unsichtbar scheinen.

Es ist verhängnisvoll, daß die Menschen nicht lernen, zukunftsorientiert zu denken. Zu lernen, vom Standpunkt möglicher Konsequenzen aus zu denken sowie gegenwärtige Bedingungen auf zukünftige Möglichkeiten zu extrapolieren, ist für unser Überleben unabdingbar. Dennoch wird uns durch den überwältigenden Druck der Gesellschaft fortwährend eingeimpft, wie wichtig doch Unmittelbarkeit sei, ungeachtet der langfristigen Kosten.

In ihrem Buch *New World, New Mind* (1989) tragen Robert Ornstein und Paul Ehrlich viele Beweise für den Gedanken vor, daß die Unfähigkeit, Konsequenzen auf sinnvolle Weise vorauszusehen, nicht nur ein Resultat der Sozialisation ist, sondern auch der Biologie, speziell der Neurologie. Ornstein und Ehrlich behaupten, das menschliche Nervensystem sei so organisiert, wie es bestmöglich auf die Neuheit und Intensität eines Reizes reagieren kann und daß sich die Gewöhnung (das »tuning out« andauernder Reize), die sich in jedem unserer sensorischen Systeme einschleicht, auch in den Reaktionen auf unsere unmittelbare Umgebung zeigt. Daher kann die Neuigkeit, daß ein »Baby Jessica« in einen Brunnen gefallen ist, die nationalen Schlagzeilen und das Fernsehen beherrschen, während gleichzeitig weit tiefgreifendere Ereignisse stattfinden: Weitere Tier- und Pflanzenarten sterben aus, immer mehr Menschen sterben den Hungertod und noch mehr Kinder werden auf einem bereits übervölkerten Planeten geboren. Diese bedeutenden Ereignisse sind so alltäglich geworden, daß sie im Vergleich mit dem Drama des Babys, das in den Brunnen fiel, unbeachtet bleiben.

Meiner Ansicht nach haben Ornstein und Ehrlich ein wichtiges Argument in einem Kontext angebracht, der zwar scheinbar nicht mit Therapie in Zusammenhang steht, der aber dennoch weitreichende Auswirkungen für den Berufsstand der Psychotherapeuten hat. Die Psychotherapeuten haben die Wichtigkeit dessen betont, »mit seinen Gefühlen in Verbindung zu treten«. Wir haben die Menschen ermuntert, »dem Leben am heutigen Tage soviel wie möglich abzugewinnen«, selbst wenn dieser Rat, auf lange Sicht betrachtet, zu höheren Scheidungsraten, dem Zerbrechen von Familien, der Verletzung traditioneller gesetzlicher und moralischer Verhaltensstandards und anderen Beispielen führt, die zeigen, daß ein langfristiger Verfall im Interesse eines kurzfristigen Gewinns in Kauf genommen wird. Der Berufsstand der Psychotherapeuten hat den kulturellen Schwerpunkt von sofortiger Befriedigung auf Kosten langfristigerer Lebensqualität unabsichtlich gefördert. Die Betonung des »Hier und Jetzt« und des »immer nur einen Tag Leben« ist ein philosophischer Grundsatz mit potentiell unheilbringenden Konsequenzen. Der Berufsstand der Psychotherapeuten wird seinen Anteil an der Verantwortung dafür tragen müssen, daß er dabei geholfen hat, eine Reihe für die Gesellschaft gefährlicher Werte und Perspektiven im Namen der Förderung »geistiger Gesundheit« aufzubauen.

Wenn wir diese Betonung der Unmittelbarkeit ebenso wie das ständige außergewöhnliche Beschäftigtsein mit den Kindheitserfahrungen der Klienten als Fokus der Therapie betrachten, ist leicht einzusehen, wie die Menschen so immens auf Vergangenheit und Gegenwart hin orientiert werden können, während sie die Zukunft gleichzeitig grob entstellen oder unterschätzen. Und es gibt keinen menschlichen Zustand, in dem dies augenscheinlicher wäre als in der klinischen Depression. *Von allen wichtigen Faktoren, welche der Depression zugrunde liegen, ist keiner wirkungsvoller oder umfassender als die Orientierung auf die eigene Zukunft des Depressiven.*

Zeitliche Orientierung

Das Muster der zeitlichen Orientierung wurde in *When Living Hurts* als die bevorzugte Orientierung eines Menschen auf einen speziellen Zeitbereich hin beschrieben oder als den Zeitbereich, auf welchen der Mensch sich am meisten verläßt. Die Zeitkomponente ist Bestandteil praktisch jeder Erfahrung. Schließlich tritt jede menschliche Erfahrung zu einem gewissen Zeitpunkt auf, und die Zeitorientierung einer Person bezieht sich auf diesen bestimmten Kontext. Wenn wir die Rolle der zeitlichen Orientierung in der Psychopathologie im allgemeinen betrachten, erkennen wir, daß sie eine ziemlich offensichtliche Komponente jeder Störung ist. Zum Beispiel ist die zeitliche Orientierung auf die Zukunft eine Strukturkomponente von Angststörungen: der ängstliche Mensch hat Erwartungen für (orientiert sich auf) die Zukunft in der Weise, daß er Vorstellungen (oder innere Dialoge oder Gefühle) zu Ereignissen hervorbringt, die noch nicht stattgefunden haben. Wenn eine Person also beispielsweise Flugangst hat, bringt sie Vorstellungen von sich hervor, wie sie an Bord eines Flugzeugs geht, das anschließend abstürzt, wodurch die Person einen gewaltsamen Tod erleidet. Dabei erlebt sie alle assoziierten Angstgefühle, als würde das Ereignis tatsächlich stattfinden! (Dies ist ein Beispiel für die negative Verwendung von Imaginationen.) Das Individuum hat logischerweise noch nie einen tödlichen Flugzeugabsturz erlitten und ruft somit keine Rückblende auf tatsächliche Vergangenheitserinnerungen hervor, sondern nur auf angsterregende Assoziationen.

Im Gegensatz zu Angststörungen liegt bei Impulsstörungen der überwältigende Schwerpunkt auf der Unmittelbarkeit der Erfahrung – eine Zeitorientierung auf die Gegenwart. Die Person fühlt sich weder mit vergangenen Traditionen noch mit zukünftigen Konsequenzen besonders verbunden. Vielmehr ist es die Betonung der Hier-und-Jetzt Erfahrung, welche das impulsive Bedürfnis nach unmittelbarer Befriedigung steuert.

Im Fall der Depression liegt die Betonung auf einer überwältigenden zeitlichen Orientierung auf die Vergangenheit. Der Depressive wärmt ständig alte Traumata, dazu alle Zurückweisungen, Demütigungen, Enttäuschungen und wahrgenommenen Ungerechtigkeiten wieder auf – im wesentlichen alles Schmerzliche aus der Vergangenheit. Überdies verläßt sich der Depressive stark auf vergangene Erfahrung als Bezugspunkt zur Interpretation sowohl der Gegenwart als auch der Zukunft. Selbst wenn ein Depressiver sich auf das konzentriert, was im Augenblick geschieht, oder voraussieht, was später geschehen wird, tut er dies, indem er die Vergangenheit in die Gegenwart und Zukunft projiziert. Daher sind folgende Äußerungen charakteristisch für einen depressiven Klienten: »Ich werde nie eine gute Arbeit bekommen. Woher ich das weiß? Weil ich noch nie eine hatte«, oder: »Ich werde nie eine gute Beziehung haben. Woher ich das weiß? Weil ich noch nie eine hatte.«

Der Depressive gibt sich einem exzessiven Vertieftsein in die Vergangenheit hin – auf Kosten einer positiven Zukunftsorientierung. Die Illusion hervorzurufen, daß die Zukunft einfach noch mehr der schmerzlichen Erfahrungen brächte wie die Vergangenheit, ist genau der Mechanismus, der die Hoffnungslosigkeit schürt, welcher das Kennzeichen der Depression ist. Martin Seligman (1989) hat dies mit dem »stabilen Attributionsstil« beschrieben. Aaron Beck (1967) beschrieb, was er die »negative Triade der Depression« nannte, in welcher der typische Depressive drei kritische Charakteristika manifestiert: Negative Interpretationen von Ereignissen, negative Selbst-Beurteilung und negative Erwartungen. Als eine Kernkomponente der Depression verlangen diese negativen Erwartungen die besondere Aufmerksamkeit des Therapeuten. Es ist seine Aufgabe, eben diese schmerzlich enge Bandbreite der Fähigkeiten des Klienten, sich sinnvoll auf die Zukunft zu beziehen, anzusprechen.

Das Fehlen positiver Erwartungen verschlimmert die Hoffnungslosigkeit und Verzweiflung der Depression. Es ist gleichermaßen klar, daß das immerwährende Wiederaufwärmen der negativen Vergangenheit ebenfalls dazu beiträgt, die Depression aufrechtzuerhalten. Folglich muß die Therapie zwei Dinge sehr rasch erreichen: zum einen muß sie positive Erwartungen aufbauen, das heißt, den Depressiven auf die Erkenntnis hin orientieren, daß die Zukunft *nicht* einfach nur mehr von derselben schmerzlichen Vergangenheit oder Gegenwart ist; und zum anderen muß sie der Person helfen, die Vergangenheit in Abschnitte aufzuteilen und ihrer Macht, die Zukunft zu kontrollieren, das Gewicht zu nehmen.

In einfachen Worten: *Wenn die Struktur der Lösung der Struktur des Problems gleicht, ist es höchst unwahrscheinlich, daß die Therapie zum Erfolg führt.* Bei der Behandlung Depressiver bedeutet dies, wenn die Unfähigkeit der depressiven Person, eine positivere Zukunftsvision zu entwickeln, daraus resultiert, daß sie sich überwältigend auf die negative Vergangenheit konzentriert, und dies eine fundamentale Komponente der Depression ist, ist es nicht ratsam, ja wahrscheinlich sogar antitherapeutisch, diese Person noch stärker auf die Vergangenheit zu konzentrieren (»Lassen Sie uns über Ihre Kindheit sprechen«) bis zum Ausschluß dessen, die Person zu lehren, wie sie ihre zukunftsorientierten Fertigkeiten erweitern kann. Eine Überbetonung der Vergangenheit schränkt die Orientierung auf die Zukunft ein und kann sie sogar nachhaltig verschlechtern. Denn wie man sich auf die Vergangenheit konzentriert, das weiß der depressive Klient bereits. Was er nicht weiß, ist, wie man an einer Zukunft arbeitet, die befriedigender und gewinnbringender ist, als es die Vergangenheit war. Daher ist es dringend notwendig, daß wir anfangen, die konventionelle Weisheit, derzufolge eine Therapie sich ausnahmslos auf die Vergangenheit zu konzentrieren habe, nochmals zu überdenken. Es

ist kein Zufall, daß die Psychotherapien, die sich bei der Behandlung der Depression am wirkungsvollsten und konsistentesten erwiesen haben, nicht nur der Vergangenheit das Gewicht nehmen, sondern aktiv zu einer realistischen Zielsetzung ermuntern – eine Zukunftsorientierung – und konsequente Anstrengungen daraufhin aufwenden, diese auch zu erreichen.
Die negativen Erwartungen hinsichtlich der Zukunft, welche die Depression charakterisieren, sind die Essenz der Hoffnungslosigkeit. Hoffnungslosigkeit führt zu dem Glauben, die Zukunft sei unkontrollierbar und enthalte keine Möglichkeit für irgend etwas anderes als noch mehr Kummer und Schmerz. Es gibt keine bessere Vorhersage für einen Selbstmord als den Grad an Hoffnungslosigkeit der Person (Beck et al., 1985, 1990). Für einen Menschen, der glaubt, daß die Zukunft keine positiven Möglichkeiten beinhaltet, sondern nur noch mehr unerträglichen Schmerz, erscheint der Suizid als vernünftige Alternative. Die Unfähigkeit, realistische Vorstellungen von einer positiven Zukunft hervorzurufen, in Verbindung mit einem globalen kognitiven Stil, ruft überwältigend schmerzvolle Gefühle hervor, welche die Person dazu führen, die endgültige Erlösung herbeizuwünschen, die der Selbstmord zu versprechen scheint.

Stabiler Attributionsstil

Eine Möglichkeit, die Interpretation von Erfahrungen (Attributionen) einer Person zu charakterisieren, richtet sich nach dem relativen Grad der Permanenz, in welchem das Individuum die Umstände wahrnimmt. Der Begriff »stabiler Attributionsstil« bezieht sich auf die Wahrnehmung, daß die Umstände, die gegenwärtig existieren, auch weiterhin existieren werden. Der Mensch glaubt buchstäblich: »Es wird immer so sein.« Wenn er die Vorstellung hegt, daß seine Erfahrung nicht veränderbar und folglich »stabil« sei, ist die Wirkung außerordentlich stark in bezug auf den Beginn und die Aufrechterhaltung des depressiven Zustands.

Ein stabiler Attributionsstil ist die Essenz der Hoffnungslosigkeit. Er reflektiert den Standpunkt, daß es keine Basis für den Glauben oder die Hoffnung gäbe, daß es irgendwelche bedeutsamen Veränderungen geben könne, die zu verbesserten Bedingungen und somit zu einer Erleichterung der Depression führen würden.

Es scheint praktisch unmöglich, den Einfluß zu übertreiben, den ein stabiler Attributionsstil auf negative Ereignisse sowohl bei der Erfahrung der Depression als auch bei deren Therapie hat. Ein stabiler Attributionsstil dient als Vorhersage für praktisch jeden Aspekt der Behandlung (Seligman, 1989). Besonders sagt ein stabiler Attributionsstil voraus, 1. ob ein Mensch eine Psychotherapie anstreben wird, 2. ob das Individuum an der Behandlung auf verantwortliche und kooperative Weise teilnehmen wird, 3. ob die Therapie schnell oder langsam voranschreiten wird, 4. ob die Genesung nur teilweise oder vollständig sein wird und 5. ob der Klient zu Rückfällen neigen wird.

Was ist an einem stabilen Attributionsstil, daß er all diese Variablen beeinflussen kann? Es besteht ein eindeutiger Zusammenhang zwischen den Erwartungen einer Person und ihrem Motivationsniveau. Wenn wir zum Beispiel jeden der oben aufgeführten Behandlungsaspekte betrachten, der mit dem Attributionsstil in Verbindung steht, ist es leicht abzuleiten, weshalb der stabile Attributionsstil eines Menschen einen so ungeheuren Einfluß auf die gesamte Qualität seiner Erfahrung ausübt.

Stabiler Attributionsstil: Wirkungen auf den Therapieprozeß

Der Glaube einer Person, daß ihre Erfahrungen unveränderlich seien, hat direkten Einfluß auf die Wahrscheinlichkeit, daß sie keine Hilfe suchen wird. Weshalb sollte man Hilfe suchen bei einem Problem, wenn man weiß, daß keine noch so große Hilfe einen Unterschied bewirken wird? Es ist offensichtlich, daß der Grund, weshalb nur etwa jeder vierte Depressive Hilfe sucht (Kolb & Brodie, 1982), in dem fundamentalen Glauben liegt, es sei sowieso fruchtlos, da eine Psychotherapie ja doch nichts bewirke. (Der zweite wichtige Grund, weshalb die Mehrheit der Depressiven keine Hilfe sucht, ist, daß die Betroffenen nicht erkennen, daß ihre Symptome mit einer Depression zu tun haben; mit anderen Worten, sie wissen einfach nicht, daß sie depressiv sind.) Die Haltung »Warum sollte man sich damit abgeben?« des Depressiven ist eine direkte Folge des Glaubens, daß keine noch so große Anstrengung einen Unterschied bewirken würde (d. h. sein stabiler Attributionsstil). Unglückseligerweise sind viele Psychotherapeuten zu dem Schluß gekommen, die Erklärung für die mangelnde Bereitschaft der depressiven Person, Hilfe zu suchen, sei die, daß die Person in Wirklichkeit »gern« depressiv wäre. Diese »das Opfer beschuldigende« Erklärung erweist sich im Lichte dessen, was über den stabilen Attributionsstil bekannt ist, als unangebracht.

Wenn ein Depressiver tatsächlich eine Behandlung anstrebt, taucht natürlich die Frage nach seiner Teilnahmebereitschaft am Behandlungsprozeß auf. Der stabile Attributionsstil eines Menschen kann eine sinnvolle Teilnahme an der Behandlung einschränken oder sogar verhindern, weil der fundamentale Standpunkt wieder der ist: »Warum sich damit abgeben? Das macht doch sowieso alles keinen Unterschied.« Weshalb sollte eine Person strukturierte Direktiven wie auferlegte Arbeiten und Hausaufgaben ausführen, wenn er dem Glauben verhaftet ist, daß solche Übungen vergeblich seien?

Der depressive Mensch mit einem stabilen Attributionsstil wird vom Therapeuten wahrscheinlich als unmotivierter, unwilliger Teilnehmer am Behandlungsprozeß betrachtet. Das kann den Therapeuten dazu verleiten, fälschlicherweise den Wunsch oder die Motivation zur Veränderung in Frage zu stellen. Tatsächlich ersehnt der Depressive jedoch die Erleichterung, die eine Therapie bieten könnte, hat aber keine Erfahrungsgrundlage für den Glauben, daß die Depression in bedeutsamer Weise verändert werden kann. Folglich spielt der stabile Attributionsstil eine direkte Rolle bei der Gestaltung der Teilnahmebereitschaft des Klienten an der Behandlung. Die Kooperation beim Ausführen von Direktiven wächst ebenso, wie der stabile Attributionsstil des Klienten im Hinblick auf die Aussichten einer Genesung abnimmt.

Die Genesungsgeschwindigkeit – das heißt, ob die Therapie schnell voranschreitet oder langsam – wird von einer Anzahl von Faktoren bestimmt, von denen der stabile Attributionsstil nur einer ist, wenn auch ein zentraler. Natürlich wird eine vorhandene assoziierte Persönlichkeitsstörung die Behandlung der Depression verzögern, ebenso wie andere komplizierende Faktoren wie zum Beispiel die Lerngeschwindigkeit des Individuums, seine Flexibilität und Fähigkeit, das Gelernte anzuwenden, ebenso wie interpersonale Faktoren wie die Qualität der Beziehung mit dem Therapeuten.

Wie bereits hervorgehoben wurde, ist ein stabiler Attributionsstil ein zentraler Faktor bei der Genesungsgeschwindigkeit. Eine Person, die glaubt, daß sich nichts verändern kann, wird sehr wahrscheinlich langsamer vorankommen als eine, die weiß, daß die gegenwärtigen Umstände, wie schmerzlich sie auch sein mögen, nur vorübergehend sind, und daß mit der Zeit unweigerlich eine Besserung eintreten wird. Hier spielt die zeitliche Orientierung eine bedeutende Rolle, da die Beziehung der Person zur Zeit eine wirkungsvolle Determinante dafür ist, ob sie einen raschen Fortschritt auf ein zukunftsorientiertes Ziel hin zulassen kann oder nicht, oder ob die Person ein Überzeugungssystem (das in einer zeitlichen Orientierung auf die Vergangenheit hin wurzelt) aufrechterhält, so daß die vergangenen Erfahrungen gründlich identifiziert und erklärt werden müssen, bevor man positive Veränderungen für die Zukunft durchführen kann. Wenn jemand glaubt, daß die Einsicht in die Vergangenheit eine notwendige Bedingung für eine Veränderung ist, dann muß die Therapie möglicherweise verlangsamt werden, um diesem willkürlichen Glauben entgegenzukommen.

Der Grad der Genesung, ob teilweise oder vollständig, ist ebenfalls eine Funktion des stabilen Attributionsstils und der Klientenerwartung. Eine der ernst zu nehmenden Überlegungen bei der Behandlung Depressiver ist die Tatsache, daß ein beachtlicher Prozentsatz, wahrscheinlich 20 bis 35 Prozent, der akut Depressiven chronisch depressiv wird (American Psychiatric Association, 1987). Es ist, als würde der Klient während einer akuten Episode entscheiden, daß eine Genesung nicht möglich ist. Eine Bemerkung wie: »Ich werde nie wieder glücklich sein«, reflektiert einen stabilen Attributionsstil mit der Implikation, daß der gegenwärtige Schmerz immer da sein wird. Somit wird eine völlige Genesung, da sie als Möglichkeit gar nicht in Betracht gezogen wird, auch nicht eintreten.

Der stabile Attributionsstil spielt auch bei der Rückfallquote eine wichtige Rolle. Wenn sich die Erwartung durchgesetzt hat, daß ein Rückfall in die Depression unvermeidbar ist, kann diese Erwartung zu einer sich selbst erfüllenden Prophezeiung werden. Die Ansicht, die Depression sei eine Krankheit, trägt die Hauptschuld an diesem Problem. Die konventionelle Lehrmeinung vom biologischen Standpunkt aus ist bisher die, daß die Depression eine »periodisch auftretende Krankheit« sei. *Jedoch ist nicht die Depression selbst wiederkehrend, sondern die Lebenserfahrung ist es.* Niemand erlebt nur einmal eine Demütigung. Niemand erlebt nur einmal eine Zurückweisung. Niemand erlebt den Verlust eines geliebten Gegenstands oder eines geliebten Menschen nur einmal. Wenn es das Muster des Individuums ist, sich auf solche Erfahrungen zu beziehen, indem es depressiv wird, dann wird die Depression sich während seines Lebens immer wieder wiederholen.

Vom Standpunkt des depressiven Klienten aus würde die Sicht der Depression als einer »periodisch auftretenden Krankheit« dabei helfen, einen stabilen Attributionsstil aufzubauen; das heißt, es würde die Art von Erwartung aufgebaut, welche die Person dazu führt, sich auf kontinuierlicher Basis selbst zu beobachten. Jegliche Stimmungsschwankungen würden interpretiert werden als Warnsignale einer drohenden depressiven Episode. Die Erwartungen, die sich in den Köpfen unserer Klienten aufgebaut haben, spielen eine große Rolle dabei, ob eine Person die Depression als vorübergehend und zu bewältigen ansieht oder als unveränderlich und unvermeidbar.

Die ausgeprägte Tendenz Depressiver, Lebenserfahrung routinemäßig negativ zu interpretieren, hilft die stabile Attribution zu schüren, daß das Leben, wenn es schlechtgeht, immer so weitergehen wird. Es ist von größter Wichtigkeit, daß die Therapeuten diese Tatsache berücksichtigen und eine positive und absichtliche Anstrengung unternehmen, um dem depressiven Klienten zu helfen, sein Denken in den Bereich der positiven Erwartung zu führen. Der Therapeut kann helfen, die Erkenntnis aufzubauen, daß nur wenige Erfahrungen, ob gute oder schlechte, von Dauer sind und daß die Mehrheit der Erfahrungen tatsächlich instabil (d. h. vorübergehend) ist. Dann kann die Hoffnung beginnen, an die Stelle der Hoffnungslosigkeit zu treten.

Ansprechen des Attributionsstils in der ersten Sitzung

Man stelle sich einen klinisch depressiven Klienten vor, der sich hoffnungslos und hilflos fühlt und der bereits seit beträchtlicher Zeit unter dem Schmerz der Depression leidet. Man stelle sich diese Person vor, wie sie Monate oder gar Jahre der Depression allein durchleidet in der Überzeugung, daß eine Psychotherapie ihr nicht helfen könne. Weiter stelle man sich vor, daß diese Person, nachdem sie soviel durchlitten hat, sich endlich doch entschließt, professionelle Hilfe zu suchen. Zögernd kommt dieser Mensch in die Therapie, und der Therapeut verbringt die gesamte erste Sitzung damit, die komplette Fallgeschichte aufzunehmen: Familiengeschichte, Sozialgeschichte, beruflicher Werdegang, Sexualgeschichte, Krankengeschichte und so weiter und so weiter...
Es ist verständlich, weshalb Therapeuten gern die detaillierte Geschichte vorliegen haben, bevor sie mit der Behandlung beginnen. Im Fall des depressiven Klienten jedoch kann sich dieser Ansatz als schwerwiegender Fehler erweisen. Ein Klient, der von der negativen Erwartung geprägt ist, daß eine Therapie ihm nicht helfen kann, und es daher bereits vor sich hergeschoben hat, überhaupt eine Behandlung anzustreben, und der dann einem Therapeuten ausgesetzt ist, der die gesamte erste Sitzung damit zubringt, die persönliche Geschichte des Klienten aufzunehmen, hat nun den *auf Erfahrung beruhenden Beweis,* daß die Therapie ihm nicht helfen wird. Denn der Therapeut hat nichts getan, was in dem Klienten den Glauben hätte nähren können, daß sein Zustand sich ändern würde.

Das in der Psychotherapie als »Ausfallrate« bekannte Phänomen bezieht sich auf die Anzahl von Personen, welche um die Dienste eines Psychotherapeuten nachsucht, ein oder zwei Sitzungen lang zur Therapie kommt und die Behandlung dann aufgibt (Patterson, 1980). Die konventionelle Erklärung lautete bisher, daß sie noch »nicht wirklich bereit« waren zu einer Therapie und daß solche Personen »in ihren Erwartungen an die Therapie unrealistisch« seien oder daß die »sekundären Gewinne« durch das Aufrechterhalten der Pathologie zu groß waren. Im Lichte all dessen, was ich über den stabilen Attributionsstil geschrieben habe, wird nun deutlich, daß die hohe Ausfallrate bei depressiven Klienten, die eine Therapie beginnen, zumindest teilweise eine direkte Folge davon ist, daß der stabile Attributionsstil des betreffenden Individuums unabsichtlich verstärkt wurde, indem die gesamte erste Sitzung (oder auch noch die zweite) damit verbracht wurde, die Geschichte aufzunehmen, und folglich keine Intervention gemacht wurde. *Es ist das vorrangige Ziel der allerersten Sitzung, den Klienten dabei zu unterstützen, von seinem stabilen Attributionsstil* (»es wird nie anders werden«) *zu einem instabilen Attributionsstil* (»es wird anders werden«) *hinsichtlich seiner Depression zu gelangen.* Somit liegt es in der Verantwortung des Therapeutens auch wenn er sich vielleicht besser fühlen würde, wenn er die detaillierte Geschichte des Klienten kennen würde, eine Intervention zu initiieren – buchstäblich in der ersten Sitzung oder zumindest in der zweiten –, die dem Klienten den *direkt auf Erfahrung beruhenden Beweis* liefert, daß sich seine Erfahrungen ändern können.

Hypnose zum Aufbau von Erwartungen

Im vorangegangenen Kapitel wurde der Aufbau von Erwartung als das erste aktive Interventionsstadium der Behandlung beschrieben. In diesem Kapitel habe ich bis jetzt eine anscheinend zwingende Reihe von Gründen dargelegt, weshalb dem depressiven Klienten *sofort* eine Intervention geboten werden muß, die ihn *auf der Grundlage direkter Erfahrung* zu dem Glauben hinführt, daß seine Depression effektiv angesprochen und schließlich aufgelöst werden kann. Zu Beginn der ersten Sitzung kann man die Geschichte aufnehmen, Rapport aufbauen und die relevanten Muster und Schwierigkeiten des Klienten identifizieren, wie in den vorangegangenen Kapiteln erörtert wurde. Gegen Ende der ersten Sitzung sollte der Therapeut jedoch damit anfangen, den Klienten auf die Vorstellung hin zu orientieren, daß seine Erfahrungen formbar sind. Der Therapeut kann bemerken, daß er Empathie mit der Person und ihrem Leiden empfindet und daher sofort etwas unternehmen möchte, um die Qualen des Klienten ein wenig zu lindern.

Eine hypnotische Intervention in der ersten Sitzung

Die folgende Mitschrift illustriert, wie die Hypnose bei einem Klienten eingeführt werden könnte, und bietet einen kurzen Einblick in die mögliche Struktur einer ersten Hypnosesitzung, die damit beginnen soll, etwas positive Erwartung aufzubauen. Die suggestiven Ausdrücke und Sätze mit Schlüsselfunktion in dieser prozeßsuggestions-orientierten Mitschrift sind kursiv gedruckt.

Klient: Mit all diesen Problemen, denen ich gleichzeitig gegenüberstehe, komme ich einfach nicht zurecht. Es gibt einfach keinen Weg, wie ich jemals damit fertig werden könnte. Das erdrückt mich einfach. Was kann ich nur tun?

Therapeut: Sie haben *tatsächlich* eine Menge um die Ohren, daran besteht kein Zweifel. Jedes einzelne Ihrer Probleme wäre bereits ein großer Brocken, um damit fertig werden zu müssen, aber Sie müssen eine ganze Reihe von Problemen bewältigen, und das anscheinend auch noch alles auf einmal. Deshalb ist es besonders wichtig für Sie, so schnell wie möglich einen Weg zu finden, *um sich klarer auf die Dinge zu konzentrieren, die getan werden müssen; und in welcher Reihenfolge sie getan werden müssen, damit Sie, wenn Sie das alles hinter sich haben, und Sie werden es hinter sich haben, sich darüber freuen können, wie gut sie mit so schwierigen Umständen fertig geworden sind.*

Klient: Im Augenblick kann ich mir nicht einmal vorstellen, daß ich das jemals hinter mir haben soll. Es scheint so, als würde es immer so weitergehen.

Therapeut: Das mag Ihnen jetzt so vorkommen, aber *jedes Jetzt wird zur Vergangenheit,* und zwar schneller, als Sie das glauben würden. Und es wäre schön, eine Möglichkeit zu kennen, *wie man für sich selbst sorgen und sich besser fühlen kann,* während diese Dinge gelöst werden, nicht wahr?

Klient: Das wäre schön, aber ich habe ständig Angst, und ich kann immer nur an den Schlamassel denken, in dem ich drinstecke.

Therapeut: Lassen Sie mich Ihnen eine Möglichkeit beibringen, wie Sie Ihre Angst verringern und sich selbst eine Erholung gönnen können von den ganzen Sachen, die Ihnen im Kopf herumgehen, bis Sie sich ganz ausgelaugt fühlen. Es ist ein Konzentrations- und Entspannungsprozeß; manche nennen es gelenkte Imagination, manche nennen es Hypnose, manche einfach Entspannung. Gleich, wie Sie es nennen, es ist eine Möglichkeit für Sie, zu *verändern, wie Sie zu sich selbst sprechen, wie Sie sich fühlen und wie Sie Dinge tun.* Das allerwichtigste ist, daß Sie es verwenden können, um *sich selbst zu helfen, sich besser zu fühlen* und die Dinge zu erledigen, die Sie erledigen müssen.

Klient: Ich glaube nicht, daß ich mich konzentrieren oder entspannen kann. Ich bin einfach zu durcheinander.

Therapeut: Das weiß ich, und es sind genau diese durcheinandergeratenen Gefühle, auf die ich mich ein Weilchen konzentrieren möchte, da sie zur Zeit so sehr zu Ihnen gehören. Es gibt einiges über diese Gefühle zu sagen, von dem ich glaube, daß Sie es gern wissen möchten, und so können Sie sich *ein wenig Zeit nehmen, um einfach nur die Möglichkeiten zu erkunden.* Wenn Sie möchten, nehme ich den Prozeß auf Band auf, damit Sie ihn sich später wieder anhören können, wenn Sie wollen.

Klient: In Ordnung. Aber was soll ich tun?

Therapeut: Lehnen Sie sich einfach zurück ... holen Sie ein paarmal tief Luft ... und lassen Sie zu, daß sich Ihre Augen schließen, damit Sie eine Weile in sich gehen ... und sich einfach erforschen können ... es gibt nicht, was Sie tun müssen ... nichts, das Sie sagen müssen ... es ist einfach ein wenig ruhige Zeit für Sie, um *sich selbst zu erleben ... ein wenig anders als sonst.* Schließlich kennt keiner Sie besser als Sie sich selbst ... und Sie kennen sich selbst gut genug, um zu wissen, *wie gut es sich für Sie anfühlen kann* ... ruhig dazusitzen ... ohne etwas tun zu müssen ... ohne etwas erleben zu müssen ... einfach die Erfahrung zuzulassen, zu bemerken, was geschieht ... *wenn sich Ihr Körper zu entspannen beginnt* ... wenn *Ihre Gedanken angenehm zu wandern beginnen* ... auf kein bestimmtes Ziel hin ... oder vielleicht gerade zu einem bestimmten Ziel ... worauf *Sie sich freuen können* ... das vielleicht weit fort ist ... oder einfach nur weit fort zu sein scheint ... bis Sie es erleben, tatsächlich dort zu sein ... wenn das, was so weit fort zu sein schien, so wunderbar direkt wird ... und ist so nicht auch die Lebenserfahrung? Sie wissen, wie ein kleines Kind vertieft ist ... in das alltägliche Leben ... es hat wirklich noch nicht gelernt, *an die Zukunft zu denken* ... es kennt nur das Jetzt ... und wenn Sie ihm versprechen, es nächste Woche an einen besonderen Ort mitzunehmen ... wird es so ungeduldig ... weil für ein kleines Kind die nächste Woche hundert Jahre weit weg zu sein scheint ... aber Kinder werden älter ... und klüger ... und niemand kann diese Tatsache ändern ... und aus Kindern werden Teenager ... und aus Teenagern werden junge Erwachsene ... und *die Veränderung ist unvermeidlich* ... weshalb also nicht *die Arten der Veränderungen aussuchen* ... und Sie wissen, wie man das macht ... weil Sie erst vergangenes Jahr aus dem Osten hierher umgezogen sind ... und Sie haben vielleicht noch nicht weiter darüber nachgedacht ... bis jetzt ... aber *es gibt schrecklich viel zu erledigen, scheinbar alles gleichzeitig* ... wenn man umzieht ... und *sein Leben zum Besseren hin verändert* ... mit *neuen Möglichkeiten ... neuen Zielen* ... und Sie wußten nicht genau, wie Ihnen Ihre neue Heimat gefallen würde ... oder wie Ihre neuen Freunde sein würden ... aber Sie hatten genug Vertrauen, *daß Sie sich anpassen könnten* ... und *sich einleben könnten* ... und *Sie haben den Umzug erfolgreich hinter sich gebracht* ... weil *Sie geplant* haben ... und *ein paar kalkulierte, vernünftige Risiken eingegangen sind* ... und *die Fähigkeit, zu planen* ... und *kalkulierte, vernünftige Risiken einzugehen* ... ist immer noch ein Teil von Ihnen ... obwohl Sie ihm nicht viel Aufmerksamkeit geschenkt haben ... aber *Sie können jetzt damit anfangen zu planen* ... Schritt für Schritt ... welche *Dinge Sie zuerst angehen wollen* ... und welche *Dinge Sie erst später angehen wollen* ... bei welchen *Dingen Sie viel bewirken können* ... und bei welchen *Sie überhaupt nichts bewirken können* ... und während Sie *Ausschau halten nach Möglichkeiten, können Sie Ihre Fähigkeit zu planen nutzen* ... und Ihre Fähigkeit, sich *soviel klarer darüber zu sein, wohin Sie gehen* ... und *was Sie tun werden* ... der tiefere Teil von Ihnen, der bereits weiß, daß es *eine andere und bessere Lebensqualität gibt, die auftauchen wird* ... und Ihnen *tief drinnen ein angenehmes Gefühl* geben wird ... während *Sie die Dinge außen erledigen* ... und so können Sie spüren, daß Ihre Atmung langsamer geworden ist ... Ihr Puls langsamer geworden ist ... Ihre Muskeln sich entspannt haben ... Ihre Gedanken langsamer geworden sind ... und Sie *können sie auf die Zukunft richten* ... auf Möglichkeiten, die *Ihre Fähigkeit zum Planen* ... und *kalkulierte, intelligente Risiken einzugehen*, bietet ... wie bei Ihrem Umzug nach hier ... so glatt, wie Sie das gemacht haben ... so daß *Ihre nächsten Schritte* ... durch diese Periode Ihres Lebens ... *noch glatter vonstatten gehen können* ... und wenn Sie das wissen ... tief in sich drinnen ... können Sie diese Lektion aufnehmen ... und *mehr Möglichkeiten nutzen, als Ihnen vielleicht bewußt klar wird* ... um *sich selbst auf die beste Art zu überraschen* ... so nehmen Sie sich noch soviel Zeit, wie sie brauchen, um diese Erfahrung selbst zu beendigen ... und dann können Sie sich langsam und gemächlich wieder orientieren ... und Ihre Augen sich öffnen lassen, sobald Sie dazu bereit sind ...

Klient: (Orientiert sich langsam wieder.) Das hat sich gut angefühlt. Ich habe allerdings alles gehört, was Sie gesagt haben. Sollte ich das?

Therapeut: Natürlich haben Sie alles gehört. Und nachdem es auf Band ist, werden Sie noch mehr von alledem hören, von dem Sie glauben, alles gehört zu haben!

Klient: Das war schön. Ich fühle mich soviel entspannter. Und wissen Sie, ich habe noch nie daran gedacht, daß der Umzug hierher eine große Leistung gewesen wäre, aber wahrscheinlich war er das doch. Das hat mir gefallen. Und ich kann mir die Sachen, die ich jetzt erledigen muß, auf diese Weise ansehen – wie Dinge, die ich nur durchziehen muß.

Diese Mitschrift bietet ein Beispiel dafür, wie die Hypnose dem depressiven Klienten angeboten werden kann; und wie der erste Hypnoseprozeß durchgeführt werden kann mit dem Ziel, dem Klienten bei der Erkenntnis zu helfen, daß seine Erfahrung nicht stabil (d. h. unveränderbar), sondern tatsächlich instabil (d. h. veränderbar) ist. Die Notwendigkeit, sofort, in der ersten Sitzung, positive Erwartungen aufzubauen, dürfte nun in Anbetracht dessen, wie sehr der stabile Attributionsstil des Klienten jeden Aspekt des Behandlungsprozesses beeinflußt, klargeworden sein.

Die Behandlung wird kaum Fortschritte machen, wenn der stabile Attributionsstil des Klienten bezüglich seiner negativen Erfahrungen nicht effektiv angesprochen wird. Mit anderen Worten, ich kann von meinem Klienten nicht erwarten, daß er voll bei der Behandlung mitmacht, meine Direktiven ausführt, mit Verhaltensweisen experimentiert und die Lerninhalte integriert, wenn er weiterhin den Glauben aufrechterhält, daß nichts eine positive Veränderung bewirken könnte.

Die hypnotische Struktur, um Erwartung aufzubauen, hebt strukturierte Lernerfahrungen positiver Natur hervor, indem sie die Ressourcen nutzt und auf die Zukunft hin orientiert, immer mit positiven Zielen vor Augen. Die Schritte in einem hypnotischen Prozeß zum Aufbau von Erwartung können wie folgt dargestellt werden:

TABELLE 7. HYPNOTISCH ERWARTUNG AUFBAUEN

- Dominante zeitliche Orientierung identifizieren
- Primäres Repräsentationssystem identifizieren
- Kognitiven Stil identifizieren
- Ziel identifizieren

- Metaphern bieten, welche die Unvermeidlichkeit der Veränderung illustrieren
- Zugriff auf persönliche Lösungserfahrungen
- Persönliche Ressourcen identifizieren, die in vergangenen Lösungserfahrungen evident waren
- Ressourcen erweitern
- Auf zukünftige Möglichkeiten hin übertragen
- Sich selbst erfüllende Prophezeiung integrieren

Die identifizierten Schritte empfehlen eine allgemeine hypnotische Struktur zum Aufbau positiver Erwartungen sowohl für die Zukunft als auch für die Therapie. Die Schritte (und der damit verbundene Inhalt) sollten natürlich variiert werden, wie die Notwendigkeiten es diktieren, jedoch sollte die Struktur zum Aufbau positiver Erwartung generell mit dieser Reihenfolge in Verbindung stehen. Dem Leser wird vorgeschlagen, zur vorangegangenen Mitschrift einer Sitzung, die den Aufbau von Erwartung zum Ziel hatte, zurückzugehen und die aufgelisteten Schritte zu identifizieren.

Eine Schwierigkeit im Umgang mit depressiven Klienten, von der viele Therapeuten berichten, ist, was diese als Widerstand empfinden. In diesem Kapitel wurde der Schwerpunkt auf den stabilen Attributionsstil des depressiven Klienten gelegt als Schlüssel zu Hoffnungslosigkeit, Apathie und mangelnder Motivation für eine sinnvolle Teilnahme an der Behandlung. Denn solange es dem depressiven Klienten gestattet wird, starr den Glauben aufrechtzuerhalten, daß Erfahrung unveränderbar sei oder daß es keine Basis für den Glauben gebe, die Zukunft könne irgend etwas Positives bereithalten, nachdem die Vergangenheit nur negativ war, erlaubt der Therapeut, den Widerstand verursachenden Überzeugungen weiterzubestehen.

Lernen vorauszudenken

Zusätzlich zum Aufbau von Erwartung, die einen instabilen Attributionsstil zu errichten hilft, gibt es ein weiteres wichtiges Ziel, das man anstreben sollte und das mit der Erwartung verwandt ist: den Depressiven zu lehren, vorauszudenken. Allzuoft ist der Therapeut so damit beschäftigt, die vorhandenen Probleme ansprechen zu müssen, daß zu wenig Zeit bleibt, um Gelegenheiten zur Prävention zu erkennen. Einem Klienten beizubringen, vorauszudenken, Konsequenzen vorherzusehen und über unmittelbare Befriedigung oder unmittelbaren Schmerz hinaus zu planen (projizieren?), ist eine fundamentale Aufgabe der Behandlung, wenn man die Risikofaktoren für spätere depressive Schübe verringern will. Man kann nicht allen Depressionen vorbeugen, aber vielen, wenn man die Fähigkeit besitzt, Umstände oder Muster auf realistische und detaillierte Art zu extrapolieren. Die meisten Therapeuten haben ihre Erfahrungen gemacht mit Klienten, die Entscheidungen fällen, welche ganz offensichtlich katastrophale Folgen haben werden – das heißt, offensichtlich für beinah jeden außer dem Klienten selbst. Erwartung aufzubauen, vermittelt die Vorstellung, daß die Zukunft nicht völlig unkontrollierbar und unvorhersehbar sei. Es gibt so etwas wie »Ursache und Wirkung«: Ich kann oft recht leicht und zutreffend vorhersagen – die Gefühle einmal beiseite gelassen –, daß, wenn ich *dieses* Verhalten an den Tag lege, *jene* Konsequenz recht wahrscheinlich eintreten wird.

Die Fähigkeit, Konsequenzen vorauszusehen und Wahrscheinlichkeiten realistisch einzuschätzen, hat enormen präventiven Wert im Behandlungskontext einer Depression. Es gibt sehr viele Risikofaktoren für eine Depression. Allgemein betrachtet ist das Leben selbst ein Risikofaktor, denn solange wir leben, sehen wir uns zahllosen Umständen gegenüber, die potentiell schmerzlich sind. Wenn man Beziehungen eingeht, läuft man Gefahr, sie zu verlieren. Wenn man in einem menschlichen Körper lebt, muß man sich der Aussicht auf Krankheit oder Tod stellen. Wenn man eine Arbeit haben will, läuft man Gefahr, politische Schlachten zu verlieren und gefeuert oder ersetzt zu werden. Wenn man lebt, steht man den Schwierigkeiten gegenüber, die mit dem Leben verbunden sind. Wenn das Individuum, das emotional in etwas investiert, das unkontrollierbar, frivol oder gefährlich ist oder sonst irgendein hohes Risiko darstellt, die Größe des Wagnisses nicht objektiv erkennt und akzeptiert, das mit dieser Art von Engagement verbunden ist, kann es niedergeschmettert oder gar zerstört werden, wenn die emotionalen Investitionen fehlschlagen. Der Therapeut kann dem Klienten helfen, seine Verletzlichkeiten zu identifizieren und zu lernen, sicherere Investitionen oder zumindest Investitionen mit klareren Parametern einzugehen (»compartmentalization«). Überdies muß der Klient lernen zu erkennen, daß der Fehlschlag einer Investition nur auf diese bestimmte Investition begrenzt und nicht (global) mit allen anderen derartigen Engagements verknüpft ist; zum Beispiel muß ein Klient, der den Verlust einer Beziehung erleidet, lernen, keine so übergeneralisierenden Bemerkungen zu machen wie: »Ich werde mich nie wieder verlieben, weil man Männern (oder Frauen) nicht trauen kann.« Depressive Episoden werden kürzer und weniger schlimm sein, wenn die Person weiß, wie sie sich besser davor schützen kann, emotional in die falschen Menschen oder Umstände zu investieren.

Während es also ein therapeutisches Ziel ist, im Klienten positive Erwartungen aufzubauen, daß sich seine Erfahrung zum Besseren hin ändern kann, ist es ein weiteres Therapieziel dieses Stadiums, in dem die Erwartung aufgebaut wird, der Person zu helfen, im Hinblick auf Erwartungen, Voraussagen, Wahrscheinlichkeiten und Möglichkeiten denken zu lernen. Erst dann kann sie sorgfältig identifizieren, wo sie emotional sicher investieren kann oder wann eine Situation zu gefährlich und potentiell zu toxisch ist, um sich da hineinzubegeben.

Hoffnung und Hoffnungslosigkeit

In Anbetracht der starken Betonung, die ich auf den Wert positiver Erwartung gelegt habe, kann man leicht zu dem Schluß kommen, daß ich für den positiven Wert der Hoffnung in der Depressionsbehandlung eintrete. Hoffnung ist tatsächlich ein wertvoller Verbündeter, wenn unrealistische Hoffnungslosigkeit im Leben des depressiven Klienten ein vorherrschendes Thema ist. Jedoch habe ich bereits früher darauf hingewiesen und möchte dies hier noch einmal wiederholen, daß mir kein einziges Muster bekannt ist, das einseitig nur positiv oder nur negativ wäre. Hoffnung bildet bei diesem Prinzip keine Ausnahme.

Hoffnung ist eine positive und motivierende Kraft in der Therapie von Depressiven, wenn der Klient unrealistisch hoffnungslos ist, wie beispielsweise wenn er glaubt, daß er niemals eine bessere Arbeit oder eine bessere Beziehung haben könne. Am anderen Ende des Spektrums jedoch befindet sich die Hoffnungslosigkeit, die realistisch ist (und die Hoffnung, die unrealistisch ist). Man denke beispielsweise an eine Frau, die in einer Beziehung bleibt, die stark von Mißbrauch bestimmt ist und in welcher sie physischer Gewalt oder emotionaler Vernachlässigung ausgesetzt ist. Was hält jemanden in einer solchen Beziehung gefangen? Die Antwort lautet »Hoffnung«. Solange die Frau hofft, »er wird sich ändern«, bleibt sie, wo sie ist. Solange jemand Hoffnung hegt auf der Grundlage von Wünschen und nicht Tatsachen, z. B. daß die Arbeit besser wird, daß die Beziehung besser wird, die Person besser wird oder die Situation sich verbessern wird, wird der Betreffende wahrscheinlich weiterhin in einer depressogenen Situation »steckenbleiben«.

In der Therapie ist es ein häufiges Thema, daß Therapeuten ihre Klienten dazu ermutigen, Umstände »loszulassen«, die der Klient nicht aufgeben will oder sich dazu unfähig fühlt. Die Anstrengungen des Therapeuten, die Person von negativen Umständen loszueisen, kann auf massiven Gegenwiderstand stoßen, der dazu dient, den destruktiven Status quo im Leben des Klienten aufrechtzuerhalten. Im Fall Depressiver ist die Person oft depressiv als Folge ihres Ausharrens in einer schlimmen Situation (wie schlechte Arbeit, schlechte Beziehung), in welcher sie unaufhörlich verletzt wird, aber in der sie aufgrund der Illusion, daß sich »die Dinge schon irgendwie ändern werden«, bleibt.

Zu glauben, daß ein Ehepartner irgendwann aufhören würde, Drogen zu nehmen oder Alkohol zu trinken, daß ein schroffer, kritischer Partner irgendwann liebevoll und zärtlich werden würde oder daß ein Mensch oder Umstände sich verändern würden, ist ganz gewiß hoffnungsvoll, aber es liegt in der Verantwortung des Therapeuten, dem Klienten einzuschätzen helfen, wie realistisch diese Hoffnung ist. In Anbetracht all dessen, was in diesem Kapitel erörtert wurde, kann es durchaus, auch wenn es ungewöhnlich ist, ein therapeutisches Ziel sein, Hoffnungslosigkeit bezüglich eines speziellen Umstands, der als unveränderlich anerkannt werden muß, zu fördern. Jedoch ist selbst in solchen Fällen Hoffnung vorhanden, nämlich daß sich die Bedingungen verbessern werden, wenn die Person eine bestimmte Situation als hoffnungslos erkennt und dann Schritte unternimmt, um sich daraus zu befreien. In solchen Fällen entdeckt der Klient, daß nicht seine persönlichen Einschränkungen die Hoffnungslosigkeit der Situation schaffen, sondern vielmehr Umstände, die außerhalb seiner persönlichen Kontrolle liegen. Dadurch, daß Selbstbeschuldigungen dann wegfallen, verringert sich die Wahrscheinlichkeit einer Depression.

Hoffnung und Hoffnungslosigkeit können nicht getrennt werden; sie sind zwei Seiten derselben Medaille. Im Fall depressiver Klienten sind die unrealistische Hoffnungslosigkeit, daß positive Bedingungen entstehen, und die unrealistische Hoffnung, daß negative Bedingungen sich verbessern, die üblichen Themen, die bei der Behandlung auftauchen. Ein Behandlungsziel ist also – hypnotisch oder anderweitig –, die Vorstellungen einzuführen, daß die Zukunft nicht einfach die Verlängerung der Gegenwart ist und daß die Schritte, die man heute unternimmt, Veränderungen nach sich ziehen können, die zu dem Glauben (und dem Gefühl) führen werden, daß das Leben erfüllend und lebenswert sein kann.

8. Kapitel

Utilisation der Trance in der Behandlung

Eng verbunden mit dem in letzter Zeit wachsenden Interesse an Kurztherapiemethoden hat das gleichermaßen aufflackernde Interesse an und das Wissen über hypnotische Prinzipien und Techniken zu einem breiteren Verständnis der immer gleichbleibenden Natur hypnotischer Phänomene geführt, ebenso wie die gewaltige Überschneidung zwischen Mustern der klinischen Hypnose und Mustern effektiver Psychotherapie nun besser verstanden wird. Bei der Behandlung der Depression mit ihrer Betonung auf einer aktiven, direktiven, erfahrenden und kooperativen Psychotherapie ist die Hypnose besonders wertvoll.

Weshalb sollte man Hypnose verwenden? Wie weiter oben bereits erörtert wurde, leitet man seinen Realitätsbegriff von einer Reihe subjektiver Erkenntnisse über das mehrdeutige Phänomen, genannt Leben, her. Niemand verfügt über eine vollkommen objektive und exakte Wahrnehmung bezüglich aller Lebenserfahrungen. Wer hypnotisch ausgebildet ist, neigt dazu, auf strukturiertere Art zu lernen, daß die Realität im großen und ganzen ein subjektives Phänomen ist; das, was einige die »Alltagstrance« (Erickson, Rossi & Rossi, 1976; Rossi, 1986; Zeig, 1980a) genannt haben, durch die wir von der »Wahrheit« unserer Realitätswahrnehmungen überzeugt werden, ist schlicht eine andere Möglichkeit zu sagen, daß wir dazu neigen, unsere Realitätswahrnehmungen für objektive Tatsachen zu halten. Wahrscheinlich ist es dann der beste aller Gründe, um Hypnose anzuwenden, wenn genau diese »geglaubte Realität« zu der Erfahrung einer Depression führt und das Therapieziel ist, hypnotisch eine alternative subjektive Realität zu errichten, die, um es einfach auszudrücken, sich besser anfühlt. Alle Anzeichen deuten darauf hin, daß optimistische Menschen weniger zu Depressionen neigen, mehr erreichen und über eine bessere körperliche Gesundheit verfügen. Alle Anzeichen deuten ebenfalls darauf hin, daß Optimisten sich eine subjektive Realität schaffen, die objektiv auch nicht mehr der Wahrheit entspricht, aber sich eben einfach besser anfühlt (Seligman, 1989, 1990; Weinstein & Lachendro, 1982).

Im letzten Kapitel wurde der Schwerpunkt darauf gelegt, die Hypnose zu Beginn der Therapie, ja sogar schon in der allerersten Sitzung zu nutzen. Wann ist es wünschenswert, Hypnose sofort anzuwenden? Vor allem das Auftreten von zwei Hauptfaktoren bestimmt, ob Hypnose zu einem frühen Zeitpunkt in den Behandlungsplan einbezogen werden soll: 1. das Ausmaß an Qual des Klienten, das heißt die Stärke der Beschwerden des Klienten; und 2. der Grad des stabilen Attributionsstils des Klienten. Ganz sicher kann Hypnose zu Beginn der Therapie wertvoll sein wegen ihrer Fähigkeit, Angstmuster, Agitiertheit und negative Grübeleien zu unterbrechen. Außerdem sind hypnotische Erfahrungen, die auf dem Niveau der Erfahrung demonstrieren, daß symptomatische Muster sich verändern können und dies auch tun werden, desto unmittelbarer und tiefgreifender notwendig, je tiefer der Mensch in dem Glauben gefangen ist, daß seine Umstände nicht zu ändern sind.

Wie im vorangegangenen Kapitel betont wurde, ist es aus allen oben beschriebenen Gründen ein notwendiger und wirkungsvoller Schritt im Behandlungsprozeß, Hypnose zu verwenden, um Erwartung aufzubauen. Denn natürlich ist die Anwendung der hypnotischen Altersprogression eine wesentliche Kraftquelle beim Aufbau eines positiven Moments, das den Klienten ermutigt, bei der Behandlung mitzuwirken und Veränderungen vorzunehmen, die zu den erwünschten Ergebnissen führen. Einige traditionell orientierten Therapeuten, welche Hypnose aktiv anwenden, raten allerdings aufgrund einer offensichtlich irrigen Annahme von der hypnotischen Altersprogression ab. Die Psychoanalytiker Daniel Brown und Erica Fromm (1986) beispielsweise schreiben:

> Altersprogression sollte nur selten und mit größerer Vorsicht als Altersregression angewandt werden, auf keinen Fall wahllos oder bei selbstzerstörerischen Patienten. Wenn ein Patient unter Hypnose gebeten wird, drei oder fünf Jahre in die Zukunft voranzuschreiten, wird sich der Patient, der Feindseligkeit nach innen gerichtet hat, wahrscheinlich schwer erkrankt,

in einen Unfall verwickelt oder sterbend sehen. Wenn diese Zeit seines Lebens dann tatsächlich naht, kann sich der Patient unbewußt gezwungen fühlen, die selbstgemachte Prophezeiung zu erfüllen und sein eigenes Leben zu zerstören, indem er tatsächlich in einen tödlichen Unfall verwickelt wird oder schwer erkrankt. Die Patienten können natürlich auch andere, leichter pathologische Prophezeiungen für sich selbst entwerfen, von denen sie später unbewußt glauben, sie erfüllen zu müssen. Wenn man Altersprogression in der Hypnotherapie überhaupt benutzt, ist es daher klug, sie nur in Verbindung mit Ich-integrierenden Suggestionen gesunden Wachstums und gesunder Bewältigung anzuwenden. Sonst können wir in einer Altersprogression keinerlei therapeutischen Wert sehen (S. 147)

Es scheint eine unnötig enge Sichtweise zu sein, wenn man annimmt, daß eine Orientierung auf die Zukunft hin nur mit einer Extrapolierung der schmerzvollen Gegenwart oder Vergangenheit verbunden sein kann. Schließlich stellt eine solche Musterbildung, wie im letzten Kapitel beschrieben, die Struktur der Rigidität des Problems des Klienten dar. Es liegt in der Verantwortung des Therapeuten, den Klienten in positiver und motivierender Weise auf die Zukunft hin zu orientieren. Der Hinweis von Brown und Fromm, daß eine Orientierung des Klienten auf die Zukunft hin wahrscheinlich einen Suizid heraufbeschwören würde, mag eine legitime Sorge sein, jedoch nur, wenn der Klient aufgefordert wurde, sich unter gleichbleibenden Bedingungen auf die Zukunft hin zu orientieren – das heißt mit einem stabilen Attributionsstil. Selbstverständlich ist es das Ziel der hypnotischen Behandlung, eine andere Perspektive – andere Attributionen und anderes Verstehen – der eigenen Erfahrungen zu liefern. Daher würde ein Therapeut ebensowenig, wie er eine Altersregression zu einem Trauma durchführen würde, ohne zu versuchen, die Sichtweise der Person von diesem Trauma in therapeutischer Weise zu verändern, den Klienten zur Zukunft hin orientieren wollen, ohne diese in irgendeiner Weise zu verändern.

Faktoren, die bei der Anwendung von Hypnose zu beachten sind

Wenn man sich dazu entschließt, hypnotische Muster in seinen eigenen klinischen Interventionen zu verwenden, muß man eine Reihe von Entscheidungen treffen über die Art und Weise, wie man sie nutzen will. Dasselbe würde ich natürlich auch über die Entscheidung sagen, eine Psychotherapie durchzuführen, die ebenfalls eine Reihe von Entscheidungen über die gewählten Methoden und die Art und Weise, in welcher sie angewandt werden sollen, mit sich bringt. Bei der Arbeit mit Hypnose handelt es sich bei den zu erwägenden Faktoren um die bewußte Auswahl von Suggestionsstrukturen und Suggestionsstil, wie auch die Entscheidung, wie die Hypnose am besten angewandt werden kann im Dienst der jeweiligen speziellen therapeutischen Ziele, die Therapeut oder Klient haben mögen. In diesem Abschnitt werden die Punkte erörtert, die in solchen Fällen bedacht werden müssen.

Die relevanten Faktoren fallen unter drei allgemeine Kategorien: (1) personal, (2) interpersonal und (3) kontextuell. Die personalen Faktoren umfassen alle wichtigen Variablen, welche den Bezugsrahmen des Klienten bilden. Dazu gehören die persönliche Geschichte der Person (Umfang und Art der Erfahrungen), ihr Wertsystem, ihre subjektiven Überzeugungen, ihr kognitiver Stil und Reaktionsstil. Dies sind die vielen Muster, die bereits in vorangegangenen Kapiteln sowie in *When Living Hurts* beschrieben wurden, mit denen die Person ihre subjektive Erfahrung organisiert. Die interpersonalen Faktoren beinhalten die therapeutische Beziehung: wie die Beziehung definiert ist, wie die Beziehung strukturiert ist, das Niveau von vorhandenem Rapport, die Klarheit der Ziele der Beziehung und andere derartige interpersonale Faktoren. Die kontextuellen Faktoren beziehen sich auf den Kontext, in dem die Therapie und therapeutische Kommunikationen stattfinden. Die physische Umgebung, in der die Therapie stattfindet, das Aufeinanderfolgen von Ideen und ihre Plazierung in speziellen Stadien der Intervention sowie das Timing des Zuweisens spezieller Direktiven gehören zu diesen Faktoren.

In traditionellen Überlegungen zur Hypnose wurde größtes Gewicht auf die persönlichen Dimensionen des Klienten gelegt, als seien sie die wichtigsten Faktoren, die das therapeutische Ergebnis entscheiden. Realistischerweise müssen sich jedoch *alle* Faktoren – personale, interpersonale und kontextuelle – auf synergetische Weise verbinden, wenn die Therapie erfolgreich sein soll. Vom Standpunkt der Utilisation aus sind die interpersonalen und kontextuellen Aspekte (in denen der Therapeut die wichtigen Dimensionen der persönlichen Erfahrung des Klienten erkennen, akzeptieren und nutzbar machen kann) ebensowichtig in der Behandlung wie die persönlichen Charakteristika des Klienten.

Suggestionsstile

Autoritäre und permissive Ansätze

Das Verhalten des Therapeuten ist eine fundamentale Komponente der hypnotischen Beziehung. Im Utilisationsansatz liegt die Betonung auf einer kooperativen Beziehung zwischen Therapeut und Klient, in welcher der Therapeut sich dem Bezugsrahmen des Klienten anschließt, indem er die Sprache des Klienten spricht und die Überzeugungen und Werte des Klienten im Dienste der Therapie nutzbar macht (Zeig, 1980a; Gilligan, 1982, 1987). Daher wird von der Einnahme einer autoritären Position abgeraten. Mit »autoritär« meine ich einen Praktiker, der kommandiert und fordert und dessen Suggestionen in so direkter Form vorgebracht werden, daß der Klient in die Position gebracht wird, einwilligen zu müssen, wenn die Beziehung als erfolgreich definiert werden soll. Ein autoritärer Stil erfordert Gehorsam auf seiten des Klienten. Das setzt voraus, daß der Therapeut der allwissende Besitzer der Wahrheit ist und daß der Klient, im wesentlichen, ein passives Sammelgefäß für die Suggestionen des Therapeuten ist. Eine autoritäre Position setzt voraus, daß die therapeutische »Magie« in den geäußerten Worten und Zauberformeln liegt. Ein Schlüsselproblem in Verbindung mit der Einnahme einer autoritären Position ist, daß sie den Depressiven ermuntert, eine passive Position einzunehmen, obwohl doch gerade Passivität viel zu oft ein Hauptbestandteil dieser Störung ist. Es findet keine Therapie statt, wenn dysfunktionale Muster verstärkt werden. Sie findet vielmehr dann statt, wenn eine Person lernt, ihre dysfunktionalen Muster aufzubrechen und statt dessen funktionale zu entwickeln.

Im allgemeinen ist es das beste, wenn der Therapeut eine Position der Akzeptanz und Permissivität vis-à-vis dem Klienten einnimmt. Mit »permissiv« meine ich, daß der Therapeut dem Klienten in respektvoller Weise Möglichkeiten anbietet und ihm mitteilt, daß er die Erfahrungen des Klienten als für diesen gültig akzeptiert. Daher werden Suggestionen in *nicht*autoritärer Weise ausgedrückt wie beispielsweise: »Sie werden X tun.« Vielmehr werden sie permissiv ausgedrückt wie beispielsweise: »Sie wollen vielleicht X tun«, oder: »Sie könnten es interessant oder hilfreich finden, X zu tun.« Der permissive Stil ist genau das richtige Mittel, um Machtkämpfe zu verhindern, die der Therapeut kaum gewinnen würde. Einen Machtkampf mit dem Klienten, besonders mit dem depressiven Klienten zu vermeiden, ist wegen dessen rigider Geisteshaltung vor allem deshalb klug, weil der Klient den Therapeuten leicht besiegen kann, *indem er einfach nichts tut!* Der permissive Stil fördert das Experimentieren, was ja ein fundamentaler Teil der Depressionsbehandlung ist, da es unter anderem ein Hauptziel ist, den Klienten zu lehren, mit alternativen Wahrnehmungen, Interpretationen und Verhaltensweisen zu experimentieren.

Formelle und informelle Hypnose

Eine zweite Überlegung bezüglich des Suggestionsstils betrifft die Verwendung von formeller oder informeller Hypnose. Man kann eine Unterscheidung machen zwischen der Durchführung einer formellen Hypnose einerseits und dem Verhalten nach hypnotisch zu sein andererseits. Eine andere Möglichkeit, dies auszudrücken, findet sich in der Erörterung der formellen und informellen Hyp-

nose in den Kapiteln 3 und 5. Das Wort »Hypnose« muß ganz offensichtlich nicht ausgesprochen werden, damit eine hypnotische Situation entsteht. Selbst diejenigen, die vom traditionellen Hypnosemodell geprägt sind, erkennen Aspekte der Hypnose in augenscheinlich nichthypnotischen Kontexten. Man muß sich entscheiden, ob man formell die Einführung der Hypnoseprozedur ankündigen will oder ob man ohne formelle Induktion hypnotisch Ideen vermitteln und Interaktionen betreiben will. Diese grundlegende Prämisse wurde ausführlich in Kapitel 4 behandelt, das sich darauf konzentrierte, hypnotische Muster in Therapien zu identifizieren, die nicht formell die Trance benutzen.
Während ich es befürworte, in den ersten paar Sitzungen die Hypnose formell zu induzieren, um Erwartungen aufzubauen und Flexibilität zu erleichtern, werden wir später Sitzungen sehen, in denen Gedanken hypnotisch eingeführt werden können ohne die Formalität einer Induktion. Damit möchte ich nicht andeuten, daß die formelle Hypnose besser oder schlechter wäre als die informelle. Vielmehr geht es darum, daß der Therapeut hier in seinem Ansatz eine weitere Wahl sorgfältig bedenken muß.

Suggestionsstrukturen

Die Verhaltenskomponenten des Therapeuten sind seine spezifische Wortwahl, Gesten und andere Kommunikationsmöglichkeiten, die er verwendet. Suggestionsstrukturen beziehen sich auf die spezielle Weise, in der ein Therapeut seine Kommunikation strukturiert, um mit ihr maximale Wirkung zu erzielen. Suggestionen können auf positive oder negative Art formuliert werden, direkt oder indirekt und inhalts- oder prozeßorientiert. Es gibt keine einzelne Form der Suggestionsstruktur, die »besser« wäre als eine andere. Vielmehr bedeutet die Kunst der Suggestionsformulierung, die eigene Kommunikation an die speziellen Erfordernisse eines bestimmten Klienten anzupassen. Der Utilisationsansatz hebt die Notwendigkeit hervor, die eigene Kommunikation an den Bezugsrahmen des Klienten anzupassen, damit dieser die Kommunikation des Therapeuten bestmöglich nutzen kann. Es gibt mehrere Faktoren, die bezüglich der Suggestionsstrukturen in Zusammenhang mit der Behandlung von depressiven Klienten zu erwägen sind.

Positive und negative Suggestionen

Im Hinblick auf positive gegenüber negativen Kommunikationsstrukturen wird die Verwendung positiver Strukturen stark bevorzugt. Der Negativismus des Klienten muß jedoch auch berücksichtigt werden. Dem depressiven Klienten einfach nur positive Suggestionen (Kopf hoch!) zu bieten, ist so ungemein unpassend, daß es für den Klienten ein leichtes sein würde, die Kommunikation des Therapeuten als irrelevant abzutun. Typischerweise setzt sich der depressive Klient selbst einer fortlaufenden Folge negativer Suggestionen aus, die tatsächlich depressiv machen können: »Du wirst es nie zu etwas bringen«; »Du taugst nichts«; »Nichts kannst du richtig machen« und zahllose andere Beispiele derart negativer Selbst-Suggestionen. Ein Therapieziel ist es daher, dem Klienten beizubringen, mit sich selbst auf eine Art zu reden (d. h. Selbst-Hypnose), die eine positivere innere Atmosphäre schafft. Das ist durch die Verwendung realistischer positiver Suggestionen möglich, welche den Negativismus des Klienten berücksichtigen und ihn als Wegbereiter für eine Veränderung *nutzbar machen (utilize)* (z. B. »Sie können gerade so selbstkritisch sein, um wirklich mehr für sich selbst zu wollen ... die Art von Dingen, bei denen Sie sich *wirklich gut fühlen* können«).
Als letzten Punkt bezüglich positiver und negativer Suggestionen ist ein Reaktionsstil zu nennen, der bei Depressiven nicht ungewöhnlich ist, welcher eine negative, genau entgegengesetzte Position in bezug auf die Suggestionen des Therapeuten reflektiert. Dies scheint mit dem Phänomen in Verbindung zu stehen, das Beck et al. (1979) als das Muster des »dichotomen Denkens« beschrieben hat, ein Bezugssystem des »Alles oder Nichts« zur Verarbeitung von Erfahrung, das zur *völligen* Ablehnung dessen führt, was

vielleicht nur *teilweise* wahr zu sein scheint. Daher mag es manchmal angemessen sein, Suggestionen in negativer Form zu strukturieren, um den Negativismus des Klienten anzusprechen und nutzbar zu machen. Diese Taktik könnte beispielsweise Bemerkungen umfassen wie: »Glauben Sie nur ja nicht, es könnte eine Möglichkeit geben, Ihr Problem zu lösen«; oder »Ziehen Sie nur ja nicht in Erwägung, nicht einmal für einen Augenblick, daß Sie sich rascher besser fühlen könnten, als Sie es erwarten würden.« Solche Suggestionen sind in negativer Weise formuliert, bewirken aber eine positive Reaktion auf den ausdrücklichen Befehl, der in der negativen Struktur implizit enthalten ist.

Direkte und indirekte Suggestionen

Die jeweiligen Vorteile von direkter Suggestion gegenüber indirekter scheinen gleichwertig zu sein und von ihrer konkreten Anwendung abzuhängen (Yapko, 1983). Direkte Suggestionen befassen sich auf direkte Weise sowohl mit dem dargestellten Problem als auch mit den wünschenswerten Reaktionen, wie sie vom Therapeuten definiert werden. Indirekte Suggestionen befassen sich indirekt mit den Schwierigkeiten des Klienten und verlangen nur indirekt nach Reaktionen. Die Frage ist und war nie, welche Suggestionsstruktur besser ist, sondern vielmehr, welcher Ansatz die erwünschten Ergebnisse bei einem bestimmten Klienten zu einer bestimmten Zeit wahrscheinlicher bewirken wird. Es gibt eine Faustregel, die vielleicht am besten von Jeffrey Zeig (1980a) ausgedrückt wurde: »Die verwendete Menge an indirekten Formulierungen verhält sich proportional zu der Menge des wahrgenommenen Widerstands« (S. 13). Mit anderen Worten, wenn der Therapeut es erwartet – oder es bereits eingetreten ist –, daß er großem Widerstand (oder anderen Schwierigkeiten) begegnet, wenn er sich direkt mit den Gefühlen oder Problemen eines Klienten befaßt, dann ist es vorzuziehen, diesen Widerstand zu minimieren, indem Gedanken und suggerierte Reaktionen auf indirektere Weise angeboten werden. Im Umgang mit einem Depressiven, der im Sinne seines kognitiven Stils dazu neigt, global oder konkret zu sein, kann die Verwendung von indirekten Formulierungen die relevanten Lerninhalte jedoch so stumpf machen, daß sie unhaltbar werden. Somit steht der Therapeut vor einer Herausforderung: Er muß sein Bestes tun, um die Rigiditäten und Widerstände des Klienten zu umgehen, während er genügend Klarheit beibehält, um die relevanten Lerninhalte für den Klienten zugänglich zu machen. Dies ist nur eine der vielen Herausforderungen bei der Behandlung der Depression mittels Hypnose und Psychotherapie.

Das indirekte Vorgehen als Mittel zum Aufbau von Assoziationen benutzt man am besten bei Klienten, die in der Kommunikation des Therapeuten vermutlich nach Relevanz und Lenkung suchen. Wenn der depressive Klient zu passiv ist, um eine solche Suche nach Relevanz und Lenkung durchzuführen, wird die Verwendung indirekter Formulierungen kaum irgendeine bedeutsame therapeutische Wirkung hervorrufen. Die konventionelle Lehrmeinung in jenem Methodenbereich, der als Methode »nach Erickson« bekanntgeworden ist, lautet, »vertraue deinem Unbewußten«, was bedeutet, daß das Unbewußte lernen und verwenden wird, was relevant ist, auch wenn es nicht bewußt herangezogen oder verstanden wird. Während dies vom philosophischen Standpunkt aus betrachtet faszinierend klingt, gibt es nur wenige Beweise für – und eine beträchtliche Menge an Beweisen gegen – die Vorstellung vom Unbewußten als eines vertrauenswürdigen und verläßlich Lernenden. Daher sind hypnotische Ansätze, welche nur die indirekten Methoden hervorheben und das Mobilisieren bewußter Ressourcen wenig oder gar nicht berücksichtigen, für die Behandlung der Depression problematisch.

Indirekte Methoden können auch therapeutische Veränderungen auf der unbewußten Ebene auslösen, und dies geschieht auch tatsächlich. Jedoch kann ein Depressiver, der bereits das Gefühl hat, keine Kontrolle zu haben, leicht zu dem Schluß kommen, daß seine bewußten Anstrengungen gar keine Rolle mehr spielen bei dem, was schließlich mit ihm geschieht. Daher kann die illusorische »Magie« der indirekten Aussagen tatsächlich die Passivität und das Gefühl der Hilflosigkeit des Depressiven verstärken. Idealerweise folgt, wenn solche Methoden angemessen und effektiv verwendet werden, darauf eine Periode bewußten Lernens (was einige vielleicht kognitives Restrukturieren nennen würden), in welcher die Person dahin geführt wird, die neu aufgebauten Assoziationen und deren Rolle zur Unterstützung einer Besserung zu verstehen. Die Schlußfolgerung lautet, daß sowohl direkte als auch indirekte Ansätze bei der Behandlung der Depression sehr wertvoll sind.

Prozeß- und inhaltsorientierte Suggestionen

Ob prozeß- oder inhaltsorientierte Suggestionen verwendet werden sollen, ist eine weitere Dimension der Suggestionsstruktur, die es abzuwägen gilt. Inhaltsorientierte Suggestionen erfordern eine beträchtliche Menge an Details, während prozeßorientierte Suggestionen allgemeine Möglichkeiten darstellen, aber nur wenige oder gar keine assoziierten Details mit einschließen. Ein für diese Erörterung relevantes Argument wurde in diesem Buch bereits hervorgehoben, nämlich daß der Depressive, wenn er sich einer mehrdeutigen Situation gegenübersieht, in diese Ambiguität sehr wahrscheinlich Negativismus projizieren und als direkte Folge daraus eine Depression erleben wird. Daher muß man, wenn prozeßorientierte Suggestionen geschickt genutzt werden sollen, auch positive Richtlinien für die Details aufbauen, die vom Klienten unvermeidlich in sie hineinprojiziert werden. Das erlaubt dann dem depressiven Klienten, die Suggestionen durch den Mechanismus der Projektion zu personalisieren, während er innerhalb der positiven allgemeinen Richtlinien bleibt, die der Therapeut aufgebaut hat.
Den Klienten zu ermutigen, sich in den Hypnosesitzungen auf suggerierte Details zu konzentrieren, sollte man vorsichtig angehen. Die Menge an Details und die emotionale Wertigkeit der Details der Assoziationen des Klienten sind im allgemeinen wichtige Katalysatoren für dessen Depression. Ausgenommen den Fall, daß der Therapeut eine wohlüberlegte Grundlage hat, dem Klienten zu suggerieren, er solle in Erfahrungsdetails eintauchen, wird empfohlen, den Schwerpunkt darauf zu legen, prozeßorientierte Suggestionen zu verwenden, die es dem Therapeuten erlauben zu kor-

rigieren, *wie* eine Person denkt (fühlt, handelt, sich bezieht usw.) an Stelle *dessen, was* die Person denkt. Der Therapeut muß sorgfältig darauf achten, dem Klienten Gelegenheiten zu bieten, bei denen dieser lernen kann, die Struktur der Art und Weise zu verändern (d. h. das *Wie)*, in der er seine fortlaufenden Erfahrungen organisiert, statt sich einfach nur auf inhaltliche Details zu konzentrieren. Im wesentlichen ist der Inhalt einer hypnotischen Suggestion wie der Inhalt einer Erzählung des Klienten: Er ist nur in dem Ausmaß nützlich, in dem er hilft, die relevanten assoziierten Strukturen zu vermitteln.

Behandlungsziele

Im gesamten vorliegenden Buch liegt der Schwerpunkt darauf, in einer Therapie Hypnose zu verwenden, wenn der Therapeut spezielle Ziele im Sinn hat, die in Kooperation mit dem Klienten spezifiziert werden sollen. Obwohl der Klient derjenige ist, der bestimmt, was er gern erleben würde (z. B. weniger Angst, mehr Befriedigung in einer Beziehung), kann man fairerweise sagen, daß es in der Verantwortung des Therapeuten liegt, eine Brücke zu bauen von dem Ort, an dem sich der Klient befindet, zu dem Ort, zu dem er gelangen will. Somit baut der Therapeut aktiv spezielle Behandlungsziele auf und arbeitet auf sie hin, z. B. auf folgende:

TABELLE 8. BEHANDLUNGSZIELE

- Musterunterbrechung, Musteraufbau
- Symptomreduzierung, Symptombeseitigung
- Reduktion und Beseitigung von Defiziten im Erleben
- Selbststimulierte Veränderung

Diese Behandlungsziele repräsentieren eine Reihe unterschiedlicher Facetten der Behandlung, die von einer Symptomauflösung bis zu dem reicht, was lange nach Beendigung der Therapie geschieht. Die Hypnose ist ein konzentriertes Mittel, um diese Behandlungsziele leichter zu erreichen. Sie ist als ein therapeutisches Werkzeug beschrieben worden, das die Fähigkeit besitzt, Assoziationen und/oder Dissoziationen zu erleichtern, je nachdem, wie sie verwendet wird. Die therapeutische Hypnose ist ein Mittel, um die Verbindungen zwischen Erfahrungsaspekten aufzubrechen (d. h. Dissoziation zu erleichtern), die nicht verbunden sein sollten, wie beispielsweise glücklich sein und Schuldgefühle haben. Ähnlich kann die Hypnose verwendet werden, um Verbindungen aufzubauen (d. h. Assoziation zu erleichtern) zwischen Gedanken, Gefühlen und anderen Erfahrungsaspekten, die verbunden sein sollten, wie beispielsweise positive Gefühle und Selbst-Achtung.

Behandlungsziele aufzubauen scheint ein wesentlicher Aspekt bei der Durchführung *jeglicher* Art von Therapie zu sein, jedoch trifft dies besonders zu, wenn man hypnotisch arbeitet. Im Verlauf der Psychotherapie eines Menschen tauchen sowohl allgemeine als auch spezielle Ziele auf. In vorangegangenen Kapiteln habe ich zum Beispiel die allgemeinen Ziele beschrieben, positive Erwartung aufbauen und Flexibilität in den Reaktionen auf Lebenserfahrungen fördern zu wollen.

Die speziellen Behandlungsziele sind typischerweise ein Produkt dessen, wie man die Natur des Problems definiert. Ein Therapeut, der kognitive Therapie betreibt, wird vielleicht kognitive Verzerrungen klären und falsche Attributionen korrigieren wollen. Ein Therapeut, der die interpersonale Richtung vertritt, wird vielleicht die Entwicklung und Anwendung neuer Beziehungsfertigkeiten lehren und anregen wollen. Das in diesem Band erläuterte Bezugssystem legt die speziellen Behandlungsziele hinsichtlich der zu häufig benutzten, der zu wenig benutzten und der starren Muster des depressiven Klienten fest, die weiter oben beschrieben wurden. Wenn zum Beispiel ein Mensch charakteristischerweise falsch darstellt, wieviel Kontrolle er über eine Situation ausübt, indem er wiederholt das Maß seiner Kontrolle in einem oder mehreren Kontexten unterschätzt, wird es offenkundig das Behandlungsziel sein, diese Person zu lehren, den unterschiedlichen Grad an Kontrollfähigkeit in Relation zu speziellen Kontexten genauer einschätzen zu können. Ein weiteres Beispiel: Wenn ein Klient in seinem kognitiven Stil zu global ist, kann es ein Therapieziel sein, ihm eine detailliertere und folgerichtigere Art und Weise beizubringen, sich gewissen Problembereichen zu nähern. Und ein drittes Beispiel: Wenn ein Mensch zu stark mit seinen Gefühlen assoziiert (verbunden) ist, wird es ein Therapieziel sein, ihm einen Mechanismus entwickeln zu helfen, der es ihm ermöglicht, »die Verbindung zu seinen Gefühlen zu unterbrechen«, wie es die Notwendigkeit möglicherweise diktiert. Das allgemeine Prinzip ist hier einfach: Das, wovon eine Person nicht weiß, wie sie es machen soll, verletzt sie. Ein Behandlungsziel ist daher, un- oder unterentwickelte Ressourcen zu entwickeln, um ein größeres Maß an Gleichgewicht in den Reaktionen auf Lebenserfahrungen zu erreichen.

Hypnotische Methoden umfassen eine breite Palette an Techniken, von direkter Suggestion zur Symptombeseitigung bis zu komplizierteren Prozessen, wie emotionale Befreiung, Einsicht und spezielle hypnotische Strategien, die darauf hinzielen, spezielle Ergebnisse zu erreichen. Diese Strategien werden im folgenden Abschnitt beschrieben.

Hypnotische Strategien

Die Spannweite hypnotischer Techniken reicht ebensoweit wie die Spannweite möglicher Kommunikationen. Die Hypnose wird verwendet, um die inneren Assoziationen des Klienten hervorzurufen und zu lenken mit dem Ziel, dysfunktionale Assoziationen zu unterbrechen und neue, therapeutische Assoziationen aufzubauen. Die klassischen hypnotischen Phänomene, die in Kapitel 5 beschrieben wurden, können auf vielerlei Art innerhalb einer Vielzahl von therapeutischen Strategien utilisiert werden. In diesem Abschnitt wird eine Reihe solcher Strategien beschrieben, wobei zu jedem einige kurze Beispiele angeführt werden.

Zugriff auf und Kontextualisierung von Ressourcen

In der Literatur zu Erickson wird oft erwähnt, daß die Klienten alle Ressourcen in sich tragen, die zu einer Veränderung notwendig sind (Lankton & Lankton, 1983). Obwohl dieser philosophische Standpunkt optimistisch und ermutigend ist, kann man ihn kaum als korrekte Darstellung der Klientenfähigkeiten betrachten. Denn offensichtlich manifestiert eine beträchtliche Anzahl depressiver Klienten auch noch Persönlichkeitsstörungen, und diese reflektieren ganz besonders ein offensichtliches Fehlen relevanter Ressourcen. Es lohnt sich jedoch zuzugestehen, daß Klienten oft über weit mehr Ressourcen verfügen, die im Dienst der Selbst-Hilfe verwendet werden könnten, als die Klienten zu ihrem eigenen Schaden tatsächlich benutzen. Die Strategie des Zugreifens auf und Kontextualisierens von Ressourcen erweist sich dann als angebracht, wenn der Therapeut Momente in der persönlichen Geschichte des Klienten erkennen kann, in denen dieser die Fähigkeit zur Utilisierung der Ressource demonstriert hat, welche in dem gegenwärtig schwierigen Kontext von Nutzen wäre. Die folgende Tafel listet eine Reihe von Schritten auf, die zur Durchführung der hypnotischen Strategie des Zugreifens auf und Kontextualisierens von Ressourcen nötig sind.

TABELLE 9. HYPNOTISCHES ZUGREIFEN AUF UND KONTEXTUALISIEREN VON RESSOURCEN

- Induktion
- Reaktionshaltung (response set) im Hinblick auf Erinnerung aufbauen (an allgemeiner Erfahrung orientieren)
- Altersregression zu einem speziellen Kontext
- Ideomotorisches Signal, das anzeigt, daß der Kontext ins Gedächtnis zurückgerufen wurde
- Suggestionen, um das Verbalisieren zu erleichtern
- Verbale Interaktion bezüglich der Erinnerung
- Spezielle Ressourcen im vergangenen Kontext identifizieren
- Ressourcen festigen
- Ressourcen in den gewünschten Kontext übertragen

- Posthypnotische Suggestionen zur Integration
- Abschluß
- Permissives Entlassen aus der Trance

Nach dieser Strategie wird der Klient aufgefordert, eine passende Ressource zu erkennen und in einen wichtigen Kontext zu stellen, in dem sie vorteilhaft sein wird. Die ständige Notwendigkeit, daß der Therapeut *dem Klienten dabei hilft, relevante Lerninhalte zu kontextualisieren,* kann nicht oft genug betont werden. Ein Merkmal des konkreten kognitiven Stils des typischen Depressiven ist es, eine Fertigkeit außerhalb eines Kontexts zu lernen (wie beispielsweise Selbstsicherheit in einem Selbstsicherheitstraining), und dann unfähig zu sein, diese Fertigkeit aufzugreifen und in einem entsprechenden Kontext anzuwenden. Bei der Behandlung der Depression besteht ständig die Notwendigkeit zu kontextualisieren (d. h. Ressourcen zu speziellen Lebenssituationen zu assoziieren).

Die folgende gekürzte Mitschrift bietet ein Beispiel für die Strategie des Zugreifens auf und Kontextualisierens von Ressourcen:

Schritt	Mitschrift
Reaktionshaltung aufbauen	*(Nach der Induktion)* *Therapeut:* Jeder Mensch hat viele Fähigkeiten ... einige davon kennt er ... und von einigen weiß er nicht einmal, daß er sie besitzt ... und einige davon kannte er einmal ... hat sie aber längst vergessen.
Altersregression	Und als Sie jünger waren ... viel jünger ... ein Kind ... machten Sie die Erfahrung, zur Schule zu gehen ... viele wichtige Dinge zu lernen ... und als Sie aufwuchsen ... es ist so wundervoll, größer zu werden

... hat man Ihnen mehr Verantwortung gegeben ... als Beweis für Ihre Entwicklung ... und es

Regression zu einem bestimmten Kontext

hat eine bestimmte Zeit gegeben ... da waren Sie angenehm überrascht, daß man Ihnen eine erwachsenere Verantwortung übergab ... daran haben Sie gemerkt, daß Sie erwachsen wurden ... und Sie konnten so stolz darauf sein ... groß zu sein und als vertrauenswürdig und verantwortlich angesehen zu werden ... und wenn Sie sich an diese Erfahrung erin-

Ideomotorisches Signal, daß der Kontext erinnert wird

nern ... lebhaft erinnern ... können Sie mir ein Zeichen geben, indem Sie den Zeigefinger der linken Hand heben ... (Klient gibt das Zeichen) ... und

Suggestionen zur Verbalisierung

gleich ... werde ich Sie bitten, Ihre Erfahrung zu beschreiben ... und das können Sie ohne Schwierigkeiten ... und wo sind Sie jetzt?

Interaktion bezüglich der Erinnerung

Klient: Bei mir zu Hause.
Therapeut: Was erleben Sie?
Klient: Meine Mutter ist da, und mein kleiner Bruder.
Therapeut: Wie alt sind Sie?
Klient: Neun ... vielleicht zehn. Nein, neun.
Therapeut: Und was geschieht?
Klient: Mein Vater ist von seiner Arbeit aus ins Krankenhausgebracht worden.

Therapeut: Und?

Klient: Und meine Mutter weint, und ich habe Angst.

Therapeut: Und?

Klient: Und sie geht ins Krankenhaus, will mich oder meinen Bruder aber nicht mitnehmen. Sie möchte, daß ich auf ihn aufpasse und zu Hause bleibe und auf sie warte. Sonst läßt sie mich nie allein zu Hause, auch nicht uns beide allein.

Therapeut: Und bleiben Sie zu Hause und passen auf Ihren Bruder auf?

Klient: Ja.

Therapeut: Obwohl Sie auch Angst haben?

Klient: Nun, meine Mutter hat mich darum gebeten. Und ich bin schon größer.

Ressourcen identifizieren

Therapeut: Das stimmt ... Sie sind größer ... und eher in der Lage, zu sehen, was getan werden muß ... selbst wenn Sie Angst haben ... und Sie sind in der Lage, Ihre Angstgefühle zur Seite zu schieben ... und zu tun, was getan werden muß ... auf Ihren Bruder aufzupassen ... und auf sich selbst ... so, daß Sie stolz auf sich sein können.

Klient: Meine Eltern waren stolz auf mich ... Vater kam

nach Hause mit einem Arm, den er sich in der Arbeit schwer verletzt hatte ... aber er und meine Mutter waren stolz auf mich ... das haben sie sogar gesagt.

Therapeut: Das stimmt ... sie wußten, daß ihr Sohn gute Arbeit geleistet hatte ... obwohl er Angst hatte ... war er fähig, mit den Dingen fertig zu werden ... und die Verantwortung zu tragen ... und Sie haben diese Fähigkeit, zu tun, was getan werden muß, immer noch ... selbst, wenn Sie Angst haben ... oder sich einsam fühlen ... oder etwas anderes ... weil Sie, wenn Sie *Ihre Gefühle beiseite lassen ... wie es manchmal notwendig ist* ... um die Aufgabe zu erfüllen ... so stolz sein können ... weil Sie etwas so Schwieriges geschafft haben ... und Sie werden bald auf eine andere Situation stoßen ... Sie kennen sie schon ... die, welche mit Ihrer Arbeit zusammenhängt ... und genau dieselbe Fähigkeit ... Ihre Gefühle beiseite zu lassen und zu tun, was getan werden muß ... ist ein Teil von Ihnen, den Sie wieder anzapfen können ... und es wird sein ... als ginge es automatisch ... mühelos ... in einer Weise zu reagieren, die

Ressourcen festigen

Ressourcen übertragen

Posthypnotische Suggestionen zur Integration

einen großen und wundervollen Unterschied macht ... dementsprechend zu reagieren, was getan werden muß.
(Abschluß und Entlassung)

Hier wird der Klient aufgefordert, eine bestimmte Ressource aufzugreifen: nämlich seine Gefühle beiseite zu lassen, um zu tun, was notwendig ist. Er hat diese Fähigkeit früher in anderen Kontexten als dem, der derzeit für ihn von Bedeutung ist (nämlich seine Arbeitssituation), demonstriert. Als Ergebnis dieser Intervention wird der Klient die Assoziation zwischen der Fähigkeit, Gefühle beiseite zu lassen und zu tun, was notwendig ist, und einer Arbeitssituation, in der diese Fähigkeit wünschenswert wäre, errichtet haben. Somit wurde auf eine wertvolle Ressource zugegriffen und diese mit dem gewünschten Kontext verknüpft.

Veränderung der persönlichen Geschichte

Die Techniken, die man anwenden kann, um die persönliche Geschichte zu verändern, umfassen die Verwendung von Altersregression, speziell von Revivifikation. Der Klient wird aufgefordert, in der Zeit zurückzugehen und eine bestimmte Situation wiederzuerleben, die für seine Entwicklung von zentraler Bedeutung zu sein scheint, so als würde diese Situation in der Gegenwart stattfinden. Während der Klient diese Situation wiedererlebt, wird er aufgefordert, dies mit einer neuen Ressource zu tun, die es ermöglicht, ein erwünschtes Resultat zu erreichen (Bandler & Grinder, 1979). Mit anderen Worten, der Klient ist fähig, in der Zeit zurückzugehen und die Art zu verändern, in der er intern darstellt, was tatsächlich geschah. In Tabelle 10 sind die Schritte zur Veränderung der persönlichen Geschichte aufgeführt.

Tabelle 10. Veränderung der persönlichen Geschichte

- Induktion
- Reaktionshaltung aufbauen
- Altersregression zu einem speziellen Kontext/Ereignis
- Ideomotorisches Signal, das anzeigt, daß der Kontext/ das Ereignis ins Gedächtnis zurückgerufen wurde
- Verbalisierung im Hinblick auf den Kontext/ das Ereignis erleichtern
- Inhalt des Kontexts verbalisieren; spezielle Ressource(n) identifizieren, die zur Veränderung von Kontext/Ereignis gebraucht wird (werden)
- Kontext/Ereignis mit zusätzlicher Ressource (zusätzlichen Ressourcen) wiedererleben
- Gefühle, Bilder des neuen Ergebnisses verstärken und zu dem alten Ereignis assoziieren
- Neue Darstellung festigen und ihre Integration erleichtern
- Abschluß
- Entlassung

Die folgende gekürzte Mitschrift stammt aus einer Sitzung zur Veränderung der persönlichen Geschichte einer Frau, die sich depressiv fühlte und Schuldgefühle hatte, weil sie die Entscheidung getroffen hatte, kinderlos zu bleiben. Diese Entscheidung enttäuschte ihre Eltern, deren größter Wunsch es war, Großeltern zu werden. Die Frau wurde aufgefordert, in der Zeit zurückzugehen und die Umstände wiederzuerleben, die zu ihrer Entscheidung geführt hatten, dieses Mal die Umstände jedoch so zu verändern, daß sie die Klientin dazu führten, sich zu fügen und Kinder zu bekommen.

Schritt	Mitschrift
	(Nach der Induktion)
Reaktionshaltung aufbauen	*Therapeut:* Und es ist eine wundervolle Fähigkeit ... sich etwas vorstellen zu können ...

Altersregression

Regression zu einem speziellen Kontext

Ideomotorisches Signal

Verbalisierung erleichtern

und eine Imagination zu erleben … die so real wirken kann … und wenn Sie über Ihr Leben nachdenken … und darüber, wie es gewesen ist … wie Sie wollten, daß es sein soll … können Sie sich erinnern … lebhaft … Sie gehen in der Zeit zurück … zu einer ganz bestimmten Zeit und an einen ganz bestimmten Ort … als Ihnen sehr starke Gefühle … und sehr weitreichende Einsichten … zum erstenmal bewußt wurden … daß Ihr Weg anders war als der anderer Frauen … welche Mutterschaft erleben wollten … und Sie können in jener Zeit an jenem Ort sein … jetzt … und lassen Sie mich wissen, daß Sie sich in jener Erfahrung befinden, indem Sie nicken … (Klientin nickt) … und Sie können beschreiben, wo Sie sich befinden … und was in Ihnen und um Sie herum vorgeht … ganz leicht … und jedes Wort, das Sie aussprechen, vertieft Ihr Erlebnis …

Inhalt des Kontexts verbalisieren

Klientin: Ich bin im zweiten Jahr auf dem College … Ich lebe in einem Haus zusammen mit drei Mitbewohnerinnen, Frauen, die ich wirklich mag und respektiere … und eines Abends sitzen wir zusammen

... und natürlich kommt das Thema Heirat und Kinder zur Sprache ... und sie machen alle Scherze über Männer ... und daß sie nur aus dem einen Grund heiraten wollen, um einen regelmäßigen Sexualpartner zu haben ... und ich frage jede von ihnen, ob sie Kinder will, und sie sagen alle: »Natürlich ...« und ich kann nicht begreifen, woher sie das schon wissen können ... ich will promovieren ... reisen ... arbeiten ... Karriere machen ... und plötzlich wird mir klar, daß ich die einzige bin, die so denkt ... und ich fahre nach Hause und erzähle meinen Eltern, daß ich nicht glaube, daß ich eine Familie will ... und sie sagen, ich müßte erst noch erwachsen werden ... und weshalb sollten sie mich aufs College schicken, wenn alles, was ich lerne, mich nur unreifer macht ... ich fühle mich so ... defekt ... als würde etwas mit mir total falsch laufen ... und ich tue meinen Eltern weh ... die sich von mir nur wünschen, daß ich einen Mann und Kinder habe ... und es schmerzt zu wissen, daß ich das einfach nicht kann ... es ist einfach nicht, was ich will ... ich fühle mich so egoistisch und schlecht ...

Hinzuzufügende Ressource (Konformität) identifizieren	*Therapeut:* Und Sie fragen sich gewiß ... sehr eindringlich ... wie es wäre, wie alle anderen zu sein ... wie Ihre Mitbewohnerinnen. *Klientin:* Das frage ich mich *tatsächlich.*
Suggestionen, den alten Kontext mit neuer Ressource wiederzuerleben	*Therapeut:* Sie können diese Erfahrung wiederholen ... Sie sind mit Ihren Mitbewohnerinnen zusammen ... reden über Heiraten und Kinder ... und Sie können die Scherze über Männer und Sex mißachten ... und können statt dessen den Eindruck haben, daß Sie einen Mann brauchen, um als erfolgreich angesehen zu werden ... und daß Sie Kinder wollen ... um zu zeigen, daß Sie gereift sind ... und Ihre Verantwortung akzeptiert haben, Kinder zu bekommen, um Ihren Eltern zu gefallen ... und Sie fahren nach Hause ... und erzählen Ihren Eltern, daß Sie eigentlich gar keinen Collegeabschluß brauchen ... daß Sie einem Mann begegnet sind und ihn heiraten und Kinder mit ihm haben wollen. *Klientin:* Ihre Reaktion ist nicht, was ich erwartet habe ... Sie sagen, ich solle erst das College fertigmachen ... und ich wäre zu jung zum Heiraten

... daß ich ein paar Jahre warten und erwachsen werden soll.

Therapeut: Und denken Sie nicht, daß Sie auf sie hören sollten? ... Schließlich sind es Ihre Eltern ... sie wissen, was das Beste für Sie ist.

Klientin: Nein, das wissen sie nicht! Sie wollen, daß ich tue, was sie wollen, nicht, was für mich als Individuum am besten ist.

Therapeut: Sagen Sie ihnen, daß Sie tun werden, was sie wollen ... daß sie wüßten, wie Ihr Leben sein sollte und Sie akzeptieren, daß eine gute Tochter immer tut, was man ihr sagt ... und beenden Sie das College ... machen einen Abschluß auf dem richtigen Gebiet ... und irgendwann treffen Sie den richtigen Mann, den Sie nach Hause mitbringen können ... um den Segen Ihrer Eltern für die Ehe zu bekommen ... und Kinder zu bekommen ... um die herum Sie Ihr Leben aufbauen.

Klientin: Das kann ich nicht! Ich muß mein Leben auf meine Art leben ... Wie kann ich immer genau so sein, wie sie es von mir verlangen?

Gefühle verstärken und assoziieren

Therapeut: Das Gefühl, sich selbst aufzugeben, um so zu

sein, wie Ihre Eltern Sie haben wollen, ist ein starkes Gefühl...
Klientin: Ja.
Therapeut: ... welches Ihr Selbstbewußtheit und die Weisheit Ihrer Entscheidung *für Sie* hervorheben ... und Sie kennen sich besser, als irgendein anderer es jemals tun kann.
Klientin: Das stimmt ... kein anderer kann meine Gefühle fühlen.

Festigung und Integration

Therapeut: Wenn Sie also Ihre Eltern besuchen ... werden Sie tiefe Liebe zu ihnen empfinden, aber auch die starke Gewißheit, daß Ihr Leben Ihnen gehört ... und sie haben es Ihnen geschenkt, damit Sie es auf Ihre Art leben ... Sie können sensibel sein gegenüber der Enttäuschung Ihrer Eltern ... aber auch die starke Gewißheit aufrechterhalten, daß Ihr Leben ... auf irgendeine andere Art gelebt, als Sie es gelebt haben ... nicht Ihr Leben gewesen wäre.
(Abschluß und Entlassung)

Hier macht die Klientin die Erfahrung, sich den Wünschen Ihrer Eltern zu fügen, statt ihren eigenen Weg zu gehen, wobei völlig neue Emotionen (z. B. persönliche Stärke, Selbst-Bewußtheit und Selbst-Akzeptanz) zu der alten Erinnerung assoziiert werden. In eine alte Erinnerung eine neue emotionale Assoziation einzuführen, verleiht dieser Strategie ihre therapeutische Wirksamkeit.

Prozeß des entscheidenden Ereignisses

Trotz aller Zukunftsorientierung, zu der ich meine Leser bei der Behandlung ihrer depressiven Klienten ermuntert habe, ist es dennoch praktisch unmöglich, nicht zumindest ein wenig Zeit auf vergangene Schwierigkeiten und vergangene Traumata zu verwenden. Der Prozeß des entscheidenden Ereignisses ist eine therapeutische Strategie, um vergangene Traumata anzusprechen. In bezug auf die Depression ist das, was tatsächlich geschah, gewöhnlich nicht so wichtig wie die Schlußfolgerungen, welche die betreffende Person aus der traumatischen Episode gezogen hat, das heißt die Attributionen, die zu deren Ursache und Bedeutung gebildet wurden. In der folgenden Tabelle wird die Struktur des Prozesses des entscheidenden Ereignisses umrissen.

Tabelle 11. Hypnotischer Prozess des entscheidenden Ereignisses

- Induktion, Anker für das Wohlbefinden aufbauen
- Altersregression zum Kontext
- Exploration des Kontexts
- Affektive Assoziationen hervorlocken
- Katharsis
- Zentrale Verzerrung(en) identifizieren
- Dissoziation des Affekts
- Dimensionale Veränderung der Darstellung/Umdeutung (reframing)
- Restrukturierung des Fokus und des Gedächtnisinhalts
- Verstärkung der alternativen Darstellung(en)
- Altersprogression mit der neuen Ressource
- Posthypnotische Suggestion für zukünftigen Zugriff
- Reorientierung

Der Prozeß des entscheidenden Ereignisses ist immer ein emotional sehr geladener Prozeß, bei dem es zu beträchtlichen Ventilationen von aufgestauten Gefühlen kommen kann. Weit wichtiger ist jedoch, daß sich der Therapeut bewußt auf die sich verändernden

Wahrnehmungen und kausalen Attributionen bezüglich der Erfahrung konzentriert (Umdeutung). Es ist eine entschieden interaktionale Strategie, die einen fortlaufenden Dialog erfordert, während sich der Klient in Hypnose befindet.
Die folgende Mitschrift liefert ein Beispiel für die Schlüsselabschnitte eines Prozesses des entscheidenden Ereignisses. Mittels Altersregression erlebt der Klient noch einmal die traumatische Episode, als seine Frau ihn nach vier Jahren Ehe wegen eines anderen Mannes verließ. Dieses Ereignis fand etwa ein Jahr zuvor statt.

Schritt	Mitschrift
	(Nach der Induktion)
Anker für das Wohlbefinden	*Therapeut:* Und Sie wissen, daß ich hier bei Ihnen bin ... an einem sicheren ... und behaglichen Ort ... wo Sie sich sicher fühlen können ... und behaglich ... wenn Sie es wollen ...
Altersregression zum Kontext	oder brauchen ... und Sie können in der Zeit zurückgehen ... zu jener Zeit ... als Mary Ihnen sagte, daß sie Sie verlassen würde ... und Sie können sich
Exploration des Kontexts	erinnern, wann ... und wo Sie waren ... und was Sie gemerkt haben ... *Klient:* Sie hat mich an meinem Arbeitsplatz besucht, um es mir dort zu sagen ... wahrscheinlich, damit ich keine Szene mache ...
Affektive Assoziationen hervorlocken	*Therapeut:* Und während Sie sich anhören, was sie Ihnen zu sagen hat, können Sie Ihre Gefühle beschreiben. *Klient:* (beginnt zu schluchzen) Sie sagt mir, sie liebt mich, ist

aber nicht in mich verliebt ... sie ist in jemand anderen verliebt ... ich bin am Boden zerstört ... so verletzt ... ich kann es einfach nicht glauben.
Therapeut: Und Sie sagt Ihnen noch mehr, nicht wahr?
Klient: Sie sagt, ich hätte sie nie wirklich befriedigt ... ich bin wie betäubt ... nie hat sie etwas in der Art gesagt ... ich dachte, alles wäre prima ... ich bin verwirrt ... weiß nicht, was ich denken soll ... was wahr ist.
Therapeut: Und sie macht Sie dafür verantwortlich, daß sie Sie verläßt?
Klient: Ja ...
Therapeut: Und sind Sie das?

Katharsis

Klient: Ich muß es wohl sein. Sie hat mich verlassen, nicht wahr? (er weint) ...

Zentrale Verzerrung erkennen

Therapeut: Sie allein sind also dafür verantwortlich, daß sie Sie verlassen hat? Und was ist mit der Beziehung zu dem Mann, wegen dem sie Sie verlassen hat?
Klient: Ich denke, das hat nicht funktioniert. Wie ich gehört habe, lebt sie nun mit einem neuen Mann zusammen.

Dissoziation des Affekts

Therapeut: Ihre Gefühle einmal beiseite gelassen ... ganz weit beiseite ... sagt Ihnen das etwas

	über die Beziehungsfähigkeit ihrer früheren Frau? *Klient:* Was meinen Sie damit?
Umdeutung (reframing)	*Therapeut:* Warum hat sie Ihnen nicht gesagt, daß sie unglücklich war? Warum hat sie nicht mit Ihnen über Möglichkeiten gesprochen, die Beziehung zu verbessern? *Klient:* Ich denke, sie fand, daß ich ein hoffnungsloser Fall war.
Restrukturierung	*Therapeut:* Hatte sie nicht die Verantwortung, mit Ihnen zu sprechen, wenn es da ein Problem gab? Hätte sie nicht die Fähigkeit gebraucht, sich den Schwierigkeiten zu stellen und daran zu arbeiten, sie zu lösen? *Klient:* Nun, *ich* fand das schon. Ich wollte es auch, aber sie nicht. Sie sagte, wenn wir an der Ehe arbeiten müßten, dann sollte es wohl nicht sein. *Therapeut:* Und wenn Sie daran denken, wie verantwortungslos die Einstellung Ihrer früheren Frau ist, was fühlen Sie dabei?
Restrukturierung	*Klient:* Verantwortungslos? So habe ich noch nie über sie nachgedacht.
Neue Darstellung verstärken	*Therapeut:* Wie sonst wollen Sie jemanden nennen, der von Beziehung zu Beziehung

springt, ohne die geringste Absicht, sich der Arbeit an einer guten Beziehung zu widmen?
Klient: Sie haben recht. Sie *ist* verantwortungslos. Ich war nicht allein an allem schuld, obwohl ich derjenige bin, der sie geheiratet hat.

Altersprogression	*Therapeut:* Wenn Sie jetzt in die Zukunft schauen, können Sie ein wichtiges neues Verständnis mitnehmen ... Sie sind nur die eine Hälfte einer Beziehung ... und Sie können sich
Posthypnotische Suggestion	Ihre nächste Partnerin sorgfältiger aussuchen ... sie sollte jemand sein, der in guten wie in schlechten Zeiten da sein kann ... automatisch werden Sie nach Beweisen dafür suchen, daß dies jemand sein wird, mit dem Sie zusammensein können ... auf die bestmögliche Art. (Abschluß und Entlassung)

Hier wird der Klient aufgefordert, sich nur an so viele Details der Begebenheit zu erinnern, wie der Therapeut braucht, um die Bedeutsamkeit des Ereignisses umzudeuten (d. h. einen anderen Standpunkt zu der Bedeutung des Ereignisses zu bilden). Es ist nicht notwendig, alle schmerzlichen Einzelheiten in Erinnerung zu rufen, und es kann sogar antitherapeutisch sein, wenn noch mehr schmerzliche Assoziationen aufgebaut werden. Die Veränderung der Art und Weise, wie die Erfahrung interpretiert wird, schafft eine assoziierte emotionale Veränderung im Klienten, welche die Grundlage für die therapeutische Wirkung dieser Strategie ist.

Altersprogression und Erfolgsimagination

Eine Altersprogression führt man im allgemeinen durch, um 1. um eine temporäre Dissoziation zu erleichtern, die dem Klienten Gelegenheit gibt zu erfahren, wie es ist, sich von den Schmerzen des Augenblicks zu trennen, und 2. um eine Assoziation zwischen einem zukünftigen Kontext und einer gewünschten Reaktion aufzubauen. Strategien der Altersprogression können auf eine Vielzahl von Arten durchgeführt werden, die alle in zwei generelle Strategien eingeteilt werden können: 1. den Klienten auf eine positive Zukunft hin zu orientieren, die darauf beruht, daß in der Gegenwart Veränderungen eingeleitet werden, und 2. den Klienten auf die negativen Folgen zu orientieren, die sich ergeben werden, wenn die gegenwärtigen dysfunktionalen Muster weiterbestehen. Bei der Behandlung Depressiver jedoch sollte die Strategie der Orientierung des Individuums auf negative Folgen hin besser vermieden werden, da gerade die Projektion des Klienten von negativen Folgen ein Eckpfeiler seiner Depression ist. Daher ist die nützlichste Anwendung bei der Utilisation von Strategien der Altersprogression diejenige, das Individuum auf positive Folgen hin zu orientieren, die möglich werden, wenn spezielle Veränderungen bereits in der Gegenwart in die Wege geleitet werden. Die folgende Tabelle zeigt eine generelle Strategie der Altersprogression.

TABELLE 12. GENERELLE STRATEGIE DER ALTERSPROGRESSION

- Induktion
- Reaktionshaltung aufbauen
- Metaphern bezüglich der Zukunft
- Positive Ressourcen erkennen
- Spezielle zukünftige Kontexte erkennen
- Verankerung der zuvor erkannten positiven Ressourcen
- Üben der Verhaltenssequenz
- Generalisierung der positiven Ressourcen auf andere ausgesuchte Kontexte
- Posthypnotische Suggestion
- Entlassung
- Reorientierung

Die folgende Mitschrift verdeutlicht die Verwendung von Altersprogression und Erfolgsimagination bei einer depressiven Klientin. Die Absicht dabei ist, eine positive Zukunftsorientierung auf der Grundlage spezieller empfohlener, der Patientin offenstehender Perspektiven zu errichten, die auch ihren Erfolg in ihrer Rolle als Mutter fördern werden.

Schritt	Mitschrift
	(Nach der Induktion)
Reaktionshaltung aufbauen	*Therapeut:* Nun wissen Sie und ich, daß niemand die ganze Zukunft genau vorhersagen kann ... wie zum Beispiel, was im Sport geschehen wird ... oder ob es an einem bestimmten Dienstag im nächsten Januar regnen wird ... doch wenn Sie so anfangen vorauszudenken ... an Dinge, die noch nicht geschehen sind ... ist es sehr deutlich ... daß manche Dinge doch vorhersehbar *sind* ... der
Metaphern bezüglich der Zukunft	Wechsel der Jahreszeiten ... die Veränderung der Menschen ... wissenschaftliche Fortschritte ... Sie können sich auf neue Orte freuen, die Sie besuchen werden ... neue Menschen, die Sie kennenlernen werden ... neue Fertigkeiten, die Sie lernen werden ... neue Geräte, die Sie bedienen lernen werden ... und tief innendrin wissen Sie
Positive Ressourcen identifizieren	...ganz tief innendrin ... daß Sie wissen, wie man lernt ... und wie man sich anpaßt ... an sich ändernde Zeiten ... sich ändernde Umstände ... und es

Spezielle zukünftige Kontexte identifizieren

ist wahr, daß Sie bald zum erstenmal Mutter werden ... und Sie können sich auf diese Erfahrung freuen ... die Ihnen unzählige Gelegenheiten geben

Positive Ressourcen verankern

wird ... sich selbst kennenzulernen ... Ihre Liebe und Sorge für das Baby kennenzulernen ... und wie Sie Ihr Leben anpassen ... während es sich ... auf die tiefgreifendste Art verändert ... auf Arten, die Sie vorhersehen können ... wie zu einem PTA-Treffen zu gehen ... und auf Arten, die Sie nicht vorhersehen können, wie die

Verhaltenssequenz üben

Berufswahl Ihres Kindes ... und Sie können sich leicht ausmalen ... in lebhaften Einzelheiten ... Ihren Gesichtsausdruck ... wenn Sie Ihr Baby so stolz und liebevoll halten ... und wie stolz Sie sich fühlen werden, wenn Sie dem Baby etwas Neues und Unabhängiges beibringen ... wie zu lernen, aufzustehen ... oder feste Nahrung zu essen ... und wie Sie geduldig die scheinbar endlosen Fragen Ihres Kindes beantworten können ... und sie als wundervolle Anzeichen für Wissensdurst genießen können ... und Ihre Fähigkeiten zu lernen ... und sich anzupassen ... werden Ihnen als Mutter wundervolle Dienste leisten ... und ebenso in anderen speziellen

Ressourcen generalisieren	Situationen ... an die Sie jetzt denken können ... während ich eine Minute lang schweige ... (eine Minute lang Schweigen) ... und so können Sie sich auf die zahllosen Gelegenheiten
Posthypnotische Suggestionen	freuen ... Tag für Tag ... wenn Sie so leicht lernen können ... und das Gelernte verwenden können ... zum Nutzen für Ihr Baby ... und die Menschen, die Sie lieben und die Ihnen viel bedeuten. (Abschluß und Entlassung)

Der Wert der Altersprogression wurde im vorangegangenen Kapitel ausführlich beschrieben. *Jede* Strategie, die den stabilen Attributionsstil des depressiven Klienten unterbricht, wird sich als vorteilhaft erweisen. Die Verwendung von Strategien der bewußten Altersprogression ist ein konzentriertes Mittel, um eben dies zu erreichen. Das kognitive Therapiemodell ist eines der vielen Modelle, die den Wert einer Orientierung auf die Zukunft unter Einsatz spezieller Fertigkeiten erkannt hat. Besonders Erfolgsimaginationen beinhalten die Verwendung von Altersprogression und vielleicht sogar von hypnotischen Halluzinationen. Die Person wird aufgefordert, sich in einem besonders unangenehmen Kontext zu visualisieren, ausgerüstet mit neuen Fertigkeiten, die in der Therapie erlernt wurden und die effektiv funktionieren, um wünschenswerte Ergebnisse zu bewirken. Im wesentlichen ist die Erfolgsimagination mit einer umgekehrten Veränderung der persönlichen Geschichte verbunden. Während die Veränderung der persönlichen Geschichte die Person zeitlich zurückversetzt, jedoch mit einer neuen Ressource ausgerüstet, um ein anderes Ergebnis zu bewirken als das tatsächlich erzielte, führt die Erfolgsimagination die Person in die Zukunft, um Resultate aus Geschehnissen zu bewirken, die sich noch gar nicht ereignet haben.

Eine weitere Möglichkeit, um die Hypnose in der Altersprogression und Erfolgsimagination zu utilisieren ist, eine hypnotische Zeitverzerrung zu nutzen. Wenn ein Klient durch eine Erfolgsimagination geführt wird und weitere Suggestionen zu einer Zeitverzerrung hinzugefügt werden, kann der Klient den subjektiven Eindruck haben, Stunden, Tage, Wochen, ja sogar Monate mit Üben zugebracht zu haben, und das alles in einer einzigen Sitzung. Wenn der Klient dann schließlich in die »wirkliche Welt« hinausgeht, um die neue Reaktion zu demonstrieren, kommt es ihm vielleicht so vor, als wäre sie schon ein gut eingeübter und vertrauter Teil seiner Person. Altersprogression und Erfolgsimagination bauen eine Assoziation der Vertrautheit einer gewünschten Reaktion zu einem speziellen Kontext auf.

Therapeutische Metaphern

Der Verwendung von Metaphern in der Behandlung wurde in den letzten Jahren große Aufmerksamkeit zuteil, besonders in der Literatur über die Hypnose nach Erickson (Lankton & Lankton, 1983; Barker, 1985). Zeig (1980a) beschreibt viele Verwendungszwecke von Metaphern, einschließlich bei der Diagnose, beim Aufbauen von Rapport, beim Aufbau einer Identifikation, bei der Suggestion von Lösungen und der Verankerung von Direktiven. Die Verwendung von Metaphern ist ein indirekter Kommunikationskniff, mit dessen Hilfe Wissen vermittelt und wichtige Assoziationen auf nicht bedrohliche Weise errichtet werden können. Metaphern waren schon immer ein wertvolles Lehrmittel, und folglich sind sie auch ein wertvolles therapeutisches Mittel und werden es weiterhin sein.

Die Bemerkungen, die weiter oben in diesem Kapitel über die Schwierigkeiten in Verbindung mit indirekten Methoden gemacht wurden, sind am hervorstechendsten, wenn man die Verwendung von Metaphern betrachtet. Metaphern können helfen, starke Verbindungen zu errichten, und das potentiell in allen Dimensionen (d. h. kognitiv, verhaltensorientiert, beziehungsorientiert, affektiv). Der typische konkrete Kognitionsstil des depressiven

Klienten kann allerdings seine Fähigkeit beeinträchtigen, den relevanten Lerninhalt aus der Metapher zu entnehmen oder die angemessenen therapeutischen Assoziationen, die durch die Metapher suggeriert wurden, aufzubauen. Diese Schwierigkeit läßt sich jedoch leicht beheben. In den Fällen, in denen der Therapeut unsicher ist, ob der Klient das erwünschte Resultat erlangen wird, kann der Therapeut dennoch therapeutische Metaphern anbieten, nur sollte er entweder an deren Ende noch eine oder zwei Bemerkungen hinzufügen, durch die er den Klienten auffordert, nach Relevanz und Richtung in der Geschichte zu suchen, oder er sollte ganz direkt und explizit den relevanten Lerninhalt, der durch die Metapher impliziert wurde, benennen. Dies mag das Prinzip »vertraue darauf, dein Unbewußtes wird die Bedeutung der Metapher verstehen« verletzen, für das manche eintreten, es verhindert jedoch, daß sich der Klient als Opfer eines Therapeuten fühlt, der wichtige Informationen zu haben scheint, die er aber nicht auf direkte Weise mit ihm teilen will.

In jedem Fall suggeriert der Therapeut, daß die Metapher größere Bedeutung und Relevanz hat, als es auf den ersten Blick der Fall zu sein scheint; dann ist es die Verpflichtung des Therapeuten sicherzustellen, daß die relevanten Lerninhalte zum richtigen Kontext assoziiert werden. Das ist die Hauptfunktion der posthypnotischen Suggestion. Dies ist eine Suggestion, die einer sich in Hypnose befindlichen Person über neue Gedanken, Gefühle oder Verhaltensweisen gegeben wird, die in Kontexten an die Oberfläche kommen können, die nach Beendigung der Sitzung erlebt werden. Posthypnotische Suggestionen sind der Schlüsselmechanismus zur Kontextualisierung erwünschter Ressourcen.

Die folgende Tabelle umreißt eine Strategie zur Strukturierung therapeutischer Metaphern.

Tabelle 13. Strukturierung therapeutischer Metaphern

---

1. Informationen sammeln, einschließlich:
   - Wichtige betroffene Personen
   - Charakteristika des Problems, der Situation
   - Das erwünschte Ergebnis

- Verfügbare Ressourcen, auf die zugegriffen werden kann
- Dimension(en), die angesprochen werden sollen

2. Frühere Versuche, Frustrationen zur Kenntnis nehmen
3. Metapher analog zur Aufgabe des Problems aufbauen
   - Einen Kontext wählen, der auf den Interessensbereich des Klienten zugeschnitten ist
   - Charaktere und Handlungen anpassen
   - Das Problem umdeuten
   - Direkte oder indirekte Lösungssuggestionen
   - Entdeckung alternativer Reaktionen
4. Metaphern entwerfen:
   - Anzahl und Sequenz von Metaphern zu einem Thema

Eine weitere Warnung bezüglich der Verwendung von Metaphern ist angebracht. Therapeuten mögen dazu neigen, einem depressiven Klienten Metaphern anzubieten, in denen andere Depressive beschrieben werden, die schließlich geheilt wurden. Eine solche Strategie ist bei Depressiven potentiell gefährlich. Die Mehrheit der depressiven Menschen betrachtet sich im Vergleich mit anderen als inkompetent. Einer Person, die depressiv ist, eine Metapher über andere anzubieten, deren Zustand sich bessert, lädt diese Person dazu ein, sich im Vergleich zu anderen erneut inkompetent zu fühlen. Der hilflose und hoffnungslose Klient schlußfolgert: »Alle anderen können es, nur *ich* nicht.«
Der folgende Auszug aus einer Mitschrift ist ein Beispiel für eine Metapher, die bei einem Klienten angewandt wurde, der unfähig war, in seinen Beziehungen vernünftige Grenzen zu ziehen. Das Ziel der Metapher ist, die Art von Assoziationen zu fördern, die es dem Klienten erlaubt, die Notwendigkeit, Grenzen zu ziehen, zu erkennen, und damit zusammenhängende Auseinandersetzungen zu ertragen (wenn die andere Person nicht ihren Willen bekommt), um so ein Gefühl persönlicher Integrität aufrechtzuerhalten. In der Mitschrift wird nur der Kern der Metapher dargestellt.

Sicher wissen Sie, wie wichtig es ist, einen Strich ziehen zu können ... zwischen dem, was damals war und was heute ist ... während man einen Strich zieht zwischen dem, was einmal akzeptabel war und dem man heute entwachsen ist ... und das ist für einen Erwachsenen eine wichtige Sache ... aber nicht jeder kann gut einen Strich ziehen ... und ich würde Ihnen gern von einer interessanten Begebenheit erzählen, die ich kürzlich im Lebensmittelgeschäft zwischen einer jungen Mutter und ihrem Kind beobachtet habe ... und Sie können in dieser Geschichte leicht etwas von Wichtigkeit finden, das Ihnen helfen wird ... in einer Art, die Sie bald entdecken werden ... die Mutter war einkaufen mit ihrem kleinen Sohn ... der nicht älter war als drei Jahre ... und während er so im Einkaufswagen saß ... seine Mutter war sehr damit beschäftigt ... auszuwählen, was sie kaufen wollte ... und als sie ihren Sohn nicht so genau beobachtete ... griff er ins Regal und nahm einen Beutel Kekse heraus ... und legte ihn in den Wagen ... versteckte sie hinter sich, als würde Mama sie dort nicht sehen ... und als sie zum Einkaufswagen zurückkam ... und die Kekse sah ... gestikulierte sie heftig und sagte: »Johnny, du weißt, daß wir keine Kekse kaufen! Sie sind schlecht für deine Zähne, und es sind schlechte Chemikalien darin.« Damit nahm sie die Kekse und stellte sie ins Regal zurück. Als ich die Reaktion des Jungen beobachtete, war es, als könnte ich sehen, wie sich die Räder in seinem Kopf drehten ... denn Kinder wollen, was sie wollen, wenn sie etwas wollen ... und er wollte diese Kekse ... auch wenn sie vielleicht nicht besonders gut für ihn gewesen wären ... und so begann er nach einer berechneten Pause ... zu weinen und laut zu schreien ... immer wieder ... »ICH WILL KEKSE, ICH WILL KEKSE.« Er war so laut, daß alle anderen im Geschäft stehenblieben ... und zuschauten ... und warteten, was die Mutter tun würde ... und sie war so verlegen und eingeschüchtert von seinem Theater ... daß sie ihn besänftigte und sagte: »Also gut, nimm die Kekse ... Aber sei still!« Nun, was hat sie ihrem Sohn beigebracht? ... Daß er nur eine Szene zu machen braucht, um seinen Willen durchzusetzen ... und eines Tages wird sie mit ihm zu einem Therapeuten gehen ... und sich beklagen: »Mein Sohn ist ein Quengler und Schreier.« Und ihr wird nicht einmal klar sein, daß sie selbst ihm beigebracht hat, so zu sein ... und sie scheint nicht zu wissen ... noch nicht ...

> daß einen deutlichen Strich zu ziehen, der beständig aufrechterhalten wird, der Schlüssel dazu ist, Reife und Wachstum in anderen zu fördern ... und in einem selbst.

In dieser Metapher wurde der Klient vom Standpunkt eines Elternteils aus, das einem Kind Grenzen setzt, dazu ermutigt, Grenzen zu ziehen. Später, wenn sich Gelegenheiten dazu ergaben, konnte der Klient auf andere reagieren, indem er feste angemessene Grenzen zog. Metaphern sind ein wertvolles Mittel, um relevanten Lerninhalten Leben zu geben und sie in einen Bezugsrahmen zu stellen, zu dem der Klient leicht Zugang hat. In diesem Fall konnte er, als Vater von drei kleinen Kindern, auf einer auf Erfahrung beruhenden Basis leicht eine Verbindung zu der Metapher herstellen.

Schlußfolgerung

Die vielen Möglichkeiten, wie die Hypnose in zielgerichteter Weise verwendet werden kann, macht sie zu einem höchst effizienten und flexiblen Mittel, das leicht in eine Behandlung integriert werden kann. Jede der verschiedenen hypnotischen Strategien hat ihre Ziele – besonders die Förderung von Flexibilität und geschickter Anpassung an die sich verändernden Lebensumstände des Klienten. Die damit verbundenen Ziele sind die Identifikation, das Zugreifen, Stärken und Kontextualisieren all der verschiedenen Ressourcen, die man als die verschiedenen »Teile« einer Person beschreiben könnte.

Durch die hypnotische Arbeit werden dem Klienten stark bestätigende und befähigende Botschaften gegeben. Die primäre Botschaft ist vielleicht, daß jeder einzelne Teil der Person, selbst jene, die sie entwertet hat, indem sie diese als »schlecht« und »inakzeptabel« etikettiert hat, tatsächlich potentiell recht wertvoll ist, je nachdem, wann, wo und wie diese Teile ausgedrückt werden. Solche Botschaften sind von unschätzbarem Wert, da sie der Person erneut einen Wert zusprechen zu einem Zeitpunkt, an dem sie sich völlig wertlos fühlt. Überdies können, wenn das Individuum durch eine Vielzahl an – hypnotischen und anderen – Erfahrungen lernt, daß Erfahrung formbar und die Realität umstritten ist, neue Möglichkeiten auftauchen, wenn der Klient mit einem anderen Bezugssystem in die Zukunft schaut.

9. Kapitel

Therapeutische Lerninhalte strukturieren

Das fundamentale Ziel jeder Psychotherapie, gleich welchen Inhalts, ist es, die dysfunktionalen Muster in der Erfahrung des Klienten zu unterbrechen und an deren Stelle funktionale Muster aufzubauen. Strukturierte Mechanismen sind bei der Erleichterung dieses Prozesses offensichtlich von großem Wert. Der allgemeine Ansatz, den ich bis jetzt beschrieben habe, ist ein zweifacher Ansatz. Erstens unterstütze ich die Anwendung formeller und informeller Hypnose während jeder formellen Therapiesitzung, um spezielle Gedanken zu vermitteln und spezielle Assoziationen herzustellen. Zweitens befürworte ich die Anwendung strukturierter Lernerfahrungen – Direktiven, die auszuführen sind – zwischen den Sitzungen. Es kann nicht oft genug betont werden, wie wertvoll der Einsatz von Direktiven ist. Dem Klienten Informationen zu liefern, kann zeitweilig genügen, um Kummer zu mildern, jedoch erlebt der Klient die Depression typischerweise als direkte Folge eines erfahrenen Defizits (d. h. eine fehlende oder unangemessen angewandte Fertigkeit, um effektiv mit einer Lebenssituation umzugehen), das nur durch strukturierte Lernmöglichkeiten angesprochen werden kann.

Gleich welche Form die Direktiven auch annehmen mögen, es sind strukturierte Gelegenheiten, um aus Erfahrung zu lernen. Das allgemeine Ziel bei der Verwendung von Direktiven ist, dem Klienten die Möglichkeit zu geben, in einer kontrollierten Umgebung zu lernen, unentwickelte oder unterentwickelte Ressourcen zu entfalten, die er unbedingt braucht, um kompetent mit Lebenssituationen umzugehen. Die notwendigen Ressourcen unterscheiden sich natürlich von Kontext zu Kontext, was auch der Grund dafür ist, weshalb es keine spezielle Formel für die Behandlung der Depression gibt (als ob die Erfahrung der Depression aller Betroffenen dieselbe wäre). Wir haben gelernt, daß es weit zutreffender ist, von Depression*en* zu sprechen als von *der* Depression, als wäre sie ein einziges Gebilde. Daher können die hypnotischen und direktiven Lerninhalte nicht auf eine einfache Formel oder eine kalkulierbare und gleichbleibende Reihe von Techniken reduziert werden. Vielmehr ist es Aufgabe des Therapeuten, die wichtigen Muster, die im Leben des Klienten falsch oder überhaupt nicht angewandt werden, zu identifizieren.

Ein wichtiges Charakteristikum der Direktiven ist ihre Utilisation wirklicher Lebenskontexte. Der Therapeut kann Gelegenheiten erkennen, um verfestigte Interaktionen und Situationen entweder zu schaffen oder zu benutzen, um etwas deutlich zu machen oder eine Assoziation herzustellen, was ja das Ziel bei der Utilisierung von Direktiven ist. Daher besteht zuerst die Notwendigkeit, ein Ziel zu benennen (wie es bei direktiven Ansätzen immer der Fall ist), das in konkreten und meßbaren Begriffen definiert wird. Der Therapeut könnte sich etwa fragen: »Welche Lektion soll gelernt werden? Welches sind die speziellen Ressourcen, die entwickelt werden müssen? Welche spezielle Assoziation möchte ich in der inneren Welt dieses Klienten verankern?«

Manche Therapeuten befürworten die Verwendung unveränderlicher (formelhafter) Aufgaben (De Shazer, 1985) und sogar die Verwendung mehrdeutiger Funktionsaufgaben (Lankton & Lankton, 1986), um zu beobachten, wie sich die Muster des Klienten im Kontext der Aufgabe entfalten. Im Fall der Depression dürften solche Vorgehensweisen jedoch nicht allzu nützlich sein. Unveränderliche Aufgaben können unabsichtlich die Vorstellung verstärken, daß es eine starre »Eine-für-alle« Verhaltensformel gebe, was wiederum das dichotome Denken des Depressiven fördert. Im Fall der mehrdeutigen Funktionsaufgaben kann die Verwendung eines unfokussierten Ansatzes, der nicht relativ rasch ein gewinnbringendes Ergebnis bewirkt, im depressiven Klienten die Idee verstärken, daß das, was er im Namen der Therapie zu tun versucht, nicht wirkungsvoll ist. Das kann ungewollt den (negativen) stabilen Attributionsstil stärken, der mit Gefühlen der Hoffnungslosigkeit verbunden ist.

Situationsbedingte Einflüsse auf die Erfahrung

Im Verlauf der Therapie den Kontext zu nutzen, bedeutet entweder gezielt Situationen zu schaffen oder existierende Situationen zu nutzen, in denen die gewöhnliche Reaktionsweise des Klienten (die Teil seiner depressiven Musterbildung ist) nicht utilisiert werden kann. Mit anderen Worten, der Klient wird in eine Situation gebracht, in welcher die charakteristischen Anforderungen des Kontexts eine Unterbrechung seines üblichen Musters erzwingen. Und es besteht ebenso die Anforderung, eine neue Reaktion aufzubauen, die sich für den Klienten als vorteilhafter erweist. Der Wert solchen situationsbedingten Lernens ist offensichtlich, aber dennoch ist es bei der Behandlung der Depression nur in dem Ausmaß wertvoll, in dem die verbesserten, durch Erfahrung gebildeten Reaktionen in anderen relevanten Situationen im Leben des Klienten angemessen kontextualisiert werden können. An verschiedenen Stellen wurde eindringlich darauf hingewiesen, daß es oft der Mangel an Kontextualisierung ist, der eine Genesung verzögert oder gar verhindert – das bedeutet, dem Menschen muß Hilfestellung darin gegeben werden, den relevanten Lerninhalt, den er in einer speziell strukturierten Lernerfahrung erworben hat, auf andere Situationen seines Lebens zu übertragen. Der Therapeut muß das Ziel im Auge behalten, dem Klienten zu helfen, relevante Lerninhalte in allen Kontexten anzuwenden, in denen diese Lerninhalte nützlich und angemessen sind. Besonders die Verwendung posthypnotischer Suggestionen hilft effektiv, eine Verbindung zwischen erwünschten Reaktionen und den dazu passenden Kontexten zu schaffen.

Die Literatur der Sozialpsychologie hat viele Einsichten in die situationsbedingten Einflüsse auf das Verhalten vermittelt. Zahllose sozialpsychologische Experimente haben demonstriert, daß ein scheinbar zuverlässiger Charakterzug eines bestimmten Menschen verschwinden kann, wenn die Variablen einer Situation manipuliert werden (Aronson, 1984). Ein sensibler Mensch wird sich unter einigen Umständen unsensibel verhalten. Ein dominanter Mensch wird sich unter manchen Umständen passiv verhalten. Ein geselliger Mensch wird sich unter gewissen Umständen zurückziehen. Der Wert des Erkennens von situationsbedingten Einflüssen auf das Verhalten (auf die Gedanken und Gefühle) relativ zur Strukturierung von Direktiven im klinischen Kontext kann nicht überbetont werden. Die Kreativität des Therapeuten ist der entscheidende Faktor dabei, wie mannigfaltig und wie flexibel die Interventionen sein können, mit denen der Klient ermutigt wird, bereits vorher bestehende Überzeugungen (Attributionen, Annahmen und so weiter) in Frage zu stellen und neue Möglichkeiten zu entdecken, um auf vertraute Lebensumstände zu reagieren.

Betrachten wir ein nichtklinisches Beispiel dieses Phänomens, nämlich die bekannte Fernsehsendung *Candid Camera* (»Versteckte Kamera«). In *Candid Camera* wird eine gewöhnliche Situation, in der die Menschen normalerweise Routinereaktionen (vorhersehbare und durch Muster bestimmte Reaktionen) zeigen, auf irgendeine Art und Weise verändert, so daß der Betroffene verwirrt wird und auf unroutinierte Art reagiert, die für den Betrachter, der über den Scherz informiert ist, lustig ist. Beispielsweise wurde in einer Episode eine Straßensperre an der Staatsgrenze zwischen New York und New Jersey errichtet und ein Schild aufgestellt, auf dem zu lesen stand: »New York ist heute geschlossen.« Die Leute fuhren heran, betrachteten das Schild, wendeten und fuhren wieder davon. Einige der Abenteuerlustigeren streckten den Kopf aus dem Autofenster und erkundigten sich, ob Delaware geöffnet sei.

Dieses Beispiel illustriert, wie in einem speziellen Kontext rasch eine Assoziation aufgebaut werden kann. Therapeutisch ist das zwar nicht nützlich, doch wahrscheinlich wird jemand, der in jener Episode involviert war, an dieser Stelle lächeln, wenn er wieder von New Jersey nach New York fährt. Und er wird sich daran erinnern, wie er auf die falsche Straßensperre hereinfiel, die angeblich den Staat New York für geschlossen erklärte. *Das* heißt Lernen durch einen einzigen Versuch! Die Situation ist neu genug, verlangt genug Aufmerksamkeit vom Reagierenden und ist emotional wirkungsvoll genug, um einen dauerhaften Eindruck zu hinterlassen. Eine direktive Therapie zur Errichtung sinnvoller Assoziationen und therapeutisch angemessener Assoziationen verwendet viele dieser Prinzipien.

Direktiven sorgfältig und respektvoll zu verwenden, erfordert eine ganze Menge Planung auf seiten des Therapeuten. Denn offensichtlich erfüllt nicht jede Aufgabe diesen Zweck. Viele Faktoren müssen erwogen werden, wenn man Direktiven schafft und dem Klienten aufgibt, einschließlich der Notwendigkeit, daß die Direktiven sicher sein müssen (was bedeutet, daß sie keine Gelegenheit zu ungeplanten oder unerwünschten negativen Konsequenzen geben dürfen), daß sie relativ leicht sein sollen, konkret definiert, zweckmäßig und multidimensional – was bedeutet, daß sie mehrere Aspekte der Erfahrung einer Person gleichzeitig ansprechen sollen.

Ein weiteres wichtiges Merkmal betrifft nicht die Qualität der Direktive selbst, sondern ihre Reihenfolge. Der Therapeut, der spezielle Informationen vermitteln oder die Entwicklung spezieller Fertigkeiten oder Assoziationen fördern will, kann Methoden verwenden, die, metaphorisch gesprochen, die Erde erst fruchtbar machen, bevor die Samen der Veränderung gesät werden. Zum Beispiel gibt es viele Interventionsmöglichkeiten, die man nutzen könnte, die technisch wahrscheinlich korrekt wären, welche sich jedoch als nutzlos oder sogar schädigend erweisen würden, wenn ihr zeitlicher Einsatz falsch eingeschätzt würde.

Zum Beispiel könnte man einer Frau, die ihr ganzes Leben ihrem Ehemann und ihrer Familie gewidmet hat und jetzt depressiv ist, weil die Kinder erwachsen sind und ihr Mann sie wegen einer Jüngeren verlassen hat, sagen, sie müsse anfangen, für sich selbst zu leben. Man könnte ihr die Aufgabe geben, sich etwas Schönes zu gönnen, wie sich neue Kleidung zu kaufen. Eine solche Intervention ist zeitlich falsch eingesetzt, wenn sie in den ersten paar Sitzungen angeboten wird, da die Klientin weder ein Bezugssystem von Erfahrungen aufgebaut hat noch gelernt hat, in einem unabhängigen Leben, in dem sie sich auf sich selbst konzentrieren kann, einen Wert zu sehen. Technisch ist die Intervention korrekt. Nachdem Kinder und Ehemann fort sind, wird sie lernen *müssen,* für sich selbst zu leben. Doch so früh im Verlauf der Behandlung vorzuschlagen, daß sie damit anfangen solle, ist eine zeitlich schlecht geplante Intervention, die aller Wahrscheinlichkeit nach zu Widerstand oder zu verstärkten Schmerzen führen wird.

Jedesmal, wenn eine Direktive zeitlich falsch eingesetzt wird oder in der gesamten Behandlung zeitlich nicht richtig aufeinanderfolgt (indem sie zu früh oder zu spät eingeführt wird), wird sich die Direktive geringstenfalls als ineffektiv und schlimmstenfalls als antitherapeutisch erweisen. Das ist der Grund, weshalb der Therapeut besonders darauf achten muß, Direktiven nach sorgfältiger Überlegung dessen einzuführen, was mit der Direktive erreicht werden soll, wie groß das Potential an unerwünschten Nebeneffekten sein könnte, und ob der Klient über die notwendigen Ressourcen verfügt, um die Direktive auszuführen. Wenn der Klient nicht über diese Ressourcen verfügt, dann muß die Direktive in kleinere Etappenziele geteilt werden und so in zeitlicher Reihenfolge aufgegeben werden, daß sie sich allmählich immer mehr verstärkt und so schließlich zu der erwünschten Reaktion führt.

Arten von Direktiven

Es gibt unzählige verschiedene direktive Interventionen, die sich in Struktur und Fokus alle unterscheiden. In der Literatur über strategische Therapie und Kurztherapiemethoden sind sie alle ausführlich beschrieben. In *When Living Hurts* habe ich 91 Direktiven angeboten, die auch bei depressiven Menschen verwendet werden können. In diesem Abschnitt werde ich einige der am häufigsten verwendeten Typen von Direktiven vorstellen, die speziell bei der Behandlung Depressiver genutzt werden.

Der Therapiekontext

Es darf wiederholt werden, daß Direktiven spezielle Strategien sind, die verwendet werden, um spezielle Therapieziele zu erreichen, wie beispielsweise um kognitive Verzerrungen zu klären und zu korrigieren, fehlerhafte Attributionen neu zu formulieren und unentwickelte oder unterentwickelte Fertigkeiten zu fördern.

Diese Techniken treten immer in einem therapeutischen Kontext in Erscheinung. Also sollte der Leser voraussetzen, daß 1. ein hohes Niveau an Rapport vorhanden ist, 2. die Beziehung als kooperativ definiert ist und 3. der Therapeut die Teilnahme an dem Behandlungsprozeß fördert – ja sogar fordert –, da aktives Experimentieren als für die Gesundung notwendig definiert wurde. Der therapeutische Aspekt dieser Techniken ist nur geringfügig, wenn man es versäumt, einfühlsam und absichtlich einen therapeutischen Kontext zu schaffen, in den sie eingebettet sind. Folglich gibt es keine berechtigte Grundlage, auf der man einem direktiven Therapeuten vorwerfen kann, er sei mit seinen Interventionen »zu sehr an die Technik gebunden« oder »zu mechanisch«. Denn faktisch ist genau das Gegenteil der Fall. Der Therapeut ist höchst aufgeschlossen für die Bedürfnisse, Wünsche und Muster des Klienten, da dies die Mechanismen sind, welche der Utilisation für den therapeutischen Prozeß zugrunde liegen. Entgegen der zwar weitverbreiteten aber dennoch falschen Vorstellung bezüglich der Verwendung von Direktiven ist es nie der Fall, daß der Therapeut dem Klienten wie in einer einseitigen Beziehung aufzwingt, was »richtig« oder »wahr« ist. Vielmehr liegt die Betonung auf einem kooperativen Teilen, Lehren, Lernen und Kommunizieren als Basis zur Schaffung eines Kontexts, der den Erfolg einer Therapie erst möglich macht.

In der folgenden Tabelle sind die Arten von Direktiven aufgeführt, die in diesem Abschnitt beschrieben werden.

Tabelle 14. Arten von Direktiven

- Aufgaben (verhaltensorientierte Direktiven)
- Symptomverordnungen (paradoxe Aufgaben)
- Umdeutung (reframing)
- Therapeutische Verwirrung
- Überraschung
- Externalisierung
- Wechsel des Repräsentationssystems

Die Verwendung von Aufgaben (verhaltensorientierte Direktiven)

Zweifellos sind Aufgaben die direktive Struktur, auf die man sich am häufigsten verläßt. Es sind strukturierte Lernaktivitäten, die dem Klienten für den Zeitraum zwischen den Sitzungen aufgegeben werden. Aufgaben sollen Gelegenheiten bieten, um eine spezielle Fertigkeit zu erlernen oder eine spezielle Assoziation aufzubauen, die von Therapeut und Klient für wünschenswert erachtet werden. Die Aufgabe schafft oder utilisiert einen Kontext, in der eine Person in der Lage ist, irgendeine Entdeckung zu machen, eine Fertigkeit zu üben oder ein neues Verständnis zu kultivieren. Die Aufgaben sind entweder schriftlich zu lösen, oder sie können verhaltensorientiert sein.

Klinisches Beispiel

Eine therapeutische Aufgabe wurde im Fall eines zutiefst depressiven Mannes benutzt, dessen Depression direkt auf einen schweren Herzanfall folgte, der eine vierfache Bypass-Operation erforderlich machte. Von dem Zeitpunkt an, als er aus der Narkose erwachte, begann er über die Unvermeidbarkeit seines kurz bevorstehenden Todes nachzugrübeln, und zwar in solchem Ausmaß, daß er nach seiner Rückkehr nach Hause die Zeit damit verbrachte, in einem Schaukelstuhl im Wohnzimmer zu sitzen und ohne Unterlaß zu weinen. Dieser Fall wurde bei Yapko (1991) ausführlicher beschrieben und war verbunden mit einer Aufgabe, zu welcher der Klient einen Kurzzeitmesser bei sich tragen mußte. Wenn der Kurzzeitmesser in Abständen von fünfzehn Minuten klingelte, sollte er seiner Frau verkünden: »Ich bin immer noch am Leben.« Damit der Kontext richtig beurteilt werden kann, in dem eine solche Aufgabe erteilt wurde: Ich hatte ihn ermuntert, sensibler gegenüber den Sorgen seiner Frau zu werden, die sein schweigendes Sitzen im Wohnzimmer bekümmerte und die das Gefühl hatte, sie müsse immer wieder seinen Gesundheitszustand überprüfen. Ich hatte vorgeschlagen, daß er den auf ihr lastenden Druck erleichterte, indem er regelmäßig verkündete, er sei noch am Leben. Die wiederholten Selbst-Suggestionen funktionierten, denn nachdem er diese Direktive nur ein paar Tage lang ausgeführt hatte, war er gezwungen zuzugestehen, daß er immer noch lebte. Er war danach besser in der Lage, seine Zukunft unter Einbeziehung seiner Herzprobleme realistisch und mit größerer Betonung auf einer positiven Anpassung an seine physischen Grenzen neu zu definieren.

Den Ausdruck von Gefühlen zu lernen, Informationen zur Kenntnis zu nehmen, Gedanken mit Verhalten zu verbinden, neue Fertigkeiten zu üben und mit Wahrnehmungen zu experimentieren, sind alles sinnvolle Möglichkeiten, um strukturierte Aufgaben zu nutzen. Solche Aufgaben sind in der Therapie Depressiver reichlich vorhanden. Übliche Beispiele sind selbstbewußtes Auftreten in nicht bedrohlichen Kontexten wie Kaufhäusern oder Restaurants, über den eigenen Fortschritt ein Tagebuch zu führen, einen Leitfaden zur Entscheidungsfindung zu entwickeln oder seine Ziele schriftlich zu fixieren. All diese Aufgaben beinhalten aktives, zielgerichtetes und strukturiertes Lernen.

Symptomverordnungen (Paradoxe Aufgaben)

Beinah ebensohäufig wie Aufgaben werden jene Direktiven benutzt, die als Symptomverordnungen bekannt sind – die man tatsächlich auch als eine spezielle Form von Aufgaben betrachten kann. Symptomverordnungen sind strukturierte Aktivitäten, in denen ein Symptom-Muster des Klienten verstärkt wird und ihm dann aufgegeben wird, sich *außerhalb des gewöhnlichen Kontexts* auf dieses Verhalten einzulassen. Mit anderen Worten, das übliche (und dysfunktionale) Verhaltensmuster des Klienten wird dekontextualisiert und in einen anderen Kontext gestellt, der die Fortsetzung dieser Verhaltenssequenz nicht unterstützen wird. Indem verordnet wird, daß sich der Klient bewußt und in einem Kontext, in dem die Person sich dieses Musters normalerweise nicht bedient, auf das symptomatische Verhalten (die symptomatischen Gedanken oder Gefühle) einläßt, unterbricht diese Vorsätzlichkeit das Muster, nach welchem der Klient das Gefühl hat, als würde das Symptom-Muster unwillkürlich immer »einfach passieren«. Die Strategie der Symptomverordnung mobilisiert, wenn sie richtig angewandt wird, den Widerstand des Klienten gegenüber seinen eigenen Symptom-Mustern. Damit eine Strategie der Symptomverordnung funktionieren kann, muß jedoch im Klienten auch ein Widerstand vorhanden sein, der mobilisiert werden kann. Die Kontraindikation für die Strategie der Symptomverordnung besteht, wenn es keinen Widerstand gibt, der zu mobilisieren ist, und der Klient sich einfach fügt und keine besonders negativen Assoziationen durch die Verordnungen bewirkt werden.

Klinisches Beispiel
Ein Beispiel für die Strategie der Symptomverordnung ist die Behandlung eines klugen und erfolgreichen Firmenleiters, der seinem Wesen nach sehr fordernd und kontrollierend war. Er war Ingenieur, Anfang Vierzig und versuchte praktisch jeden Aspekt seines Lebens zu kontrollieren, wie seine Mitmenschen auf ihn reagierten, wie seine Mitarbeiter geschäftlich agierten und überhaupt *alle* Dimensionen seiner täglichen Erfahrung. Er berichtete von regelmäßigen kurzzeitigen schmerzlichen Episoden von Depression, die augenscheinlich mit der Frustration, Wut und Enttäuschung verbunden waren, die er empfand, wenn sich Dinge, die er zu kontrollieren versuchte, nicht in der gewünschten Weise fügten.
In diesem Fall war das Ziel der Intervention die fehlende Fähigkeit des Klienten, zwischen Dingen zu unterscheiden, die er kontrollieren konnte, und solchen, die sich seiner Kontrolle entzogen. Nach einigen, in einer formellen Hypnosesitzung vermittelten Metaphern über kontrollierende Menschen, denen anscheinend nicht bewußt war, daß die Dinge, die sie zu kontrollieren versuchten, außerhalb ihres Einflußbereichs lagen, wurde ihm die Symptomverordnung aufgegeben, »das Unkontrollierbare zu kontrollieren« (Yapko, 1988). Der Verordnung entsprechend sollte er ein Ritual aufbauen, um zu versuchen, etwas zu kontrollieren, das die meisten Menschen als außerhalb ihrer Kontrolle befindlich betrachten würden, wie das Wetter oder die Aktienpreise. In Anbetracht der andauernden Dürre in Südkalifornien einigten wir uns auf ein Ritual zum Regenmachen, das er mehrmals täglich durchführen sollte. Dabei wurde ihm sehr rasch klar, daß er, wenn er Emotionen investiert und Dinge persönlich nimmt, die außerhalb

seiner Kontrolle liegen, den mangelnden Erfolg sehr wahrscheinlich als persönliches Versagen interpretiert und als Folge darauf eine Depression erlebt. Symptomverordnung wurde utilisiert, um, Kontext für Kontext, die Erkenntnis zu fördern, was kontrollierbar ist und was nicht.

Umdeutung (reframing)

Umdeutungsstrategien fördern eine alternative Sichtweise der Erfahrung. Wenn ein Therapeut zu seinem Klienten sagt: »Betrachten Sie es einmal aus einer anderen Perspektive«, dann ermuntert der Therapeut zu einer Umdeutung. Umdeutung heißt, aus denselben Daten unterschiedliche Interpretationen und Bedeutungen abzuleiten. Das ganze vorliegende Buch versucht, zum Beispiel, Hypnose in bezug auf Depression umzudeuten, indem weniger übliche Überlegungen und Standpunkte betont werden, um die beiden miteinander in Beziehung zu setzen. Wenn man alles in Betracht zieht, was über die falschen Attributionen gesagt wurde, die dauernd mit der Depression verbunden werden, ist es offensichtlich notwendig, eine ständige Umdeutung (Reinterpretation) der alltäglichen Lebenserfahrungen zu fördern.

Klinische Beispiele
Umdeutung ist eine Konstante, die sich durch die gesamte Therapie zieht und somit dem Klienten gegenüber aktiv und direkt erwähnt werden oder indirekt durch Metaphern und ähnliche Kommunikationsmittel suggeriert werden kann. Die Umdeutung kommt beinah sofort nach Behandlungsbeginn ins Spiel, wenn der Therapeut suggeriert, daß sich die Erfahrung des Klienten wandeln kann, und damit das, was überwältigend und destruktiv erschien, umdeutet als Gelegenheit, neue Fertigkeiten zu erlernen; was der Klient also vorher für unveränderlich gehalten hat, kann er dann als veränderbar einschätzen. Eine zweite Umdeutung findet auch beinah sofort statt, wenn der Klient lernt, daß vergangene Mißerfolge oder gegenwärtige Schwierigkeiten nicht deshalb aufgetreten sind, weil er inkompetent ist oder nichts Besseres ver-

dient, und daß die Dinge, die er sich wünscht, erreichbar sind, wenn man sich ihnen mit einer anderen Abfolge von Schritten als bisher nähert. Persönliches Versagen umzudeuten zu etwas, das durch eine ineffektive (spezielle) Strategie verursacht wurde, statt durch eine (globale) persönliche Unfähigkeit, ist eine sehr wirkungsvolle Umdeutung, die hilft, die Voraussetzungen für das ständige Lernen während der gesamten Therapie zu schaffen.

Therapeutische Verwirrung

Einer der wertvollsten Beiträge, die Milton Erickson auf dem Gebiet der klinischen Hypnose sowie der psychologischen Kurztherapie geleistet hat, war seine raffinierte Verwendung der therapeutischen Verwirrung (Erickson, 1964; Gilligan, 1987). Verwirrungstechniken entstehen aus der Beobachtung, daß der Mensch Klarheit und Verständnis will und selbst für sinnlose Dinge sinnvolle Erklärungen sucht. Unter therapeutischer Verwirrung versteht man das absichtliche Unterbrechen der logischen oder linearen Sequenz des Denkens, Fühlens oder Verhaltens einer Person. Indem man dies tut, schafft man eine Verwirrung, welche wahrscheinlich die Empfänglichkeit für eine externe Führung vergrößert. Deshalb ist die Verwirrung auch als hypnotisches Mittel zur Steigerung der Suggestibilität von Wert sowie als therapeutisches Mittel zur Förderung größerer Konzentration auf die Kommunikation des Therapeuten. Die therapeutische Konfusion ist eher eine Technik für Fortgeschrittenere als die meisten anderen, einfach deshalb, weil sie auch leicht antitherapeutisch wirken kann. Der depressive Klient, der agitiert ist und darüber nachgrübelt, was er tun soll und wann, befindet sich bereits in einem verwirrten Zustand, wenn auch offensichtlich antitherapeutischer Natur. Was die therapeutische Verwirrung ausmacht, ist die Suche nach Relevanz und Richtung in der (verwirrenden) Kommunikation des Therapeuten, die eine direkte oder indirekte Führung enthält. Diese kann es dem Klienten erleichtern, sinnvoll und therapeutisch zu lernen.

Klinisches Beispiel

Therapeutische Verwirrung wurde im Fall eines Klienten angewandt, der unter chronischer Depression und geringer Selbst-Achtung litt. Diese schrieb er seiner Unfähigkeit zu, die Anerkennung seines Vaters zu erringen. Der Mann war ein vielseitig gebildeter Rechtsanwalt, der in seiner Gemeinde hoch geachtet wurde. Als er seine persönliche Geschichte erzählte, berichtete er von zahllosen Episoden, in denen er über seine Pflicht als Sohn hinausgegangen war, was seinem Vater jedoch völlig gleichgültig zu sein schien. Als er erzählte, wie diese vielen Beispiele positiven Engagements auf väterliche Gleichgültigkeit stießen, erkannte ich, daß das Problem wohl eher in der Unfähigkeit des Vaters lag, Zuneigung zu zeigen, als im fehlenden Wert seines Sohnes. Um dies zu bestätigen, unterbrach ich die Erzählung des Klienten und bat ihn, sich an drei Dinge zu erinnern, die von seinem Vater anerkannt worden waren. Während er sich den Kopf zerbrach, damit ihm etwas einfiel, das er als von seinem Vater für positiv erkannt betrachten konnte (womit er die Hypothese bestätigte, daß das Problem vor allem in der Unfähigkeit des Vaters lag, positive Beachtung auszudrücken), beugte ich mich vor und verlangte streng, daß er mir eine Million Dollar geben solle. Erschrocken erwiderte er, daß er keine Million Dollar habe. Ich steigerte die Eindringlichkeit meines wiederholten Verlangens, und wieder verneinte er, eine Million Dollar zu haben. Seine Sorge und Verwirrung waren recht offensichtlich. Wieder verlangte ich eine Million Dollar und beobachtete, wie seine Verwirrung und Not eskalierten. Intensiv forschte er nach der Bedeutung eines scheinbar so unangemessenen Verlangens meinerseits, und während er nach dem Sinn dieser Forderung suchte, wuchsen seine Verwirrung und Agitiertheit, da er für mein Verhalten nicht sofort eine geeignete Erklärung finden konnte. Ich steigerte die Eindringlichkeit und Lautstärke meiner Forderung und beunruhigte ihn damit noch mehr.

Nachdem ich noch mehrmals laut eine Million Dollar von ihm verlangt hatte und er anscheinend den Höhepunkt seiner Verwirrung erreicht hatte, erkannte er endlich, was geschah, und fragte: »Wollen Sie mir sagen, daß ich ihn um etwas gebeten habe, das er nicht hat?« Prompt gab ich ihm die Aufgabe, verschiedene

Leute um Dinge zu bitten, die sie ganz offensichtlich nicht besaßen (»Kann ich mir Ihre Yacht borgen? Kann ich die Besitzurkunde für das Weiße Haus haben?«). Er erfaßte den Gedanken völlig, daß es klug wäre, sich erst zu versichern, daß eine Person, von der man etwas will, dies auch besitzt, und zu teilen bereit ist, ehe man sich in die Lage brachte, dafür etwas zu leisten oder darum bitten zu müssen.

Das Ziel des Einsatzes von therapeutischer Verwirrung bei diesem Klienten war, eben diese Assoziation (d. h. den Beweis dafür zu suchen, daß etwas existiert, bevor man darum bittet) zu fördern, was auch erfolgreich verwirklicht wurde. Man beachte, daß ich keine meiner Meinung nach irrelevante Frage gestellt habe wie: »Weshalb ist es Ihnen wichtig, die Anerkennung Ihres Vaters zu bekommen?« Ich frage nicht, weshalb jemand etwas will – die Anerkennung seiner Eltern oder eine Beziehung oder Unterstützung von anderen. Die Gründe für derartige Wünsche sind evident. Das Problem entsteht, wenn ein Individuum etwas Wertvolles von jemandem möchte, der nicht in der Lage ist, dieses zu geben. Somit kommt es mir nicht in den Sinn zu fragen, weshalb jemand Anerkennung sucht oder weshalb jemand Kontrolle haben möchte. Jemanden als kontrollierend zu beschreiben ist meiner Ansicht nach kein Beweis für ein Problem. Problematisch wird es erst, wenn die Person fälschlicherweise versucht, Dinge zu kontrollieren, die nicht ihrer Kontrolle unterliegen.

Überraschung (surprise)

Die Verwendung von Überraschung oder Schock kann ein Mittel sein, um auf dramatische Art etwas Wichtiges darzustellen. Sich in einer Weise zu benehmen, die unerwartet ist und doch deutlich einen Zweck verfolgt, ist auch eine Möglichkeit, um wirkungsvolle emotionale Assoziationen zu einem relevanten Lerninhalt herzustellen. Die Verwendung von Überraschung kann den Klienten zwingen, seine Haltung in bezug auf das erwogene Problem (die Probleme) neu zu definieren, und somit Flexibilität und Empfänglichkeit für die Methoden und Ziele der Behandlung fördern.

Klinisches Beispiel
Therapeutische Überraschung wurde von einem Kollegen bei der Behandlung einer Frau angewandt, die darüber klagte, daß sie ein hoffnungsloses Opfer der Unsensibilität aller anderen Menschen sei. Sie lokalisierte die Kontrolle vorwiegend im Äußeren, was sie in bezug zu anderen in die Opferrolle brachte. Wie sie berichtete, fühlte sie sich, als würde »jeder ständig nur seinen Müll bei mir abladen«. Als Reaktion auf ihre häufige Verwendung der Redewendung »seinen Müll bei jemandem abladen«, begann der Therapeut, im wahrsten Sinn des Wortes Sachen auf ihr abzuladen, während sie ihre Erzählung fortsetzte, wie sie ständig zum Opfer gemacht wurde. Während sie ihre Erfahrung beschrieb, wurde sie, zuerst spielerisch, zum Ziel einer Reihe von Gegenständen gemacht, die er auf sie warf. Ihr wurden Schuhe in den Schoß geworfen, was sie zwar erschreckte, aber nicht davon abhielt, mit ihrer Erzählung fortzufahren. Dann wurden ihr Socken in den Schoß geschleudert, denen Gummiringe, Papierklammern, Stifte und andere Büroartikel folgten. Bei jedem neuen Gegenstand, der ihr zugeworfen wurde, schaute sie einen Augenblick lang erschrocken drein, fuhr jedoch mit ihrer Erzählung fort, als würde nichts Ungewöhnliches geschehen.
Nach mehreren Minuten des »Abladens« wurde sie aufgeregt, stand auf und sagte: »Ich bin hierher gekommen, weil ich Hilfe suche, und Sie haben nur diesen ganzen Schrott hier auf mir abgeladen! Wann werden Sie mir endlich helfen und das tun, wofür Sie bezahlt werden?« Der Therapeut saß ruhig da und ließ das Schweigen einen Moment lang währen, während sie vor ihm stand und sich dabei sichtlich unbehaglich und befangen fühlte. Schließlich entgegnete er: »Hier haben Sie es sehr gut gemacht. Nun frage ich mich, an wievielen anderen Orten in Ihrem Leben Sie dasselbe tun sollten.« Sie wechselte sofort von dem Gefühl, ein hoffnungsloses Opfer anderer Menschen zu sein, dazu über, ausdrücklich zuzugeben, sie wisse, daß ihre Fähigkeit, anderen Grenzen zu setzen, unterentwickelt sei. Sie akzeptierte das Ziel, sich selbst in ihren Interaktionen beim Setzen von Grenzen besser behaupten zu müssen. Die unerwartete, und daher überraschende, Handlung des »Müll auf ihr Abladens« diente als wirksamer Stimulus, damit

sie ihre Verantwortung akzeptierte, in ihren Beziehungen zu anderen effektive Grenzen setzen zu müssen.

Externalisierung

Externalisierungsstrategien haben zur Folge, daß der Klient dazu ermuntert wird, seine subjektive Realität einer objektiveren Prüfung zu unterziehen. Zum Beispiel nutzen kognitive Therapeuten häufig schriftliche Aufgaben, in denen die Klienten gebeten werden, ihre Gefühle aufzuschreiben und sich dann zurückzuarbeiten, indem sie versuchen, die »automatischen Gedanken« zu identifizieren, die diesen Gefühlen vorangingen (Burns, 1980; Beck, 1987). Die eigenen Gedanken auf Papier zu externalisieren, unterbricht das Muster, sie bei sich zu behalten. Sie nach außen zu bringen, vergrößert das Gefühl der Kontrolle, das man hat, wenn man die eigenen falschen Denkmuster zuerst überprüfen und dann korrigieren kann. Jede Strategie, die eine Person dazu auffordert, außerhalb des Selbst zu testen, was zuvor nur ein innerer Gedanke oder ein Gefühl war, arbeitet mit Externalisierung.

Klinisches Beispiel
Eine von mir behandelte depressive Frau glaubte, kein Mann würde sie als ernste Beziehungspartnerin wollen, wenn er erst entdeckt hätte, daß sie unter Herpes litt. Sie war eine lebhafte, kluge, redegewandte und attraktive Frau, die sich unter der Vorgabe isolierte, daß die Herpeserkrankung sie für Männer inakzeptabel machen würde. In jeder anderen Hinsicht war sie eine gut angepaßte Frau, die ihrer täglichen Verantwortung effektiv gerecht wurde. Ein wesentlicher Teil ihrer Depression hing mit ihrer Hoffnungslosigkeit zusammen, jemals eine zufriedenstellende Beziehung mit einem Mann zu haben, während eine Partnerschaft für sie von großem Wert war.
Eine der Externalisierungsstrategien, die ich verhältnismäßig regelmäßig verwende, ist das, was ich inzwischen »Stimmen-Sammeln« (polling ploy) nenne (Yapko, 1988). Das Stimmen-Sammeln ist ein höchst effektives Mittel, um einem Klienten zu helfen, die

Realität seiner Annahmen zu überprüfen, indem sie von intern orientierten, selbst-beschränkenden Überzeugungen in extern überprüfbare Hypothesen verwandelt werden. In diesem speziellen Fall wurde die Klientin beauftragt, einen weißen Labormantel anzuziehen und mit Schreibblock und Stift bewaffnet in ein Einkaufszentrum zu gehen. Sie sollte die Rolle einer Wissenschaftlerin übernehmen, vor allem Männer anhalten und ihnen eine Reihe allgemeiner »Forschungs«fragen stellen. Eine der Fragen in dem Interviewprotokoll lautete: »Wären Sie bereit, sich mit einer Frau zu verabreden und sich ernsthaft auf eine Beziehung mit ihr einzulassen, von der Sie wüßten, daß sie Herpes hat?« Der Klientin wurde aufgetragen, so viele Männer anzusprechen, wie sie in drei Stunden befragen konnte. Zu ihrer großen Erleichterung fand sie heraus, daß ein relativ hoher Prozentsatz von Männern Herpes nicht als Hinderungsgrund ansah, eine ernsthafte Beziehung einzugehen. Die Klientin mußte zwar noch anderes darüber lernen, wie man effektive Beziehungen zu Männern aufbaut, doch ihre Zwangsvorstellungen bezüglich ihrer Herpesinfektion tendierten nach Beendigung der Externalisierungsstrategie gegen Null.

Vorstellungsänderungen

Ein Therapieziel ist natürlich, die Art zu verändern, in der sich der Klient intern seine Erfahrung vorstellt. Es dürfte niemanden überraschen, daß wir als Therapeuten nicht verändern können, was unseren Klienten in der Vergangenheit zugestoßen ist. Was wir allerdings verändern *können,* ist die Art und Weise, wie eine Person die Erfahrungen in ihrem Leben wahrnimmt und sich darauf bezieht. Dies gilt nicht nur für vergangene Erfahrungen, sondern ebenso für andauernde Muster und zukünftige Erfahrungen. Wenn beispielsweise ein Klient seine Depression als visuelles Vorstellungsbild beschreibt, etwa als eine »dunkle Wolke, die über meinem Kopf hängt«, könnte das den Therapeuten dazu führen, eine Imagination anderer Art anzubieten – vielleicht Sonnenstrahlen, die durch die Wolken brechen – als Möglichkeit, um die Art, wie sich die Depression visuell darstellt, zu ändern. Vorstellungsänderungen basieren auf der Erkenntnis, daß jede Erfahrung, ob sie Symptome ausbildet oder nicht, auch auf der sensorischen Basis vertreten ist, die Vorstellungsbilder, Gefühle und interne Dialoge beinhaltet (Bandler & Grinder, 1979).

In Kapitel 5 wurde festgestellt, daß es ein unrealistisches Therapieziel ist, Teile seines eigenen Selbst »loswerden« zu wollen. Man wird Wut oder Sexualität oder irgendeinen anderen Teil seines Selbst nicht los. Aber man kann lernen, die Art und Weise neu zu definieren und zu verändern, auf die man sich zu diesem Teil in Beziehung setzt, was notwendigerweise eine Vorstellungsänderung beinhaltet.

Klinisches Beispiel

Betrachten wir das Beispiel eines depressiven Klienten, der, wie er es nennt, einen »inneren Kritiker« im Kopf hat. Dieser sagt dem Klienten ständig durch dessen Gedanken, daß er als Mann unzulänglich sei, daß er ein schlechter Geschäftsmann sei, ein armseliger Beziehungspartner und so weiter. Die Tatsache, daß der Mann diesen inneren Kritiker hat, ist nicht weiter von Bedeutung. Bis auf durch und durch unsoziale Persönlichkeiten hat beinah jeder einen solchen Kritiker im Kopf. Es ist ein unrealistisches Ziel zu versuchen, den Kritiker zu liquidieren – als ob dies möglich wäre. Vielmehr ist es ein vernünftiges Therapieziel, dem Klienten Möglichkeiten beizubringen, den Umfang und die Qualität der Kritiken einzuschränken und seine Reaktion auf jene Kritiken zu verändern. Statt der Kritik soviel Aufmerksamkeit zu widmen, lohnt es sich, die Person zu lehren, *ihre Reaktion auf die Kritik zu verändern,* indem eine andere Reaktion gefördert wird – eine Vorstellungsänderung.

Im Falle dieses Klienten bat ich ihn, sich still seinen üblichen selbstkritischen Selbstgesprächen hinzugeben, was zu tun er einwilligte. Seine große Anspannung und seine depressiven Gefühle, während er sich auf die Selbstkritik konzentrierte, waren evident. Ich unterbrach ihn und bat ihn, die komischste Stimme zu nennen, die er je gehört hatte. Ohne meine Absicht zu kennen, entschied er sich für die Stimme der Cartoonfigur Daffy Duck. Ich bat ihn, sich dieselben Dinge noch einmal zu sagen, diesmal jedoch mit der

Stimme von Daffy Duck. Während er dies in Gedanken tat, mußte er unwillkürlich über die Absurdität lachen, daß Daffy Duck ihn kritisieren sollte. Die Hörqualität seines normalen selbstkritischen inneren Dialogs hatte sich dramatisch verändert – es änderte sich die Art und Weise, in der die selbstkritische Stimme auftrat. Hätte ich den Klienten gebeten, seine ganze Selbstkritik laut mit der Stimme von Daffy Duck auszusprechen, wäre die Strategie noch wirkungsvoller ausgefallen, da dies die Vorstellungsänderung mit einer Externalisierung verbunden hätte.

Etwas anderes tun

Die beschriebenen Direktiven haben den gemeinsamen Nenner, daß sie von dem Klienten verlangen, *aktiv etwas zu tun, das anders ist* als das, was er normalerweise tut. Der Klient wird gebeten, verschiedene Fokuspunkte zu beachten, nach alternativen Bedeutungen und Vorstellungen zu suchen und mit verschiedenen Möglichkeiten zu experimentieren, sich auf sich selbst und auf die äußere Welt zu beziehen. Lernen aus Erfahrung zu strukturieren ist ein wirkungsvolles Mittel, um die Arten von emotionalen und kognitiven Assoziationen und Verhaltensreaktionen in sinnvollen Kontexten zu errichten, die dem Klienten im Verlauf seines ganzen Lebens auf zahllose Weise dienen können.

Widerstand gegen Direktiven

Therapeuten, die keine Erfahrung mit direktiven Ansätzen haben, mag es so scheinen, als sei es von einem depressiven Klienten zuviel verlangt, sich sinnvoll an solchen aktiven (und oft ungewöhnlichen) Ansätzen zu beteiligen. Meiner therapeutischen Erfahrung nach ist die Teilnahmequote sehr hoch, wahrscheinlich weil sofort die Erwartung geweckt wird, daß die Therapie als Resultat unserer therapeutischen Kooperation ein aktiver Lernprozeß sein wird. In meinen Lehrseminaren erzählen Therapeuten mir oft, daß ihre depressiven Klienten unkooperativ und nicht bereit wären, die ihnen vorgeschlagenen Direktiven auszuführen. Viele Therapeuten halten ihre depressiven Klienten für die anstrengendsten.

Weshalb sollte sich ein Klient widersetzen, Direktiven auszuführen, die für den Behandlungsprozeß als integral erachtet werden? Wie im folgenden aufgelistet wird, gibt es eine Reihe wichtiger Gründe dafür.

1. *Der stabile Attributionsstil des Klienten.* Wenn der Klient nicht ausreichend auf die Erkenntnis hin orientiert wurde, daß sich seine Erfahrung ändern kann, wird er leicht die aktive Teilnahme an der Behandlung aufgeben, da es, gleich was er tut, ja doch keinen Sinn hat.
2. *Falsche Zeitwahl für die Strategie.* Wie weiter oben erörtert wurde, kann eine Intervention technisch korrekt und dennoch zeitlich falsch eingesetzt werden. Die Intervention kann ihr Ziel verfehlen, wenn sie entweder zu früh oder zu spät in den Behandlungsprozeß eingebracht wird in bezug auf den derzeitigen Stand des Klienten im Verlauf seiner Therapie.
3. Der globale kognitive Stil des Klienten. Oft nimmt ein Therapeut fälschlich an, der Klient wisse und begreife, was von ihm erwartet wird. Wenn der Therapeut beispielsweise dem Klienten die Aufgabe gibt, »nach einem Job zu suchen«, und annimmt, der Klient wisse, wie man diese »einfache« Sache tut, kann der Therapeut bei sorgfältiger Befragung nach Mißlingen der Aufgabe erschrocken feststellen, daß der Kli-

ent keine Ahnung hatte, wie er dies anstellen sollte. Der Notwendigkeit, speziell und konkret zu sein, wurde inzwischen hoffentlich genug Geltung verschafft.

4. *Mangelndes Vertrauen in die Absichten des Therapeuten.* Die Verwendung von Direktiven kann auch humorvolle oder heitere Aufgaben umfassen. Wenn der Klient keinen Sinn für Humor hat (was bei Depressiven oft der Fall ist) oder wenn der Rapport zwischen Therapeut und Klient nicht ausreicht, um dem Klienten Vertrauen zu dem Therapeuten einzuflößen, kann der Klient die Bitten des Therapeuten leicht als frivol abtun.
5. *Ein für den Klienten inakzeptabler Präsentationsstil.* Wenn der Therapeut dem Klienten Direktiven aufträgt, mag dieser den Therapeuten möglicherweise als respektlos oder herablassend wahrnehmen – zumal wenn es Direktiven sind, die einen oder mehrere Schritte von dem unmittelbaren Problem des Klienten entfernt sind. Es ist daher zwingend notwendig, daß jede Direktive von der deutlich ausgedrückten Botschaft begleitet wird, daß der Therapeut ernsthaft glaubt, die Direktive werde, wenn sie wie aufgetragen ausgeführt wird, zur Entwicklung von Kompetenz in einem bestimmten, für wichtig erachteten Gebiet beitragen.
6. *Für den Klienten persönlich zu bedrohliche Aufgaben.* Wenn die vom Therapeuten angebotene Direktive relevant ist, aber zu bedrohlich scheint, schreckt der Klient vielleicht davor zurück, sie auszuführen. Wenn beispielsweise jemandem, der eine extreme Angst vor Zurückweisung hat, eine absurde Aufgabe gestellt wird, die geradezu zur Zurückweisung einlädt, um den Klienten so zu desensibilisieren, wird diese Aufgabe wahrscheinlich als zu bedrohlich betrachtet, um sie auszuführen. Immer, wenn eine Aufgabe als zu bedrohlich empfunden wird, ist dies ein deutlicher Hinweis darauf, daß der Klient noch nicht auf die notwendigen Ressourcen zurückgreifen kann. Es muß noch mehr daran gearbeitet werden, bevor ähnliche Aufgaben utilisiert werden können.
7. *Zu schwierige Aufgaben.* Es gibt nur weniges, was gefährlicher ist, als die Fähigkeiten eines Klienten zu überschätzen

und ihn dadurch unabsichtlich für einen Mißerfolg zu prädestinieren. Man darf nicht vergessen, daß eines der Kriterien für eine gute Direktive ist, wie weiter oben in diesem Kapitel schon erwähnt wurde, daß sie für die Person relativ leicht zu befolgen sein muß. Ein Depressiver hat weder viel Energie, noch kann er eine Niederlage hinnehmen, nachdem er hinsichtlich persönlicher Akzeptanz bereits auf einem Tiefpunkt angelangt ist. Der Therapeut muß sehr sorgfältig darauf achten, den Klienten vor weiteren Mißerfolgen oder Demütigungen zu schützen.

Reaktion auf Widerstand

Wenn ich einem Klienten eine Direktive aufgetragen habe, die dieser nicht ausführt, werde ich diese Direktive demselben Klienten nie wieder aufgeben. Es doch zu tun, würde die negativen Assoziationen wecken, die durch die Nichterfüllung beim erstenmal, als sie aufgetragen wurde, errichtet wurden. Wenn ein Klient eine aufgetragene Direktive nicht ausführt, interpretiere ich dies nicht als ein negativ motiviertes Phänomen. Statt dessen interpretiere ich es als Beweis, daß etwas an der Aufgabe offensichtlich unangemessen war. Es führt mich zu einer sorgfältigen Analyse dessen, was ich an dem Klienten falsch beurteilt haben könnte, als ich ihm diese bestimmte Direktive auftrug. Die fehlende Kooperation des Klienten als Hinweis auf eine falsche Wahrnehmung meinerseits zu nehmen, ist ein wichtiges Element dieses Behandlungsmodells. Dem Klienten die Schuld für seine mangelnde Kooperation zuzuschieben oder anzunehmen, die Person würde wirklich nicht wollen, daß es ihr bessergeht oder sie würde ihre Depression sogar genießen, ist mir zuwider. Das würde heißen, das Opfer für seine eigenen depressiven Eigenschaften zu beschuldigen, wenn doch eben diese das Problem darstellen, weswegen der Depressive Hilfe sucht. Ich finde es weit nützlicher (wenn auch deshalb nicht unbedingt richtig), mich meinen Klienten mit der Erwartung zu nähern, daß sie gesund werden *wollen* und gesund *werden.* Die mangelnde Durchführung einer Direktive als Beweis für eine Fehlkalkulation meinerseits anzusehen, scheint mir eine verantwortungsbewußtere Haltung, da es meine Aufgabe ist, einen Kontext zu schaffen, in dem die Therapie erfolgreich sein kann.

Schlußfolgerung

Die in diesem Kapitel beschriebenen Direktiven stellen allesamt Gelegenheiten dar, um Lerninhalte und Assoziationen, die in den hypnotischen Sitzungen während der Therapiesitzung errichtet wurden, zu erweitern. Die Benutzung formeller Hypnose, um den Klienten für die relevanten Lerninhalte zu sensibilisieren – was manche »Säen« nennen (Zeig, 1990; Haley, 1973) –, ist eine wirkungsvolle Möglichkeit, um den hypnotischen Zustand zu utilisieren. Posthypnotische Suggestionen, die während den Therapiesitzungen angeboten werden, können eine entscheidende Rolle dabei spielen, daß die Person wichtige Lerninhalte erkennt, während sie zwischen den Sitzungen strukturierte Aufgaben ausführt. Auf diese Art stellen die Kombination zwischen Hypnose und strukturierten therapeutischen Lerninhalten multidimensionale Interventionen dar, die sowohl die bewußte als auch die unbewußte Dynamik der Depression des Klienten ansprechen können.

10. Kapitel

Integration der Hypnose in die Therapie

Jahrzehntelang wurde Hypnose bei der Behandlung der Depression aus einer Reihe von Gründen für suspekt gehalten, von denen keiner im Lichte unseres heutigen Verständnisses von der Natur der Depression und den hypnotischen Phänomenen mehr gültig ist. Therapeutisch kann die Hypnose verwendet werden, um die Symptomerleichterung zu unterstützen und Funktionen auf einer völlig symptomatischen Basis zu erleichtern, oder sie kann auch auf dynamischere und umfassendere Weise verwendet werden. Im vorliegenden Buch wurde das Hauptgewicht darauf gelegt, alle Anwendungsmöglichkeiten der Hypnose auszuschöpfen: Um eine Symptomerleichterung zu bewirken, ebenso wie um andauernde Muster, die der Depression zugrunde liegen und die als chronische Schwierigkeiten im Leben des Depressiven zutage treten, anzusprechen und aufzulösen.

Die Verwendung der Hypnose nur zum Zweck der Symptomerleichterung verläuft auffällig parallel zur Verwendung von Medikamenten zu diesem Zweck. Wie in vorangegangenen Kapiteln beschrieben wurde, kann Hypnose verwendet werden, um Angst und Agitiertheit des Klienten zu reduzieren sowie negative Grübeleien zu verringern und somit seine Fähigkeit zu steigern, ein normales Schlaf- und Appetitmuster zu erlangen. Der Einsatz von Hypnose zur Symptomerleichterung, während gleichzeitig die assoziierten dysfunktionalen Muster angesprochen werden, welche die Depression des Klienten verursachen und aufrechterhalten, ist vielleicht die beste Möglichkeit, um Hypnose als Mittel in einer Behandlung zu benutzen.

Andere Überlegungen zur Behandlung

Die Verwendung von Antidepressiva

Längsschnittstudien weisen klar darauf hin, daß Antidepressiva bei der Linderung depressiver Symptome und der Erleichterung von späteren depressiven Episoden eine bedeutende Rolle spielen können. Die Daten zeigen jedoch auch eine höhere Rückfallquote bei medizinischen Behandlungen als bei Psychotherapien (Weissman, 1983; McGrath et al., 1990). Die Sichtweise der Depression als eines primär erlernten Phänomens, wie sie hier vertreten wird, schließt in den meisten Fällen nicht aus, daß eine Behandlung mit Antidepressiva, wenn sie angemessen verschrieben und angewandt werden, wertvoll sein kann. Es scheint jedoch notwendig, feiner zu unterscheiden, ob die Depression als biologisch verursacht zu betrachten ist, oder zuzugeben, daß die Depression, wie jede menschliche Erfahrung, mit ihr verbundene biologische Korrelate hat.

Der Wert einer medizinischen Behandlung bei der Erleichterung von Symptomen kann am besten zu Beginn einer Behandlung erkannt werden, besonders wenn der Klient eine zu schwere Depression erlebt, als daß sich die Teilnahme an einer Psychotherapie empfehlen würde. Die Daten haben viele – medizinisch wie psychologisch orientierte – Depressionsexperten zu der Erkenntnis geführt, daß die Verwendung einer medizinischen Behandlung als ausschließliche Behandlungsform (d. h. ohne jegliche Psychotherapie) dem Patienten im allgemeinen einen schlechten Dienst erweist (Weissman, 1983; Akiskal, 1985). Wenn man betont, welche Rolle die subjektiven Muster bei der Organisation von Erfahrungen als Wegbereiter für die Depression spielen, mag der Grund für die eingeschränkte Rolle der medizinischen Behandlung noch einleuchtender werden.

Um die Energie des Klienten zu mobilisieren, seine Konzentration zu steigern und die vegetativen Symptome (d. h. Schlaf- und Appetitstörungen, Verlust des Sexualtriebs) zu verringern, scheint der Einsatz von Antidepressiva sehr angemessen zu sein. Es wird empfohlen, in den Fällen, in denen Antidepressiva verschrieben werden, diese mit dem Ziel zu verabreichen, das Vertrauen des Klienten auf das Medikament als Stütze irgendwann zu verringern und die Gabe dann ganz zu beenden. Dies kann geschehen, wenn die Symptome abgeklungen sind und die damit verbundenen depressogenen Muster unterbrochen wurden.

Mehrfachdiagnose

Studien über Komorbidität sind bisher nicht gerade zahlreich, und ebensowenig sind sie besonders schlüssig; dennoch gibt es beachtliche Beweise dafür, daß die Depression ziemlich oft Hand in Hand mit anderen Störungen geht. Vor allem gibt es einen beträchtlichen Prozentsatz an Betroffenen, deren Major Depression eine zugrundeliegende Persönlichkeitsstörung überlagert, am häufigsten die dependente Persönlichkeitsstörung (Kocsis & Frances, 1988; Beck, 1991). Wenn der Therapeut in der Lage ist, eine Persönlichkeitsstörung zu diagnostizieren, die neben der Major Depression existiert, muß der klinische Interventionsplan natürlich geändert werden. Am bedeutsamsten ist in solchen Fällen wohl der Zeitfaktor, da die Therapie bis zum Abschluß vermutlich länger dauern wird.

In diesem Band habe ich mich speziell mit der Major Depression (unipolare Störung) befaßt und bin dabei für eine Art Kurztherapie eingetreten, die in einer gewissen Anzahl von Sitzungen vollständig durchgeführt werden kann. Ihre Dauer richtet sich nach den üblichen Kurztherapiemethoden, nämlich eine bis 20 Sitzungen, wobei der Durchschnitt etwa ein Dutzend Sitzungen beträgt. Wenn das Komorbiditätsprofil auf eine Persönlichkeitsstörung hindeutet, werden die Behandlungstechniken in den meisten Fällen dieselben sein. Es scheint jedoch unwahrscheinlich, daß bereits in nur wenigen Sitzungen eine Lösung auftauchen wird. Ein generelles Prinzip, das zuerst in Kapitel 3 beschrieben wurde, weist darauf hin, daß, je unzusammenhängender die Erfahrung des Klienten strukturiert ist, desto straffer die Therapie strukturiert sein muß. Wenn also eine Depression behandelt wird, die zusammen mit einer Persönlichkeitsstörung auftritt, werden die Depressionssymptome und die damit assoziierten zugrundeliegenden Muster

dennoch das angemessene Ziel für die ersten Behandlungsphasen sein, um im wesentlichen erst einmal »die Depression aus dem Weg zu schaffen«. Dann kann man fortfahren mit der Behandlung der assoziierten Persönlichkeitsstörung.
Die Depression steht auch oft mit anderen psychischen Störungen in Zusammenhang wie Angststörungen, Drogenmißbrauch und psychophysiologische Störungen (Kuhs, 1991; Murphy & Wetzel, 1990). Die Auffassung, daß eine Depression die Reflektion einer einzigen Stimmungsstörung sei, ist eine unnötig einschränkende Sichtweise; ein Mensch kann praktisch alle Muster aufweisen, die mit einer Depression verbunden sind, und dennoch so sehr dazu neigen, sich von seinen Gefühlen zu dissoziieren, daß er im Bereich der Stimmung keine besonderen Probleme erfährt. Folglich wird der Therapeut, wenn er mit den in diesem Band ebenso wie in dem früheren Band, *When Living Hurts* (Yapko, 1988), beschriebenen Mustern vertraut ist, besser dazu in der Lage sein, depressogene Muster zu erkennen, die darauf hindeuten, daß die Person entweder gegenwärtig depressiv ist oder das Risiko trägt, später depressiv zu werden. Hiermit will ich darauf hinaus, daß bei der Behandlung von Klienten mit Dualdiagnose das Aufbrechen der depressogenen Muster im allgemeinen das angemessene erste Behandlungsziel sind.

Kontraindikationen zu direktiven Ansätzen

Traditionell wird bei der Behandlung der Depression großer Wert darauf gelegt, daß der Therapeut eine unterstützende Haltung einnimmt, welche die Ventilation und Exploration der depressiven Gefühle fördert. Nur Unterstützung anzubieten, erlaubt allerdings den Risikofaktoren, die der Depression zugrunde liegen, selbst nach Ende der depressiven Episode weiterzubestehen. Es besteht offensichtlich ein Bedürfnis nach Führung bei der Lösung gegenwärtiger Probleme ebenso wie bei der Antizipation zukünftiger sowie, wenn möglich, bei deren Verhinderung. Das soll nicht heißen, daß es falsch oder unratsam sei, einem Menschen als therapeutischen Ansatz einfach Unterstützung anzubieten. Dabei stellt sich natürlich die Frage, wann eine Unterstützung und wann eine Führung angebracht ist. Es gibt Indikationen und Kontraindikationen für die Verwendung beider Methoden.

Im allgemeinen gibt es nur einen speziellen Zeitpunkt, um eine rein unterstützende Haltung einzunehmen. Ein solcher Ansatz ist indiziert, wenn der Klient augenscheinlich einen instabilen Attributionsstil hat, der die Fähigkeit reflektiert, die gegenwärtige depressive Episode als genau das zu erkennen, was sie ist – nämlich eine Episode. Wenn die Person erkennt, daß es sich um eine akute, wenn auch schmerzvolle, so doch vorübergehende Episode handelt, die mit speziellen Lebensumständen in Verbindung steht (z. B. Todesfall, Arbeitsplatzverlust), und erkennt, daß dies keine andauernden Umstände sind und daß die Erfahrung einer Depression unter solchen Umständen normal ist, dann ist dies der Zeitpunkt, an dem ein Therapeut ruhig seine Unterstützung anbieten kann für die Zeit, in der der Klient diese schwierige Phase durchmacht. Daher ist es äußerst wichtig für den Therapeuten, genau einzuschätzen, ob die Person die Umstände als vorübergehend erkennt oder vielmehr in der Gefahr schwebt, dauerhaft dysfunktionale Einstellungen oder Verhaltensweisen zu bilden, die in dem Glauben wurzeln, daß die Episode nur der Vorgeschmack einer negativen und unveränderbaren Zukunft sei.

Eine Kontraindikation für die Verwendung direktiver Methoden besteht dann, wenn der Klient keinerlei Anweisung braucht und sich selbst darüber im klaren ist, was getan werden muß und wann sowie realistisch die schmerzvollen Umstände als vorübergehend erkennt. In solchen Fällen mag eine ausschließlich unterstützende Psychotherapie angemessen sein.

Die schwerwiegendste Kontraindikation überhaupt bei direktiven Ansätzen besteht meistens in den Fällen, in denen der Therapeut nicht dazu in der Lage ist, alle möglichen Reaktionen, die der Klient auf die Direktiven zeigen kann, zu antizipieren und utilisieren. Immer, wenn ein Therapeut Symptomverordnungsstrategien oder Aufgaben (oder überhaupt irgendeine Direktive) verwendet, hat er dabei ein ganz bestimmtes Therapieziel im Sinn, das mit Hilfe der

Strategie leichter erreicht werden soll. Der Therapeut muß, bevor er irgendeine Direktive erteilt, überlegen, wie die Antworten auf die folgenden Fragen lauten: Welche anderen Reaktionen außer der beabsichtigten könnte der Klient als Reaktion auf diese Direktive zeigen? Welche Gefahren könnten damit verbunden sein, diese Direktive auszuführen? Welche anderen Assoziationen könnten bei der Durchführung dieser Aufgabe aufgebaut werden? *Wenn es dem Klienten aus irgendeinem Grund möglich ist, unbeabsichtigte oder unerwünschte Reaktionen auf die Direktive hervorzurufen, dann zeugt es von höchstem Respekt und größter Vorsicht, diese Direktive nicht einzusetzen.* Vor allem anderen trägt der Therapeut die Verantwortung, dem Klienten keinen Schaden zuzufügen. Daher muß der Therapeut das Spektrum an Reaktionen antizipieren, das ein Klient in bezug auf eine bestimmte Aufgabe zeigen könnte. Wenn der Therapeut nicht jede einzelne dieser Reaktionen in positiver Weise utilisieren kann, ist es klug, diese Direktive nicht einzusetzen.

Eine weitere ernste Kontraindikation, besonders bei direktiven Methoden, aber auch für jede andere Art therapeutischer Intervention ist, wenn die Intervention absichtlich oder unabsichtlich den Klienten dabei unterstützt, seinen stabilen Attributionsstil aufrechtzuerhalten. Nach allem, was in diesem Band über den weiten Bereich an Faktoren gesagt wurde, die den Verlauf der Therapie beeinflussen und die mit einem stabilen Attributionsstil in Zusammenhang stehen, ist es klar, daß wir nichts tun wollen, das vom Klienten als Beweis dafür interpretiert werden kann, daß sein Zustand unveränderlich sei. Deshalb lehne ich es strikt ab, die Depression als eine chronische, wiederkehrende Krankheit zu bezeichnen oder den Klienten mit Etiketten zu versehen, mit denen er sich identifizieren kann, wenn diese Etikettierungen ein pathologisches und unveränderliches Phänomen repräsentieren. (Zum Beispiel hört man jemals auf, das »erwachsene Kind eines Alkoholikers« zu sein?) Zu keiner Zeit sollte der Therapeut dem Klienten vermitteln, daß sein Zustand oder seine Reaktionen auf den Zustand unveränderlich seien.

Was die speziellen Kontraindikationen für die Verwendung von Hypnose angeht, so mag es als kühne Behauptung scheinen, es sind mir keine solchen Kontraindikationen bewußt. Allerdings kenne ich viele Kontraindikationen dafür, Hypnose in einer Art und Weise zu verwenden, die man als töricht oder destruktiv betrachten kann. Die Gefahr liegt niemals in der Hypnose selbst. Die Gefahren bei der Utilisierung der Hypnose tauchen nur auf, wenn einzelne Therapeuten ihre Klienten durch Hypnose auffordern, destruktive oder unwichtige Erfahrungsdimensionen im Namen der Psychotherapie zu erweitern.

Abschließende Bemerkungen

Manche Menschen glauben, daß die Streßfaktoren des modernen Lebens sich von denen früherer Generationen zwar unterscheiden würden, jedoch nicht größer seien. Da bin ich ganz anderer Meinung. Die Welt – unsere Welt – ist ein ganz anderer Ort mit völlig anderen Problemen, als sie früher existierten. Das Potential für eine Zerstörung von globalem Ausmaß ist eine allgegenwärtige Bedrohung – Überbevölkerung, Luft- und Wasserverschmutzung, weitreichende Zerstörung der unersetzlichen Ressourcen unseres Planeten usw. Es ist einfach, wenn auch schmerzlich vorauszusagen, daß die Depressionsrate ihren Aufwärtstrend fortsetzen wird. Und die Psychotherapeuten haben zu diesem Problem beigetragen mit ihrem widersinnigen Schwerpunkt auf 1. langsamen, irrelevanten Therapien und schnellen Medikamenten; 2. Zugang zu den Gefühlen und nicht zu den Verantwortlichkeiten zu suchen; 3. individuellem Glück und nicht auf Beziehungen oder Integrität und 4. der Illusion kultivierter Omnipotenz und der paradoxen Aufforderung dazu, sich als Opfer zu fühlen, indem die Menschen ermuntert werden, beinah überall Mißbrauch zu sehen.

Niemand kennt alle Antworten auf derart komplexe Probleme; schließlich bleibt, obwohl dieses Buch an seinem Ende angelangt ist, das Leben für immer ein mehrdeutiger Reiz. Aber ich kann versuchen, meinem Wunsch zu helfen in der besten Weise Ausdruck zu verleihen, die mir bekannt ist – nämlich indem ich dazu auffordere, die Depression und ihre Behandlung anders zu sehen. Das hypnotische Bezugssystem beinhaltet andere Perspektiven und Methoden und erweitert somit den Bereich der Möglichkeiten, wie wir auf die Menschen reagieren können, die uns so viel bedeuten, unsere Klienten. Ich hoffe, daß diese Perspektiven und Methoden helfen werden.

Literaturverzeichnis

Akiskal, H. (1985). The challenge of chronic depressions. In A. Dean (Ed.), Depression in multidisciplinary perspective (pp. 105–117). New York: Brunner/Mazel.

Alloy, L. & Abramson, L. (1988). Depressive realism: Four theoretical perspectives. In L. Alloy (Ed.). Cognitive processes in depression (pp. 223–265). New York: Guilford Press.

American Psychiatric Association (1987). Diagnostic and statistical manual of mental disorders (3rd ed., revised). Washington, D.C.: Author.

Araoz, D. (1985). The new hypnosis. New York: Brunner/Mazel.

Arieti, S., & Bemporad, J. (1978). Severe and mild depression. New York: Basic Books.

Aronson, E. (1984). The social animal (4th ed.). San Francisco: Freeman.

Bandler, R., & Grinder, J. (1979). Frogs into princes. Moab, Utah: Real People Press.

Barker, P. (1985). Using metaphors in psychotherapy. New York: Brunner/Mazel.

Beach, S., Nelson, G., & O'Leary, K. (1988). Cognitive and marital factors in depression. Journal of Psychopathology and Behavioral Assessment, 10, 93–105.

Beach, S., & Nelson, G. (1990). Pursuing research on major psychopathology from a contextual perspective: The example of depression and marital discord. In G. Brody & I. Sigel (Eds.), Family research, Vol. 11: Clinical populations. Hillsdale, N.J.: Erlbaum.

Beach, S., Sandeen, E. & O'Leary, K. (1990). Depression in marriage. New York: Guilford Press.

Beck, A. (1967). Depression: Causes and treatment. Philadelphia, Pa.: University of Pennsylvania Press.

Beck, A. (1973). The diagnosis and management of depression. Philadelphia: University of Pennsylvania Press.

Beck, A. (1976). Cognitive therapy and the emotional disorders. New York: International Universities Press.

Deutsche Ausgabe: Kognitive Therapie und emotionale Störung. Pfeiffer Verlag, München 1979.

Beck, A. (1987). Cognitive therapy. In J. Zeig (Ed.), The evolution of psychotherapy (pp. 149–163). New York: Brunner/Mazel.

Beck, A. (1991). An interview with Aaron Beck by Michael Yapko. The Milton H. Erickson Foundation Newsletter, II(2).

Beck, A., Brown, G., Berchick, R., Stewart, B., & Steer, R. (1990). Relationship between hopelessness and ultimate suicide: A replication with psychiatric out-patients. American Journal of Psychiatry,147, 190–195.

Beck, A., Rush, J., Shaw, B., & Emery, G. (1979). Cognitive therapy of depression. New York: Guilford Press.
Deutsche Ausgabe: Kognitive Therapie der Depression. Psychologie Verlagsunion, Weinheim 1986, 4. Aufl. 1994.

Beck, A., Steer, R., Kovacs, M., & Garrison, B. (1985). Hopelessness and eventual suicide: A 10 year prospective study of patients hospitalized with suicidal ideation. American Journal of Psychiatry, 142, 559–563.

Becker, R., & Heimberg, R. (1985). Cognitive-behavioral treatments for depression: A review of controlled research. In A. Dean (Ed.), Depression in multidisciplinary perspective (pp. 209–234). New York: Brunner/Mazel.

Bernstein, N. (1982). Affective disorders and the family system. In E. Val, F. Gaviria & J. Flaherty (Eds.), Affective disorders: Psychopathology and treatment (pp. 441–453). Chicago: Year Book Medical Publishers.

Bertelsen A. (1988). Genetic aspects in affective disorders: Introductory remarks. In T. Heghason & R. Daly (Eds.), Depressive illness: Prediction of course and out-come. Berlin: Springer-Verlag.

Birtchnell, J. (1991). Negative modes of relating, marital quality and depression. British Journal of Psychiatry, 158, 648–657.

Blackburn, I., & Davidson, K. (1990). Cognitive therapy for depression and anxiety. Oxford: Blackwell Scientific Publications.

Brown, D. & Fromm, E. (1986). Hypnotherapy and hypnoanalysis. Hillsdale, N.J.: Erlbaum.

Brown, G. (1985). Depression: A radical social perspective. In K. Herbst & E. Paykel (Eds.), Depression: An integrative approach. (pp. 21–44). Oxford: Heinemann Professional Publishing.

Brown, G. & Harris, T. (1978). Social origins of depression. A study of psychiatric disorder in women. New York: Free Press.

Burns, D. (1980). Feeling good: The new mood therapy. New York: Morrow.

Burrows, G. (1980). Affective disorders and hypnosis. In G. Burrows & L. Dennerstein (Eds.), Handbook of hypnosis and psychosomatic medicine (pp. 149–170). Amsterdam: Elsevier/North-Holland: Biomedical Press.

Chambers, H. (1968). Oral erotism revealed by hypnosis. International Jounal of Clinical and Experimental Hypnosis, 16, 151–157.

Charney, D., Nelson, J., & Quinlan, D. (1981). Personality traits and disorder in depression. American Journal of Psychiatry, 138, 1601–1604.

Charney, E., & Weissman, M. (1988). Epidemiology of depressive illness. In J. Mann (Ed.), Phenomenology of depressive illnesses (pp. 45–74). New York: Human Sciences Press.

Cheek, D., & LeCron, L. (1968). Clinical hypnotherapy. New York: Grune & Stratton.

Clance, P. (1985). The imposter phenomenon. New York: Bantam Books.

Clarke, J., & Jackson, J. (1983). Hypnosis and behavior therapy. New York: Springer.

Cleve, J. (1985). Out of the blues. Minneapolis, Minn.: CompCare Publishers.

Crasilneck, H. (1980). Clinical assessment and preparation of the patient. In G. Burrows & L. Dennerstein (Eds.), Handbook of hypnosis and psychosomatic medicine (pp. 105–118). Amsterdam: Elsevier/North-Holland: Biomedical Press.

Crasilneck, H., & Hall, J. (1985). Clinical hypnosis: Principles and applications (2nd ed.). New York: Grune & Stratton.

Davis, J., & Maas, J. (Eds.) (1983). The affective disorders. Washington, D.C.: American Psychiatric Press.

Davison,G., & Neale, J. (1986). Abnormal psychology (4th ed.). New York: JohnWiley & Sons.

Dean, A. (1985). On the epidemiology of depression. In A. Dean (Ed.), Depression in multidisciplinary perspective. New York: Brunner/Mazel.

De Shazer, S. (1985). Keys to solution in brief therapy. New York: Norton.
Deutsche Ausgabe: Wege der erfolgreichen Kurztherapie. Klett-Cotta, Stuttgart 1989.

De Shazer, S. (1991). Putting difference to work. New York: Norton.

DiMatteo, M., & Hays, R. (1981). Social support and serious illness. In B. Gottlieb (Ed.), Social networks and social support. Beverly Hills, Calif.: Sage.

Edelstein, M. (1981). Trauma, trance, and transformation. New York: Brunner/Mazel.

Egeland, J., & Hostetter, A. (1983). Amish study. I: Affective disorders among the Amish, 1976–1980. American Journal of Psychiatry, 140:1, 56–61.

Ellis, A. (1979). Reason and emotion in psychotherapy. New York: Stuart.
Deutsche Ausgabe: Die rational-emotive Therapie. Pfeiffer Verlag, München, 5. Auflage 1993

Ellis, A. (1987). The evolution of rational-emotive therapy (RET) and cognitive behavior therapv (CBT). ln J. Zeig (Ed.), The evolution of psychotherapy (pp. 107–125). New York: Brunner/Mazel.

Erickson, M. (1958). Naturalistic techniques of hypnosis. American Journal of Clinical Hypnosis, 1, 3–8.

Erickson, M. (1964). The confusion technique in hypnosis. American Journal of Clinical Hypnosis, 6, 183–207.

Erickson, M. (1980). In E. Rossi (Ed.), The collected papers of Milton H. Erickson on hypnosis, Vol. II: Hypnotic alteration of sensory perceptual, and psychophysiological processes. New York: Irvington.

Erickson, M., & Rossi, E. (1979). Hypnotherapy: An exploratory casebook. New York: lrvington.
Deutsche Ausgabe: Hypnotherapie. Pfeiffer Verlag, München, 3. Aufl. 1993.

Erickson, M. & Rossi, E. (1981). Experiencing hypnosis: Therapeutic approaches to altered states. New York: Irvington.
Deutsche Ausgabe: Hypnose. Pfeiffer Verlag, München, 4. Aufl. 1994.

Erickson, M., Rossi, E., & Rossi, S. (1976). Hypnotic realities. New York: Irvington.

Fisch, R. (1982). Erickson's impact on brief psychotherapy. In J. Zeig (Ed.), Ericksonian approaches to hypnosis and psychotherapy (pp. 155–162). New York: Brunner/Mazel.

Fisch, R., Weakland, J., & Segal, L. (1983). The tactics of change: Doing therapy briefly. San Francisco, Calif.: Jossey-Bass.

Foerster, H. von (1984). On constructing a reality. In P. Watzlawick (Ed.) The invented reality (pp. 41–61). New York: Norton.

Gilligan, S. (1982). Ericksonian approaches to clinical hypnosis. In J. Zeig (Ed.) Ericksonian approaches to hypnosis and psychotherapy (pp. 87–103). New York: Brunner/Mazel.

Gilligan, S. (1987). Therapeutic trances: The cooperation principle in Ericksonian hypnotherapy. New York: Brunner/Mazel.
Deutsche Ausgabe: Therapeutische Trance. Verlag Auer Systeme, Heidelberg, 1991.

Gilligan, S. (1988). Symptom phenomena as trance phenomena. In J. Zeig & S. Lankton (Eds.), Developing Ericksonian therapy (pp. 327–352). New York: Brunner/Mazel.

Gilligan, S. (1989). The therapist as variety generator: Developing solutions with depressed clients. In M. Yapko (Ed.), Brief therapy approaches to treating anxiety and depression (pp. 327–347). New York: Brunner/Mazel.

Glaserfeld, E. von (1984). An introduction to radical constructivism. In P. Watzlawick (Ed.), The invented reality (pp. 17–40). New York: Norton.

Goldenberg, I., & Goldenberg, H. (1985). Family therapy: An overview. Monterey Calif.: Brooks/Cole.

Gruber, L. (1983). Hypnotherapeutic techniques in patients with affective instability. American Journal of Clinical Hypnosis, 25, 263–267.

Guidano, V. (1987). Complexity of the self: A developmental approach to psychotherapy and therapy. New York: Guilford Press.

Haley, J. (1973). Uncommon therapy: The psychiatric techniques of Milton H. Erickson, M.D. New York: Norton.
Deutsche Ausgabe: Die Psychotherapie Milton H. Ericksons. Pfeiffer Verlag, München, 3. Aufl. 1991.

Haley, J. (1982). The contribution to therapy of Milton H. Erickson, M.D. In J. Zeig (Ed.), Ericksonian approaches to hypnosis and psychotherapy (pp. 5–25). New York: Brunner/Mazel.

Haley, J. (1987). Therapy – a new phenomenon. In J. Zeig (Ed.), The evolution of psychotherapy (pp. 17–28). New York: Brunner/Mazel.

Hammond, D. (Ed.) (1990). Handbook of hypnotic suggestions and metaphors. New York: Norton.

Havens, R., & Walters, C. (1989). Hypnotherapy scripts: A neo-Ericksonian approach to persuasive healing. New York: Brunner/Mazel.

Heller, S. (1987) Monsters and magical sticks. Phoenix, Ariz.: Falcon Press.

Hilgard, E. (1968). The experience of hypnosis. New York: Harcourt, Brace & World.

Hodge, J. (1990). Hypnotic suggestions to deter suicide. In D. Hammond (Ed.), Handbook of hypnotic suggestions and metaphors. New York: Norton.

Hoffman, L. (1990). Constructing realities: An art of lenses. Family process, 29, 1–12.

Jacobson, N. (1985, August). Combining marital therapy with individual therapy in the treatment of depression. Paper presented at the 93rd annual meeting of the American Psychological Association, Los Angeles, Calif.

Katz, R., & McGuffin, P. (1987). Neuroticism in familial depression. Psychological medicine 17, 155–161

Kleinman, A. (1982). Neurasthenia and depression: A study of somatization and culture in China. Culture, Medicine and Psychiatry, 6, 117–190.

Klerman, G. (1988). The current age of youthful melancholia. British Journal of Psychiatry, 152, 4–14.

Klerman, G., Weissman, M., Rounsaville, B., & Chevron, E. (1984). Interpersonal psychotherapy of depression. New York: Basic Books.

Kocsis, J., & Frances, A. (1988). Chronic depression. In J. Mann (Ed.), Phenomenology of depressive illness (pp. 126–140). New York: Human Sciences Press.

Kolb, L., & Brodie, H . (1982). Modern clinical psychiatry (10th ed.). Philadelphia: W.B. Saunders.

Koriath, J. (1989). A renaissance paradigm. In M. Yapko (Ed.), Brief therapy approaches to treating anxiety and depression (pp. 50–63). New York: Brunner/Mazel .

Kroger, W. (1977). Clinical and experimental hypnosis in medicine, dentistry, and psychology (2nd ed.). Philadelphia: Lippincott.

Kuhs, H. (1991). Anxiety in depressive disorders. Comprehensive psychiatry. 32–3, 217–228.

Lankton, S., & Lankton, C. (1983). The answer within: A clinical framework of Ericksonian hypnotherapy. New York: Brunner/Mazel.

Lankton, S., & Lankton, C. (1986). Enchantment and intervention in family therapy. New York: Brunner/Mazel.

Lefrancois, G. (1986) Of children (5th ed.). Belmont, Calif.: Wadsworth.

Lin, N., & Dean, A. (1984). Social support and depression: A panel study. Social psychiatry, 19, 1–9.

Marsella, A. (1979). Depressive experience and disorder across cultures. In H . Triandis & J. Draguns (Eds.), Handbook of cross-cultural psychology, psychopathology (Vol. 6). Boston: Allyn & Bacon.

Marsella, A., Sartorius, N. Jablensky. A. & Fenton, F. (1985). Cross cultural studies of depressive disorders: An overview. In A. Kleinman & B. Good (Eds.), Culture and depression (pp. 299–324). Berkeley, Calif.: University of California Press.

McGrath, E., Keita, G., Strickland, B., & Russo, N. (Eds.) (1990). Women and depression: Risk factors and treatment issues. Washington, D.C.: American Psychological Association.

Meares, A. (1960). A system of medical hypnosis. New York: Julian Press.

Milechnin, A. (1967). Hypnosis. Bristol, England: John Wright & Sons.

Miller, M. (1979). Therapeutic hypnosis. New York: Human Sciences Press.

Miller, M. (1983). Depression and hypnotherapy of depression. In W. Wester & A. Smith (Eds.), Clinical hypnosis: A multidisciplinary approach (pp. 421–457). Philadelphia: Lippincott.

Murphy, G., & Wetzel, R. (1990). The lifetime risk of suicide in alcoholism. Archives of General Psychiatry, 47, 383–392.

Murray, E. (1985). Coping and anger. In T. Field, P. McCabe, & N. Schneiderman (Eds.), Stress and coping. Hillsdale, N.J.: Erlbaum.

Nasr, S. (1982). Suicide. In E. Val, F. Gaviria, & J. Flaherty (Eds.), Affective disorders: Psychopathology and treatment (pp. 229–243). Chicago: Year Book Medical Publishers.

Nezu, A., Nezu, C., & Perri, M. (1989). Problem-solving therapy for depression. New York: John Wiley & Sons.

Nolen-Hoeksema, S., Girgus, J., & Seligman, M. (1986). Learned helplessness in children: A longitudinal study of depression, achievement, and explanatory style. Journal of Personality and Social Psychology, 51, 435–442.

O'Hanlon, W. (1987). Taproots: Underlying principles of Milton Erickson's therapy and hypnosis. New York: Norton.

Ornstein, R., & Ehrlich, P. (1989). New world, new mind. New York: Touchstone.

Patterson, C. (1980). Theories of counseling and psychotherapy (3rd ed.). New York: Harper & Row.

Reich, T., Van Eerdewegh, P., Rice, J., Mullaney, J., Endicott, J., & Klerman, G. (1987). The familial transmission of primary major depressive disorder. Journal of Psychiatric Research, 21, 613–624.

Robins, L., Helzer, J., Weissman, M., Orvaschel, H., Gruenberg, E., Burke, J., & Regier, D. (1984). Lifetime prevalence of specific psychiatric disorders in three communities. Archives of General Psychiatry, 41, 949–958.

Rosen, H. (1955). Regression hypnotherapeutically induced as an emergency measure in a suicidally depressed patient. International Journal of Clinical and Experimental Hypnosis, 3, 58–70.

Rosen, H. (1981). Hypnosis. In The encyclopedia of psychology. Guilford, Conn.: DPG Reference Publishing.

Rossi, E. (1985). Unity and diversity in Ericksonian approaches: Now and in the future. In J. Zeig (Ed.), Ericksonian psychotherapy, Vol. 1: Structures (pp. 15–29). New York: Brunner/Mazel.

Rossi, E. (1986). The psychobiology of mind-body healing. New York: Norton.

Rossi, E. (1987). Mind/body communication and the new language of human facilitation. In J. Zeig (Ed.), The evolution of psychotherapy (pp. 369–387). New York: Brunner/Mazel.

Rounsaville, B., Weissman, M., Prusoff, B., & Herceg-Baron, R. (1979). Marital disputes and treatment outcome in depressed women. Comprehensive Psychiatry 20, 483–490.

Safran, J. & Segal, Z. (1990). Interpersonal process in cognitive therapy. New York: Basic Books.

Samko, M. (1986). Rigidity and pattern interruption: Central issues underlying Milton Erickson's approach to psychotherapy. In M. Yapko (Ed.) Hypnotic and strategic interventions: Principles and practice (pp. 47–55). New York: Irvington.

Sartorius, N., & Ban, T. (1986). Assessment of depression. Berlin: Springer-Verlag.

Schiefflin, E. (1985). The cultural analysis of depressive affect: An example from New Guinea. In A. Kleinman & B. Good (Eds.), Culture and Depression (pp 101–133). Berkeley, Calif.: University of California Press.

Sears, D., Peplau, L., Freedman, J., & Taylor, S. (1988). Social psychology (6th ed.). Englewood Cliffs, N.J.: Prentice Hall.

Seligman, M. (1988). Boomer blues. Psychology Today, 22, 50–55.

Seligman, M. (1989). Explanatory style: Predicting depression, achievement, and health. In M. Yapko (Ed.), Brief therapy approaches to treating anxiety and depression (pp. 5–32). New York: Brunner/Mazel.

Seligman, M. (1990). Learned optimism. New York: Knopf.

Sherman, S. (1988). Ericksonian psychotherapy and social psychology. In J. Zeig & S. Lankton (Eds.), Developing Ericksonian therapy (pp. 59–90). New York: Brunner/Mazel.

Silver, M. (1973). Hypnotherapy as related to repression-sensitization and mood. American Journal of Clinical Hypnosis 15, 245–249.

Skolnick, A. & Skolnick, J. (Eds.), (1986). Family in transition. Boston: Little, Brown & Co.

Spiegel, H., & Spiegel, D. (1978). Trance and treatment: Clinical uses of hypnosis. New York: Basic Books.

Sundberg, N., Taplin. J., & Tyler, L. (1983). Introduction to clinical psychology. Englewood Cliffs, N.J.: Prentice-Hall.

Tavris, C. (1989). Anger: The misunderstood emotion. New York: Touchstone.

Terman, S. (1980). Hypnosis and depression. In H. Wain (Ed.), Clinical Hypnosis in medicine (pp. 201–208). Chicago: Year Book Medical Publishers.

Trad, P. (1986). Infant depression. New York: Springer-Verlag.

Walsh, F. (1982). Conceptualizations of normal family functioning. In F.Walsh (Ed.), Normal family processes. New York: Guilford Press.

Watkins, J. (1987). Hypnotherapeutic techniques. New York: Irvington.

Watzlawick, P. (1978). The language of change: Elements of therapeutic communication. New York: Basic Books.

Watzlawick, P. (1982). Erickson's contribution to the interactional view of psychotherapy. In J. Zeig (Ed.), Ericksonian approaches to hypnosis and psychotherapy (pp. 147–154). New York: Brunner/Mazel.

Watzlawick, P. (Ed.) (1984). The invented reality. New York: Norton.

Watzlawick, P. (1985). Hypnotherapy without trance. In J. Zeig (Ed.), Ericksonian psychotherapy, Vol. 1: Structures (pp. 5–14). New York: Brunner/Mazel

Watzlawick, P., Weakland, J., & Fisch, R. (1974). Change: Principles of problem formation and problem resolution. New York: Norton.

Weakland, J. (1982). Erickson's contribution to the double bind. In J. Zeig (Ed.), Ericksonian approaches to hypnosis and psychotherapy (pp. 163–169). New York: Brunner/Mazel.

Weinstein, N., & Lachendro, E. (1982). Egocentrism as a source of unrealistic optimism. Personality and Social Psychology Bulletin, 8, 195–200.

Weissman, M. (1983). Psychotherapy in comparison and in combination with pharmacotherapy for the depressed outpatient. In J. Davis & J. Maas (Eds.), The affective disorders (pp. 409–418). Washington, D.C.: American Psychiatric Press.

Weissman, M. (1987). Advances in psychiatric epidemiology: Rates and risks for major depression. American Journal of Public Health, 77, 445-451.

Weitzenhoffer, A. (1989). The practice of hypnotism (Vol.2). New York: John Wiley & Sons.

Wender, P., & Klein, D. (1981). Mind, mood, and medicine: A guide to the new bio-psychiatry. New York: Farrar, Straus, & Giroux.

Wetzel, J. (1984). Clinical handbook of depression. New York: Gardner Press.

Willner, P. (1985). Depression: A psychobiological synthesis. New York: John Wiley & Sons.

Wolberg, L. (1948). Medical hypnosis. New York: Grune & Stratton.

Wright, M., & Wright, B. (1987). Clinical practice of hypnotherapy. New York: Guilford Press.

Yapko, M. (1983). A comparative analysis of direct and indirect hvpnotic communication styles. American Journal of Clinical Hypnosis, 25, 270–276.

Yapko, M. (1988). When living hurts: Directives for treating depression. New York: Brunner/Mazel.

Yapko, M. (Ed.) (1989). Brief therapy approaches to treating anxiety and depression. New York.: Brunner/Mazel.

Yapko, M. (1990). Trancework: An introduction to the practice of clinical hypnosis (2nd ed.). New York: Brunner/Mazel.

Yapko, M. (1991, May/June). A therapy of hope. Family Therapy Networker, 34–39.

Yapko, M. (1992). Free yourself from depression. Emmaus, Pa: Rodale Press.

Zeig, J. (Ed.) (1980a). A teaching seminar with Milton H. Erickson. New York: Brunner/Mazel.

Zeig, J. (1980b). Symptom prescription techniques: Clinical applications using elements of communication. American Journal of Clinical Hypnosis, 23, 23–32.

Zeig, J. (1985). The clinical use of amnesia: Ericksonian methods. In J. Zeig (Ed.), Ericksonian psychotherapy, Vol. 1: Structures (pp. 317–337). New York: Brunner/Mazel.

Zeig, J. (1987). Therapeutic patterns of Ericksonian influence communication. In J. Zeig (Ed.), The evolution of psychotherapy (pp. 392–406). New York: Brunner/Mazel.

Zeig, J. (1990). Seeding. In J. Zeig & S. Gilligan (Eds.), Brief therapy: Myths, methods and metaphors (pp. 221–246). New York: Brunner/Mazel.

Verzeichnis der Tabellen